华西医学大系

解读"华西现象"

讲述华西故事

展示华西成果

疑难重症肝病诊治

YINAN ZHONGZHENG GANBING ZHENZHI

主　编　马元吉　杜凌遥

四川科学技术出版社
·成都·

图书在版编目（CIP）数据

疑难重症肝病诊治 / 马元吉，杜凌遥主编. —— 成都：
四川科学技术出版社，2023.8

ISBN 978-7-5727-1072-8

Ⅰ.①疑… Ⅱ.①马…②杜… Ⅲ.①肝疾病－疑难
病－诊疗 Ⅳ.①R575

中国国家版本馆CIP数据核字(2023)第144384号

本书的出版受到国家重点研发计划（2022YFC2304800）、四川省科技计划项目
（省校省院合作项目2023YFSY0043）、四川大学华西医院学科卓越发展1·3·5工程
项目（ZYGD23030、ZYJC21014、19HXFH005）的支持。

疑难重症肝病诊治

主　编　马元吉　杜凌遥

出 品 人　程佳月
组稿策划　罗小燕
责任编辑　万亭君
封面设计　经典文化
版式设计　大　路
责任出版　欧晓春
出版发行　四川科学技术出版社
地　　址　四川省成都市锦江区三色路238号新华之星A座
　　　　　传真：028-86361756　邮政编码：610023
成品尺寸　156mm×236mm
印　　张　25.5　字　数　510　千
印　　刷　四川华龙印务有限公司
版　　次　2023年8月第1版
印　　次　2023年10月第1次印刷
定　　价　78.00元
ISBN 978-7-5727-1072-8

《华西医学大系》顾问

《华西医学大系》编委会

本书编委会（排名不分先后）

名誉主编： 唐　红（四川大学华西医院/华西临床医学院）

　　　　　白　浪（四川大学华西医院/华西临床医学院）

主　　编： 马元吉　杜凌遥

副 主 编： 严丽波　王　铭

编　　委：

马元吉（四川大学华西医院/华西临床医学院）

杜凌遥（四川大学华西医院/华西临床医学院）

严丽波（四川大学华西医院/华西临床医学院）

王　铭（四川大学华西医院/华西临床医学院）

段　弘（四川大学文学与新闻学院）

廖　娟（四川大学华西医院/华西临床医学院）

郑　娟（四川大学华西医院/华西临床医学院）

王嘉毅（四川大学华西医院/华西临床医学院）

胡腾月（四川大学华西医院/华西临床医学院）

李卫秀（四川大学华西医院/华西临床医学院）

谢杭江（四川大学华西医院/华西临床医学院）

尚健民（四川大学华西医院/华西临床医学院）

廖承志（四川大学华西医院/华西临床医学院）

《华西医学大系》总序

由四川大学华西临床医学院/华西医院（简称"华西"）与新华文轩出版传媒股份有限公司（简称"新华文轩"）共同策划、精心打造的《华西医学大系》陆续与读者见面了，这是双方强强联合，共同助力健康中国战略、推动文化大繁荣的重要举措。

百年华西，历经120多年的历史与沉淀，华西人在每一个历史时期均辛勤耕耘，全力奉献。改革开放以来，华西励精图治、奋进创新，坚守"关怀、服务"的理念，遵循"厚德精业、求实创新"的院训，为践行中国特色卫生与健康发展道路，全心全意为人民健康服务做出了积极努力和应有贡献，华西也由此成了全国一流、世界知名的医（学）院。如何继续传承百年华西文化，如何最大化发挥华西优质医疗资源辐射作用？这是处在新时代站位的华西需要积极思考和探索的问题。

新华文轩，作为我国首家"A+H"出版传媒企业、中国出版发行业排头兵，一直都以传承弘扬中华文明、引领产业发展为使命，以坚持导向、服务人民为己任。进入新时代后，新华文轩提出了坚持精准出版、精细出版、精品出版的"三精"出版发展思路，全心全意为推动我国文化发展与繁荣做出了积极努力和应有贡献。如何充分发挥新华文轩的出版和渠道优势，不断满足人民日益增长的美好生活需要？这是新华文轩一直以来积极思考和探索的问题。

基于上述思考，四川大学华西临床医学院/华西医院与新华文轩出版传媒股份有限公司于2018年4月18日共同签署了战略合作协议，启动了《华西医学大系》出版项目并将其作为双方战略合作的重要方面和旗舰项目，共同向承担《华西医学大系》出版工作的四川科学技术出版社授予了"华西医学出版中心"铭牌。

人民健康是民族昌盛和国家富强的重要标志，没有全民健康，就没有全面小康，医疗卫生服务直接关系人民身体健康。医学出版是医药卫生事业发展的重要组成部分，不断总结医学经验，向学界、社会推广医学成果，普及医学知识，对我国医疗水平的整体提高、对国民健康素养的整体提升均具有重要的推动作用。华西与新华文轩作为国内有影响力的大型医学健康机构与大型文化传媒企业，深入贯彻落实健康中国战略、文化强国战略，积极开展跨界合作，联合打造《华西医学大系》，展示了双方共同助力健康中国战略的开阔视野、务实精神和坚定信心。

华西之所以能够成就中国医学界的"华西现象"，既在于党政同心、齐抓共管，又在于华西始终注重临床、教学、科研、管理这四个方面协调发展、齐头并进。教学是基础，科研是动力，医疗是中心，管理是保障，四者有机结合，使华西人才辈出，临床医疗水平不断提高，科研水平不断提升，管理方法不断创新，核心竞争力不断增强。

　　《华西医学大系》将全面系统深入展示华西医院在学术研究、临床诊疗、人才建设、管理创新、科学普及、社会贡献等方面的发展成就；是华西医院长期积累的医学知识产权与保护的重大项目，是华西医院品牌建设、文化建设的重大项目，也是讲好"华西故事"、展示"华西人"风采、弘扬"华西精神"的重大项目。

　　《华西医学大系》主要包括以下子系列。

　　①《学术精品系列》：总结华西医（学）院取得的学术成果，学术影响力强。②《临床实用技术系列》：主要介绍临床各方面的适宜技术、新技术等，针对性、指导性强。③《医学科普系列》：聚焦百姓最关心的、最迫切需要的医学科普知识，以百姓喜闻乐见的方式呈现。④《医院管理创新系列》：展示华西医（学）院管理改革创新的系列成果，体现华西"厚德精业、求实创新"的院训，探索华西医院管理创新成果的产权保护，推广华西优秀的管理理念。⑤《精准医疗扶贫系列》：包括华西特色智力扶贫的相关内容，旨在提高贫困地区基层医院的临床诊疗水平。⑥《名医名家系列》：展示华西人的医学成就、贡献和风采，弘扬华西精神。⑦《百年华西系列》：聚焦百年华西历史，书写百年华西故事。

　　我们将以精益求精的精神和持之以恒的毅力精心打造《华西医学大系》，将华西的医学成果转化为出版成果，向西部、全国乃至海外传播，提升我国医疗资源均衡化水平，造福更多的患者，推动我国全民健康事业向更高的层次迈进。

《华西医学大系》编委会

2018 年 7 月

本书序

　　肝脏疾病是全球疾病负担和死亡的重要原因之一，是威胁人类健康的一类主要疾病。在我国，肝脏疾病影响范围更广，仅病毒性肝炎（主要是乙型病毒性肝炎和丙型病毒性肝炎）、代谢相关的脂肪性肝病及药物性肝病等为主的肝脏疾病就影响了约3亿人口的健康。各种原因导致的肝衰竭、肝硬化和原发性肝癌临床尤为常见，且死亡率居高不下。此外，肝脏疾病复杂多样，许多无特征性临床改变，导致临床诊断困难；近年，一些疑难、容易误诊的肝脏疾病，如遗传代谢性肝病、自身免疫性肝病等逐渐增多，临床医生的诊疗能力亟待提高。因此，给疑难重症肝病患者提供及时、对症、有效的诊疗方法已经成为目前临床面临的迫切需求。近年来，随着我们对肝脏疾病认识的加深、诊断水平的提高及治疗手段的多样化，特别是新的诊断技术以及新的治疗药物和技术在临床的应用，使原有的疑难重症肝病逐渐被明确诊断和有效治疗。

　　本书分为上、下两篇，上篇聚焦于疑难重症肝病诊治现状与挑战，以疑难重症肝病的诊治难点为切入点，注重结合近年来该领域内的最新研究进展，从多角度阐述疑难重症肝病相关临床问题；下篇立足于解决疑难重症肝病诊疗难点，重点介绍了各种疑难重症肝病的诊疗新技术，特别是详细介绍了各种肝病诊疗新技术如何在临床实际开展应用，力求为临床诊治疑难重症肝病提供帮助和指导。

　　本书的作者皆为在临床一线工作多年的肝病专业医师和青年学者，对于各类疑难重症肝病的诊治具有丰富的临床经验。在编写本书的过程中，作者查阅了大量文献，并结合自身独到的见解，力求突出学科的先进性、时效性和实用性，为广大肝病专业相关的临床医生提供学习与提高的实用参考。

白　浪

医学博士，主任医师，硕士生导师

四川大学华西医院感染性疾病中心党支部书记兼副主任

中华医学会肝病分会青年委员

中华医学会肝病分会重肝与人工肝学组委员

四川省医学会肝病专委会常委

四川省医学会感染专委会委员

四川省卫生健康委学术与技术带头人

2023 年 3 月

目　录

上篇

第一章
病毒性肝炎的诊断与治疗

病毒性肝炎是由多种肝炎病毒引起，以肝脏损害为主的全身性传染病。目前按照病原学明确分为甲型、乙型、丙型、丁型、戊型五型病毒性肝炎。病毒性肝炎属于法定乙类传染病，具有传染性强、传播途径复杂、流行面广泛、发病率高等特点；甲型和戊型病毒性肝炎主要表现为急性感染，经粪—口途径传播；乙型、丙型、丁型病毒性肝炎多呈慢性感染，并可发展为肝硬化和肝细胞癌（hepatocellular carcinoma, HCC），主要经血液、体液等胃肠外途径传播。

第一节　甲型病毒性肝炎

一、概述

甲型病毒性肝炎简称为甲肝，是由人体感染甲型肝炎病毒（hepatitis A virus, HAV）引起，以肝脏损害为主的急性传染病。

二、流行病学

我国甲肝主要呈散发分布，但时有暴发或流行；甲肝人群（甲肝抗体，即抗-HAV阳性）流行率约80%。甲肝潜伏期一般为15～50天，平均约为30天。

（一）传染源

甲肝无病毒携带状态，传染源为急性期患者和隐性感染者，后者数量远多于前者。粪便排毒期在发病前2周至血清丙氨酸转氨酶（alanine aminotransferase, ALT）高峰期后1周，少数患者可延长至其发病后30天。当血清抗-HAV出现时，粪便排毒基本停止。

（二）传播途径

HAV主要由粪—口途径传播。粪便污染的饮用水、食物、玩具等可引起流行。水源或食物污染可引起暴发流行。日常生活所接触多为散发性发病，输血引起感染的甲肝极罕见。

（三）人群易感性

抗-HAV阴性者均为易感人群。6个月以下的婴儿如有来自母亲的抗-HAV而不易感，6个月龄后，血中抗-HAV逐渐消失而成为易感者。甲肝的流行率与居住条件、卫生习惯及教育程度有密切关系，农村高于城市，发展中国家高于发达国家。随着社会的发展和卫生条件的改善，感染年龄有后移的趋势。感染后可获得持久的免疫。

目前国内使用的甲肝疫苗有甲肝纯化灭活疫苗和减毒活疫苗两种类型。疫苗的成分是灭活后纯化的全病毒颗粒，而减毒活疫苗的成分以减毒的活病毒为主。减毒活疫苗水针剂具有价格低廉的特点，保护期限可超5年，但其存在疫苗稳定性差的弱点。冻干减毒活疫苗近年已经问世。灭活疫苗抗体滴度高，保护期可持续2年以上，由于病毒被充分灭活，不存在毒力恢复的危险，安全性有充分保障，国外均使用灭活疫苗。接种对象为抗-HAV IgG阴性者。在接种程序上，减毒活疫苗接种1针，灭活疫苗接种2针（0、6个月），于上臂三角肌下缘皮下注射，1次1.0 mL。甲肝减毒活疫苗应在冷藏条件下运输，2～8℃保存有效期为5个月。对近期有与甲型肝炎患者密切接触的易感者，可用人免疫球蛋白进行被动免疫预防注射，时间越早越好，免疫期2～3个月。

三、发病机制

HAV经口进入人体后，由肠道进入血流，引起短暂的病毒血症，约1周后，进入肝细胞内复制，2周后由胆汁排出体外。HAV引起肝损伤的机制尚未完全明了，目前认为在感染早期，由于HAV大量增殖，使肝细胞轻微破坏，之后细胞介导的免疫机制参与了甲型肝炎的坏死性炎症病变过程。HAV由于抗原性较强，容易激活特异性$CD8^+T$淋巴细胞，通过分泌细胞因子和直接作用使肝细胞变性、坏死。而体液免疫则在感染后期参与其中，抗-HAV产生之后可能通过免疫复合物机制破坏肝细胞。

四、临床表现

甲肝为急性肝炎，不转为慢性。急性肝炎包括急性黄疸型肝炎和急性无黄疸型肝炎。其中，急性黄疸期又分为黄疸前期，黄疸期和恢复期。黄疸前期：甲肝起病急，约有80%患者会有发热伴畏寒。此期症状包括全身乏力、食欲减退、恶心、厌油、呕吐、腹胀、肝区痛、尿色加深、关节痛和肌痛等。有症状的患儿可能会出现咳嗽、头痛、咽喉不适等流感样症状。肝功能改变主要为ALT、天冬氨酸转氨酶

（aspartate transaminase, AST）升高，本期持续5～7天。黄疸期：尿色加深，皮肤和巩膜出现黄疸，3周内黄疸达到高峰。部分患者可能有一过性的粪便颜色变浅、皮肤瘙痒、心动徐缓等症状。可能会有肝脏的轻微肿大和压痛，脾脏肿大很少见，可能存在后颈部淋巴结肿大。肝功能检查ALT和胆红素升高，尿胆红素阳性。本期持续约2～6周。恢复期：症状逐渐消失，黄疸消退，肝功能逐渐恢复正常，肝、脾大小恢复正常，本期持续约1～2个月。总病程2～4个月。

五、诊断

甲肝的诊断通常可以结合流行病学资料、临床表现、病原学诊断等综合判断。调查患者流行病学史时要留意是否曾在甲肝流行区旅居，是否曾饮食未煮熟的水产品以及饮用水等。临床表现方面，甲肝通常起病较急，常常伴有发热、乏力、食欲减退、恶心、呕吐等急性感染症状；肝脏偏大、质地偏软、ALT显著升高。其中，黄疸型肝炎的血清总胆红素（total bilirubin, TBil）值正常或大于17.1 μmol/L，尿胆红素阳性。对于甲肝来说，有急性肝炎的临床表现，并具备下列任何一项均可确诊为甲肝：抗–HAV IgM阳性；抗–HAV IgG急性期阴性，恢复期阳性；粪便中检出HAV颗粒或抗原或HAV RNA。

六、治疗及预后

甲肝一般为自限性，多可完全康复，以一般治疗及对症支持治疗为主。密切观察老年、妊娠、术后和免疫功能低下的患者，若出现病情加重，应及时按重型肝炎处理。对于急性期的患者应当采取隔离措施，有黄疸和症状比较明显的患者，应当注意休息；恢复期患者应适当运动，避免过劳。饮食宜高蛋白、低脂肪、高维生素类食物，碳水化合物摄取要适量，不可过多，以免发生脂肪肝。恢复期要避免过食。绝对禁酒，不饮食含有酒精的饮料、营养品及药物。避免应用损害肝脏的药物。甲肝预后较为良好，大多数患者在发病后6个月内临床和生化指标恢复正常。

七、展望

甲肝是一个全球性的健康问题，它与受污染的水和食物有关，总是与贫穷地区恶劣的卫生经济条件密不可分。甲肝的治疗是支持性的，没有针对HAV的治疗药物，一般通过接种疫苗来进行暴露前后的预防。

第二节　乙型病毒性肝炎

一、概述

乙型病毒性肝炎简称为乙肝，是由乙型肝炎病毒（hepatitis B virus，HBV）导致的可能危及生命的肝脏感染性疾病。HBV属嗜肝病毒科，基因组长约3.2kb，为部分双链环状DNA。乙肝是全球卫生问题，HBV传播方式有：性传播、母婴传播、血液体液传播。大多数人在感染初期并没有明显症状，部分人会出现尿色加深、黄疸、乏力、恶心、呕吐和腹痛等急性肝炎症状。在长期的肝炎并发症中，部分人会演变为肝硬化、HCC等晚期肝病，导致高死亡率。

二、流行病学

HBV在世界范围内流行，但是不同地区HBV的感染流行强度不同。世界卫生组织（World Health Organization，WHO）估计，2019年有2.96亿人有乙肝的慢性感染，每年有150万新发感染者。我国肝硬化和HCC患者中，由HBV所致者分别为77%和84%。据估计，目前我国一般人群乙肝表面抗原（HBsAg）流行率为5%～6%，慢性HBV感染者约7 000万例，其中慢性乙型肝炎（chronic hepatitis B, CHB）患者为2 000～3 000万例。

（一）传染源

传染源主要为急性肝炎、慢性肝炎患者和病毒携带者。急性肝炎患者在潜伏末期和急性期有传染性，慢性肝炎患者和病毒携带者是最主要的传染源，传染性与其血液中的HBV DNA水平正相关，与血清ALT、AST和TBil水平无关。

（二）传播途径

人类因含有HBV的体液或血液进入机体而获得感染，传播途径介绍于下。

1.母婴传播

其包括宫内感染、围生期传播、分娩后传播。宫内感染主要经过胎盘获得，约占HBsAg阳性母亲的5%，可能与妊娠期胎盘轻微剥离有关。在我国实施新生儿乙肝疫苗免疫规划前，HBV以母婴传播为主，占30%～40%，多发生在围生期，胎儿破损的皮肤或黏膜通过接触HBV阳性母亲的血液和体液而感染。分娩后的传播主要是由于母亲与新生儿日常生活中的亲密接触，新生儿可能由破损的皮肤黏膜等接触到阳性母亲的体液或血液而感染。母亲的HBV DNA水平与新生儿感染HBV的风险密切相关，HBV阳性、HBV DNA高水平母亲的新生儿更容易感染。

2.血液、体液传播

血液中HBV含量很高，微量的污染血进入人体即可引起感染。凡是能够接触到患者血液、体液的操作或物品都有可能造成HBV的传播，比如共用注射器、文身器械、剃须刀、牙刷，血液透析、输血献血均有可能引起传播。由于对献血员等工作人员实施了严格的HBsAg和

HBV DNA筛查，采取安全注射措施，以及一次性注射用品的普及，经输血或血液制品传播已经较少发生。

3.性传播

与HBV感染者发生无防护的性接触，尤其是有多个性伴侣者、男男同性性行为者，其感染HBV风险高。

HBV不经过呼吸道和消化道传播。因此，在日常学习、工作或生活接触，比如同一个场所学习或工作、握手、拥抱、共用厕所、共用一个用餐场所等无血液暴露的接触，不会传染HBV。流行病学和实验研究未发现HBV能经过吸血昆虫传播。

（三）人群易感性

乙肝表面抗体（抗-HBs）阴性者均为易感人群。新生儿通常不具有来自母体的先天性抗-HBs，因而普遍易感。HBsAg阳性母亲的新生儿、HBsAg阳性者的家属、反复输血及血制品者、血液透析患者、多个性伴侣者、人类免疫缺陷病毒（human immunodeficiency virus, HIV）感染者、丙型肝炎病毒（hepatitis C virus, HCV）感染者、有接触血液或体液职业危险的卫生保健人员和公共安全人员均有较高的感染风险。

接种乙肝疫苗是我国预防和控制乙肝流行的最关键措施。易感者均可接种，新生儿应进行普种，与HBV感染者密切接触者、医务工作者、同性恋者、药瘾者等高危人群及从事托幼保育、食品加工、饮食服务等职业人群亦是主要的接种对象。现普遍采用0、1、6个月的接种程序，每次注射10～20 μg（基因工程疫苗），高危人群可适量加大剂量，抗-HBs阳转率可超90%。接种后随着时间的推移，部分人抗-HBs水平会逐渐下降，宜加强注射1次。HBV慢性感染母亲的新生儿出生后立即注射HBV免疫球蛋白（hepatitis B immunoglobulin, HBIG）100～200 IU，24小时内接种乙肝疫苗10 μg，出生后1个月重复注射1次，6个月时再注射乙肝疫苗，保护率可超95%。

三、自然史及发病机制

（一）自然史

HBV感染的自然史主要取决于病毒和宿主之间的相互作用，受到很多因素的影响，比如感染的年龄、病毒的基因型、病毒复制水平、宿主的免疫力和其他外源性因素，其中HBV感染时的年龄是影响慢性化的主要因素之一。1岁以下婴幼儿及新生儿的HBV感染慢性化风险为90%。慢性HBV感染的自然史根据自然病程一般可分为四个时期，即免疫耐受期（慢性HBV携带状态）、免疫清除期（HBeAg*阳性CHB）、免疫控制期（非活动HBsAg携带状态）和再活动期（HBeAg阴性CHB）。但是并非所有慢性HBV感染者都经过以上四个时期。免疫耐受期的特点是HBV复制活跃，血清HBsAg和HBeAg阳性，HBV DNA载量通常＞200 000 IU/mL，ALT水平正常或轻度升高，无或仅有缓慢肺纤维化进展。免疫清除期特点是HBV DNA载量＞2 000 IU/mL，ALT持续或间接升高和肝组织学有中度或严重坏死炎症表现，肝纤维化快速进展，部分可以发展为肝硬化或肝衰竭。免疫控制期特点是HBeAg阴性，乙肝e抗体（抗-HBe）阳性，HBV DNA载量低或检测不到（＜2 000 IU/mL），ALT正常，肝细胞炎症轻微。再活动期可以持续终生，但部分患者可以出现自发性HBeAg血清学转换，年发生率为2%～15%。年龄小于40岁、ALT升高、HBV A基因型和B基因型患者发生率较高。青少年和成年期感染HBV，多无免疫耐受期，直接进入免疫清除期。

（二）发病机制

HBV感染的发病机制较为复杂，目前尚未完全明了。HBV不直接

---

* 注：HBeAg，乙肝e抗原。

杀伤肝细胞，病毒引起免疫反应是导致肝细胞损伤及炎症坏死的主要机制，炎症坏死持续存在或反复出现是慢性HBV患者进展为肝硬化甚至HCC的重要因素。

HBV进入人体后未被单核-吞噬细胞系统清除的病毒到达肝脏或肝外组织，比如胰腺、胆管、脾、淋巴结、肾、骨髓等。HBV通过肝细胞膜上的受体进入肝细胞后即开始复制过程，HBV DNA进入细胞核形成共价闭合环状DNA（covalently closed circular DNA， cccDNA），又以其为模板合成前基因组mRNA，前基因组mRNA进入胞质作为模板合成负链DNA，再以负链DNA为模板合成正链DNA，两者形成完整HBV DNA。HBV复制过程非常特殊：细胞核内有稳定的cccDNA存在。复制过程还有一个HBV mRNA反转录为HBV DNA的步骤。

肝细胞病变主要取决于机体的免疫应答，非特异性（固有）免疫应答在HBV感染初期发挥重要作用，它启动后续特异性（适应性）免疫应答。HBV特异性（适应性）免疫应答尤其是细胞免疫应答在清除HBV中起主要作用。免疫应答既可以清除病毒，也可以导致肝细胞损伤，甚至会诱导病毒变异。

主要组织相容性复合物（major histocompatibility complex, MHC）I类分子限制性的CD8+细胞毒性T细胞可以诱导病毒感染肝细胞凋亡，也可以分泌γ干扰素（interferon-γ, IFN-γ），以非细胞溶解机制抑制肝细胞内的HBV基因表达和病毒复制。机体免疫状态不同，临床表现也各异。机体免疫耐受时，不发生免疫应答，大多成为无症状携带者；机体免疫功能正常时，多表现为急性肝炎，大部分患者可以彻底清除病毒；机体免疫低下、不完全耐受、自身免疫反应等可导致慢性肝炎。慢性感染时，HBV特异性的T细胞容易凋亡，产生细胞因子和持续增殖的能力也显著降低，这可能是HBV持续感染的原因之一。重症肝炎（肝衰竭）是由于免疫损伤、缺血/缺氧和内毒素损伤等共同作用导致。乙肝还会引起肝外损伤，免疫复合物是导致肝外损伤的主要原因。急性乙肝早期的血清样病变，CHB时可能发生的膜性肾小球肾炎伴发肾病综合征等都可能是循环免疫复合物沉积相应部位所致。

四、临床表现

（一）急性乙肝

急性乙肝的临床潜伏期为2～3个月，暴露后1～6个月，潜伏期长短在一定程度上与病毒暴露水平相关。同甲肝一样，可以分为急性黄疸型肝炎和急性无黄疸型肝炎。急性黄疸型起病相对较缓，仅有少数患者发热。黄疸前期会出现全身乏力、厌食、恶心、腹胀、肝区痛等症状，在这个时期，血清ALT水平升高，可以检测到高水平的HBsAg和HBV DNA。本期持续5～7天。黄疸期会出现深色尿、皮肤和巩膜黄疸，1～3周黄疸达到高峰。部分患者出现一过性粪便颜色变浅、皮肤瘙痒、心动徐缓等梗阻性黄疸症状。肝大、质软、边缘锐利，有压痛及叩痛。部分病例有轻度脾大。肝功能检查ALT和胆红素升高，尿胆红素阳性，在此期间，病毒水平下降，本期持续2～6周。在恢复期，黄疸消退，但是全身症状可能持续数周甚至数月。在此时期，HBsAg被清除，可检测到的HBV DNA从血清中消失。

（二）慢性乙肝

急性肝炎病程超过半年，或原有乙、丙、丁型肝炎，急性发作后再次出现肝炎的症状、体征及肝功能异常者；发病日期不明确或虽无肝炎病史，但根据肝组织病理学或根据症状、体征、化验及B超检查符合慢性肝炎表现者均可诊断为慢性肝炎。慢性肝炎根据病情程度可以分为轻、中、重度，根据HBeAg阳性与否分为HBeAg阳性或阴性CHB，对CHB进行分型有助于后续治疗及判断预后。

CHB根据临床表现可分为轻、中、重三度。

（1）轻度：病情轻微，可反复出现头晕乏力、食欲减退、厌油恶心、尿黄、肝区不适等表现。

（2）中度：介于轻度和重度之间。

（3）重度：有显著的全身症状，如黄疸、外周红斑、乏力、食欲缺乏、腹胀、尿黄等，伴有蜘蛛痣、肝病面容、肝掌、脾大，ALT和（或）AST反复升高、白蛋白降低、免疫球蛋白明显升高。血小板计数（platelet, PLT）下降通常是预后不良的指征。慢性肝炎患者病情可能出现急性加重，通常在HBeAg阴性的CHB患者中更为常见，如果发生ALT和AST大幅升高，血清TBil超出正常值，提示有重症倾向，可能向着肝衰竭发展。同时，甲胎蛋白（α-fetoprotein, AFP）在急性加重期通常与ALT同时升高，对于高水平AFP患者，应该怀疑HCC的发展可能。

五、诊断

流行病学资料：有无输血、不洁注射史，家庭成员有无HBV感染者，特别是婴儿母亲是否HBsAg阳性等有助于乙肝诊断。

临床诊断：急性乙肝已少见，其诊断取决于血清中乙肝核心抗体IgM（抗HBc-IgM）的发现，特别是HBsAg患者和急性肝炎的体征、症状或实验室检查特征。根据慢性HBV感染者的血清学、病毒学、生物化学、影像学、病理学和其他辅助检查结果，慢性HBV感染分为以下三类。

1）CHB：①HBeAg阳性CHB，本期患者处于免疫清除期，其血清HBsAg阳性、HBeAg阳性，HBV DNA载量水平较高（通常>2×10⁴IU/mL），ALT持续或反复异常或肝组织学检查有明显炎症坏死和（或）纤维化（高于炎症活动度2级或纤维化程度2期，即≥G2/S2）。②HBeAg阴性CHB，此期为再活动期，血清HBsAg阳性、HBeAg持续阴性，多同时伴有抗-HBe阳性，HBV DNA载量水平通常≥2×10³IU/mL，

ALT持续或反复异常，或肝组织学有明显炎症坏死和（或）纤维化
（≥G2/S2）。

2）HBV携带者：①隐匿性HBV感染（OBI）表现为血清HBsAg阴
性，但血清和（或）肝组织中HBV DNA阳性，并没有CHB的临床表
现。在OBI患者中，80%可有血清抗-HBs，抗-HBe和（或）抗-HBc阳
性，称为血清阳性OBI；但有1%～20%的OBI患者所有血清学指标均
为阴性，故称为血清阴性OBI。其发生机制尚未完全阐明，一种可能
是显性（急性或慢性）HBV感染后HBsAg消失，通常其血清或肝组织
HBV DNA水平很低，无明显肝组织损伤；另一种是HBV S区基因变
异，导致HBsAg不能被现有试剂盒检测到，其血清HBV DNA水平通常
较高，可能伴有明显肝脏组织病理学改变。此类患者可通过输血或器
官移植将HBV传播给受者，其自身在免疫抑制状态下可发生HBV再激
活。诊断需排除其他病毒及非病毒因素引起的损伤。②慢性HBV携
带状态，表现为血清HBsAg和HBV DNA阳性，HBeAg或抗-HBe
阳性，但1年内连续随访3次以上（每次至少间隔3个月），血清
ALT和血清AST均在正常范围，肝组织学检查一般无明显异常或
轻度异常。③非活动性HBsAg携带状态，又称HBeAg阴性慢性感染。
本期患者处于免疫控制期，血清HBsAg阳性、HBeAg阴性、抗-HBe阳
性，HBV DNA<2×10^3 IU/mL，HBsAg<1×10^3 IU/mL，ALT和AST持续
正常（1年内连续随访3次以上，每次至少间隔3个月），影像学检查无
肝硬化征象，肝组织检查显示组织活动指数（HAI）评分<4或根据其
他半定量评分系统判定病变轻微。

3）乙型肝炎肝硬化：乙型肝炎肝硬化的诊断应该符合下列（1）或
（2）（病理学诊断），或（1）和（3）（临床诊断）。

（1）目前HBsAg阳性，或HBsAg阴性、抗-HBc阳性且有明确的慢
性HBV感染史（既往HBsAg阳性>6个月），并除外其他病因者。

（2）肝脏活组织检查病理学符合肝硬化表现者。

（3）符合以下5项中的2项及以上，并除外非肝硬化性门静脉高压者：①影像学检查显示肝硬化和（或）门静脉高压征象；②内镜检查显示食管胃底静脉曲张；③肝脏硬度值测定符合肝硬化；④血生物化学检查显示白蛋白水平降低（<35 g/L）和（或）凝血酶原时间（prothrombin time, PT）延长（较对照延长>3 s）；⑤血常规检查显示PLT<100×10⁹/L等。

临床上，常根据是否出现腹水、食管胃底静脉曲张破裂出血和肝性脑病等严重并发症，将肝硬化分为代偿期肝硬化和失代偿期肝硬化。

代偿期肝硬化：病理学或临床诊断为肝硬化，但从未出现腹水、食管胃底静脉曲张破裂出血等严重并发症者，可诊断为代偿期肝硬化，肝功能多为蔡尔德-皮尤改良评分（Child-Turcotte Pugh score, CTP score）A级。

失代偿期肝硬化：肝硬化患者一旦出现腹水、食管胃底静脉曲张破裂出血等严重并发症，可诊断为失代偿期肝硬化。其肝功能多属于Child-Pugh B级或C级。

六、治疗及预后

急性乙肝多为自限性，一般不采用抗病毒治疗，多为对症和支持治疗，急性期隔离，避免疲劳，注意休息，尽量少使用药物以保护肝脏。

CHB 的治疗目标为最大限度地长期抑制 HBV 复制，减轻肝细胞炎症坏死及肝脏纤维组织增生，减少和减缓肝功能衰竭、肝硬化失代偿、HCC 和其他并发症的发生和发展，改善患者生命质量，延长其生存时间。治疗 CHB 时，应该采用综合性治疗方案，包括合理的休息和营养，改善和恢复肝功能，调节机体免疫，抗病毒，抗纤维化治疗等。

（一）一般治疗

CHB患者应该注意适当休息，尤其是症状明显和病情较重者；同时合理安排饮食，以高蛋白、高热量、高维生素的易消化食物来帮助肝脏修复，不必过分强调营养以避免脂肪肝，同时避免饮酒。

（二）抗病毒治疗

2019年，中华医学会肝病学分会更新了CHB防治指南，将抗病毒指征更新为：①血清HBV DNA阳性、ALT持续异常（高于正常值上限，即>ULN）且排除其他原因所致者，建议抗病毒治疗。②血清HBV DNA阳性代偿期乙肝肝硬化患者，HBsAg阳性失代偿期乙肝肝硬化患者，建议抗病毒治疗。③血清HBV DNA阳性、ALT正常，有下列情况建议抗病毒治疗：a.肝组织学显示显著炎症和/或纤维化（G≥2，S≥2）；b.有乙肝肝硬化或乙肝肝癌家族史且年龄30岁以上；c. ALT持续正常、年龄大于30岁，无创肝纤维化评估或肝组织学检查存在明显肝脏炎症或纤维化；d.有乙肝相关肝外表现。

在CHB的临床诊治工作中抗病毒治疗的适应证需要根据血清 HBV DNA 水平、血清ALT 和肝脏疾病严重程度来决定，同时结合患者年龄、家族史和伴随疾病等因素，综合评估患者疾病进展风险后决定是否启动抗病毒治疗。动态的评估比单次的检测更具有临床意义。对HBeAg 阳性患者，发现 ALT 水平升高后，在开始治疗前应排除合并其他病原体感染或药物、酒精和免疫等因素所致的 ALT升高，尚需注意应用降酶药物后 ALT的暂时性正常。

2019 年我国CHB防治指南中对于慢性HBV感染患者的抗病毒治疗适应证，针对ALT正常或轻度升高的HBeAg阳性CHB患者、ALT正常或轻度升高的HBeAg阴性CHB患者、有肝硬化或肝癌家族史的CHB患者、肝硬化患者这几类人群作了放宽和调整。

（三）治疗药物

1. α干扰素治疗

α干扰素（interferon-α, IFN-α）主要通过诱导宿主产生细胞因子起作用，在多个环节抑制病毒复制。可单药治疗也可与核苷类似物（nucleotide analogue, NA）联合治疗，干扰素除了能够治疗CHB还能够进一步降低HBV相关HCC的发生率。干扰素治疗禁忌证有绝对禁忌证（妊娠或短期内有妊娠计划，精神分裂症、严重抑郁等精神病史，未能控制的癫痫，失代偿期肝硬化，未控制的自身免疫病，严重感染，心力衰竭等）和相对禁忌证（甲状腺疾病，既往抑郁症史，未控制的糖尿病、高血压、心脏病）。不良反应常有：流感样综合征，骨髓抑制，精神异常如抑郁、妄想、重度焦虑等，自身免疫病和其他少见不良反应，如视网膜病变、肾脏损伤、心血管并发症等。

2. 核苷类似物治疗

核苷类似物（NA）大致分为两类，即核苷类似物和核苷酸类似物，前者包括拉米夫定（lamivudine, LAM）、恩替卡韦（entecavir, ETV）、替比夫定（telbivudine, LdT）等，后者包括阿德福韦酯（adefovir dipivoxil, ADV）、富马酸替诺福韦酯（tenofovir disoproxil fumarate, TDF）、富马酸丙酚替诺福韦（tenofovir alafenamide fumarate, TAF）。NA类似物作用于HBV的聚合酶区，通过取代病毒复制过程中延长聚合酶链所需的结构类似核苷，终止链的延长，从而抑制病毒复制。对于耐药的处理：强调选择强效低耐药药物，定期检测HBV DNA载量，以便及时发现病毒学突破，并尽早给予挽救治疗。初治患者应首选强效低耐药药物，如ETV、TDF、TAF治疗。不建议ADV和LAM用于HBV感染者的抗病毒治疗。对应用非首选药物治疗的患者，建议换用强效低耐药药物，以进一步降低耐药风险。应用ADV者，建议换用ETV、TDF或TAF；应用LAM或LDT者，建议换用TDF、TAF或

ETV；曾有LAM或LDT耐药者，换用TDF或TAF；曾有ADV耐药者换用ETV、TDF或TAF；联合ADV和LAM/LDT治疗者，换用TDF或TAF。

NA治疗监测内容如下。

（1）主要关注治疗前相关指标基线，包括生化指标ALT 、AST、胆红素、白蛋白等，病毒学和血清学标志物，根据病情需要检测血常规、PLT、血清肌酐水平等，肝脏无创纤维化检测等。

（2）密切关注患者治疗依从性问题，包括用药剂量、使用方法等。

（3）关注少见或罕见不良反应，如肾功能不全、低磷性骨病等。

（4）注意对耐药的监测及处理。

目前NA或PegIFNα单独抗病毒治疗方案可使大多数CHB患者获得持续病毒控制，但长期疗效并不令人十分满意，主要表现在HBsAg清除率较低、难以清除cccDNA。因此，最近有学者基于目前的治疗药物，寻找新的治疗策略以达到理想治疗终点或临床治愈是目前乙肝治疗探索的一个方向。最近报道有3种不同治疗策略可使约10%患者达到理想的治疗终点（HBsAg转阴）。①强效低耐药NA长期抗病毒治疗：TDF单药治疗8年，HBsAg清除率约13%，但主要应用于A型HBV患者中。我国CHB防治指南以及EASL新指南将强效低耐药的TDF及ETV作为一线用药推荐（EASL新指南推荐的一线药物包括TAF）。②NA与PegIFNα初始联合治疗：一项全球多中心随机对照试验显示，740例HBeAg阳性或HBeAg阴性CHB患者随机接受PegIFNα-2a联合TDF治疗48周、PegIFNα-2a联合TDF 治疗16周后继续TDF治疗至48周、PegIFNα-2a单药治疗48周或TDF单药持续治疗，在试验72周时HBsAg清除率分别为7.5%、3.0%、2.4%、0，联合组HBsAg清除率更高。③NA序贯PegIFNα治疗：我国研究者完成的NA序贯PegIFNα的研究在国际上有较大的影响力。OSST研究显示ETV单药治疗9～36月HBV DNA<200 IU/mL 以及HBeAg<100 PEIU/mL后序贯PegIFNα-2a治疗48周的患者相较继续使用ETV单药治疗患者有更高的HBeAg血清学转换率（分

别为14.9%和6.1%）和HBsAg清除率（分别为8.5%和0%）。New Switch研究显示，NA治疗1～3年HBV DNA ＜ 200 IU/mL以及HBeAg清除的患者序贯PegIFNα-2a治疗48周可实现较高的HBsAg转阴率和血清转换率（分别为16.2%和12.5%），使用PegIFNα-2a前HBsAg低水平者有更高的HBsAg清除率。但这两项研究均对患者存在高度选择性。

为达到更高的功能治愈率，很多针对HBV的新药研究正在进行中。目前抗HBV的新药物主要包括以下两个方面的药物：针对乙肝生活周期的直接抗病毒药物（direct-acting antiviral agents, DAAs）以及通过调节人免疫系统清除HBV的间接抗病毒药物。针对乙肝生活周期的DAAs包括HBV入胞抑制剂、cccDNA靶向药物、多聚酶抑制剂、RNA干扰药物（siRNA）、核衣壳装配抑制剂、HBsAg释放抑制剂等。通过调节人免疫系统清除HBV的间接抗病毒药物包括三大类：调节宿主天然免疫的药物、调节宿主获得性免疫药物、治疗性疫苗。未来实现HBV治愈的治疗方案可能是多种抗病毒药物组成的联合方案，可能会包括强效NA（用以抑制病毒播散和cccDNA再扩增），cccDNA抑制剂（可以选择性减少或沉默cccDNA），免疫激活剂（用以激活特异性抗病毒免疫应答或减轻免疫体系的抑制），HBV抗原抑制剂（用以阻断/抑制HBV生命周期，如进入细胞、细胞播散、核衣壳装配及抗原的表达）。探索CHB临床治愈的方法仍然任重而道远，但是我们相信终有一天能够实现HBV的临床治愈。

3.其他药物治疗

（1）抗炎、抗氧化、保肝治疗：HBV感染后导致肝细胞炎症坏死是疾病进展的重要病理过程。药物有甘草酸制剂、水飞蓟素制剂、多不饱和卵磷脂制剂和双环醇等。

（2）抗纤维化治疗：多个抗纤维化中药方剂比如安络化纤丸、复方鳖甲软肝片等在动物实验和临床研究中有一定抗纤维化作用，但仍需进一步明确其长期疗效和疗程。

（四）预后

急性乙肝患者有 60% ～ 90% 可以完全康复，10% ～ 40% 转为慢性或病毒携带者。轻度 CHB 患者一般预后良好；重度 CHB 预后较差，约 80% 5 年内发展成为肝硬化，少部分转为 HCC。中度患者预后介于轻度和重度之间。

七、展望

虽然当下乙肝的发现、诊断、治疗等已经有了较为完整的管理模式，但是仍然存在许多尚待研究和解决的临床问题：

（1）慢性感染和肝细胞损伤的免疫基础是什么？虽然目前在了解 HBV 感染的病毒学和免疫反应方面取得了长足进步，但是宿主没能清除病毒并发展为慢性感染的分子机制在很大程度上仍然未知。此外，病毒在宿主免疫下的适应性进化机制仍然不清楚。

（2）HBV 感染的各种临床表现和疾病的遗传基础仍然不清楚。但是，相信全基因组关联研究和其他基因组技术进步将为确定 HBV 相关疾病的结局提供关键的信息。

（3）HBV 感染自然史不同时期的区分缺乏明确的标志物。

（4）不同 NA 长期治疗对肝硬化逆转及 HCC 发生率的影响。

（5）如何更好解决药物在治疗 CHB 过程中的耐药性问题仍然是目前亟待解决的问题。

第三节　丙型病毒性肝炎

一、概述

丙型病毒性肝炎简称为丙肝，是由丙型肝炎病毒（HCV）感染引起的以肝损害为主的全身系统性疾病。丙肝同乙肝一样有急性、慢性之分，传播途径也和乙肝类似，但是传播较乙肝局限。与HCV感染相关的肝衰竭和HCC也是丙肝对全球卫生问题极大的威胁之一。

二、流行病学

丙肝呈全球流行，WHO估计全球约有5 800万慢性HCV感染者，每年约有150万新发感染病例，估计有320万名青少年和儿童感染HCV。2019年约有29万人死于丙肝，主要是因为丙肝导致的肝硬化和HCC。WHO估计，抗病毒药物可使95%以上丙肝感染者得到治愈。但是目前尚无针对丙肝的有效疫苗。

（一）传染源

丙肝传染源为丙肝的急性患者、慢性患者和无症状病毒携带者。慢性患者和病毒携带者有着更为重要的流行病学意义。

（二）传播途径

丙肝同乙肝类似，HCV主要经血液传播，但是由于体液中HCV含量少，且为RNA病毒，对外界抵抗力较低。传播途径包括：①经输血和血制品传播。这是曾经最主要的传播途径，自从我国对献血人员进行严格筛查以来，此项传播就很少发生。共用剃须刀、牙刷以及修足、穿耳洞等也是HCV潜在的经血液传播方式。②经破损的皮肤和黏膜传播，包括使用未经严格消毒的器械、注射器、内镜、针等。③母婴传播的危险性较低，此项传播较少见。多个性伴侣及同性恋者属于高危人群。HCV不会通过母乳、饮用水、食品等传播，与感染者拥抱、共用餐具等一般不传播HCV。

（三）人群易感性

人类对HCV普遍易感。丙肝抗体（抗-HCV）并非保护性抗体，感染后对不同毒株没有保护性免疫。

三、自然史及发病机制

（一）自然史

在暴露于HCV后1～3周，在外周血可检测到HCV RNA。大多数HCV感染者在急性期及慢性感染早期症状比较隐匿，在症状出现后的12周内，大约最高45%的急性HCV感染者可以自发的清除病毒。病毒血症持续约6个月仍然没有消除者可以认为是慢性感染者，急性丙肝慢性化率为55%～85%，病毒清除后，抗-HCV仍可阳性。HCV感染进展缓慢，HCV相关HCC发生率在感染30年后为1%～3%，主要见于肝硬化和进展性肝纤维化者，一旦发展为肝硬化，HCC的年发生率为2%～4%。

（二）发病机制

HCV进入人体后，首先引起病毒血症。第1周即可从血液或组织液中检出HCV RNA。第2周开始，可检出抗-HCV，部分病例3个月后才可检出。目前认为，HCV导致肝细胞受损的因素有：①HCV直接杀伤作用。②宿主免疫因素。肝组织内的HCV特异性细胞毒性T淋巴细胞可以攻击HCV感染细胞。③自身免疫。HCV感染者常常伴有自身免疫改变，可以引起肝细胞受损。④细胞凋亡。HCV感染的肝细胞内有大量的Fas细胞因子表达，同时，HCV可以激活细胞毒性T淋巴细胞表达FasL细胞因子，Fas和FasL是一对诱导细胞凋亡的蛋白分子，两者结合会导致细胞凋亡。

四、临床表现

丙肝的临床表现同乙肝类似。就急性丙肝来讲，其临床表现一般较轻，多无明显的临床症状，仅有少数患者存在发热，血清中ALT轻度升高。无黄疸型占2/3以上，即便属于急性黄疸型，黄疸也较轻。慢性丙肝（chronic hepatitis C, CHC）症状同CHB类似，肝外的临床表现可能是由于机体免疫异常应答所致，包括类风湿关节炎、干燥综合征等。

五、诊断

（一）急性丙肝的诊断

流行病学史：有血液及血制品输入史、静脉吸毒、血液透析、不洁注射及文身等明确的血液暴露史或有多个性伴侣。

临床诊断：有全身乏力、食欲减退、恶心、肝区疼痛，或伴发热、黄疸等。大多数患者没有明显症状。

病原学诊断：ALT轻度或中度升高，有明确的6个月以内的抗-HCV和（或）HCV RNA阳性结果。

（二）慢性丙肝的诊断

流行病学史：HCV感染超过6个月，或有6个月以前的流行病学史。

病原学诊断：抗-HCV及HCV RNA 阳性。

其他：肝组织病理学检查符合慢性肝炎或由症状、体征、实验室及影像学检查综合判定。

六、治疗及预后

同其他急性肝炎不同，急性丙肝只要检查HCV RNA 阳性，尽快开始抗病毒治疗就可以治愈。

（一）抗病毒治疗概述

抗病毒治疗的目标是清除HCV，获得治愈，减轻或消除HCV相关肝损害和肝外表现，逆转纤维化，阻止进展为肝硬化、失代偿期肝硬化、肝衰竭或HCC，提高患者的长期生存率，改善患者的生活质量，预防HCV传播。终点为抗病毒结束后12或14周，采用敏感监测方法（检测下限≤15 IU/mL）检测血清或血浆HCV RNA检测不到（持续性病毒学应答12周或24周，即SVR12或24）。抗病毒治疗适应证：所有HCV RNA阳性患者，不论是否有肝硬化、合并慢性肾脏疾病或肝外表现，均应接受抗病毒治疗。育龄期女性在DAAs治疗前先筛查是否已经妊娠，已经妊娠者可在分娩哺乳期结束后给予抗病毒治疗。丙肝患者进行抗病毒治疗前，需要评估肝脏疾病的严重程度、肾脏功能、HCV RNA水平、HCV基因型、HBsAg、合并疾病以及合并用药情况。

（二）直接抗病毒药物

直接抗病毒药物（DAAs）包括非结构蛋白NS3/4A蛋白酶抑制剂、NS5A抑制剂和NS5B聚合酶抑制剂等，可用于代偿期肝硬化患者治疗。蛋白酶抑制剂不能用于代偿期肝硬化患者。另使用DAAs应注意与其他药物同时使用所产生的药物相互作用影响。现阶段我国已获批的DAAs药物有近10种。通过不同靶点药物之间组合或与利巴韦林组合，可以形成十多种全口服的治疗方案。基因型仍然是影响方案选择的关键，部分方案可以覆盖所有基因型，而某些方案仅针对某种特异基因型。因此，在启动DAAs治疗前进行HCV基因型检测仍十分必要。除此以外，合并疾病、共用药物、是否初治、肝脏硬度及肝功能CTP分级等均对方案选择存在影响。

我国现有上市的药物中全基因型方案包括：索磷布韦（Sofosbuvir, SOF）联合利巴韦林，SOF联合达拉他韦，索磷布韦维帕他韦（Sofosbuvir and Velpatasvir, SOF/VEL）三种。但由于利巴韦林存在溶血等不良反应，且SOF作为单一DAA应用于治疗时易受耐药相关影响，该方案在真实世界中并未显示出与其临床注册研究相当的有效性，不良事件发生率反而增加。因此，目前该方案并不被欧美或我国指南作为常规的全基因型治疗方案推荐，仅在治疗药物选择有限时使用。SOF/VEL是目前应用最广的全基因型治疗方案，也是当下主流指南更为推荐的全基因型方案。其中的第二代NS5A抑制剂VEL有较强的HCV的抑制活性，与SOF联合应用12周可用于所有基因型患者的治疗，尤其在非基因3型的HCV感染者中，SVR12可以高达100%。但是在基因3型HCV感染者中，12周SOF/VEL的治疗有效率有待进一步提高。基因3型HCV是DAAs难治型病毒株，有肝硬化或耐药相关替代突变（RAS，如Y93H）的基因3型患者推荐加用利巴韦林以提高应答率。在全基因型治疗方案之外，基因1型和4型HCV感染也可以选择索磷布韦雷迪帕韦（Sofosbuvir and Ledipasvir, SOF/LED）、3D方案、SOF联合蛋白酶抑制剂西咪匹韦（Simeprevir, SMV）、艾尔巴韦格拉瑞韦（Elbasvir and Grazoprevir, EBR/GZR）等进行治疗。

（三）IFNα 治疗慢性丙肝

在DAAs治疗时代之前，HCV RNA阳性患者无干扰素使用禁忌证患者可给予聚乙二醇干扰素联合利巴韦林的方案抗病毒治疗，此方案干扰素使用副作用相对大，用药期间少数病例可有溶血性贫血。孕妇禁用，用药期间及治疗结束后至少应该避孕6个月。随着DAAs的普及已逐渐被淘汰。

（四）预后

急性丙肝易转为慢性或病毒携带状态；CHC预后同CHB相似。重型肝炎（肝衰竭）预后不良，病死率为50%～70%。代偿性肝硬化可以较长时间维持生命，失代偿性肝硬化预后不良。

七、展望

目前针对丙肝没有有效的疫苗，而CHC的不断发展又使许多人的生命受到威胁，当下仍然存在许多等待研究和解决的临床问题，如研究DAAs治疗我国少见HCV基因型患者的疗效及治疗方案；CHC

进展至肝硬化、肝硬化失代偿和HCC过程中具有预警作用的生物学标志研究；研究DAAs治疗丙肝肝硬化及其并发症和HCC的长期影响。

第四节 丁型病毒性肝炎

一、概述

丁型病毒性肝炎简称丁肝，是由丁型肝炎病毒（hepatitis D virus，HDV）感染引起的病毒性肝炎。HDV是一种有缺陷的RNA病毒，它需要HBsAg才能复制和感染肝细胞。HDV/HBV的合并感染将更容易导致肝硬化、肝衰竭和HCC的发生。

二、流行病学

由于HDV的复制传播依赖于HBV，HDV的分布与流行与HBV密切相关。HDV的传染源和传播途径与HBV相似，与HBV以重叠感染或同时感染的形式存在，大约有5%的HBV感染者同时感染HDV。由于过去诊断率低下，感染HDV的人数被严重低估，虽然我国属于HDV低流行区，但是由于庞大的人口基数，我国HDV感染人数与疾病负担被严重低估。人群普遍对HDV易感，丁肝抗体（抗–HDV）不是保护性抗体。

三、发病机制

丁肝抗原（HDAg）是HDV唯一的抗原成分，因此HDV仅有一个血清型。HDAg、抗–HD IgM和抗–HD IgG先后出现，但是三者不会同时存在。丁型肝炎的发病机制尚未完全阐明，目前认为HDV本身及其表达产物对肝细胞有直接作用，但尚未得到证实。另外，HDAg抗原性较强，有资料显示宿主的免疫反应也参与了肝细胞的损伤。

四、临床表现

急性丁肝一般与HBV感染同时发生，或者继发于HBV感染，临床表现取决于HBV感染状态。同时感染的患者的表现与急性乙肝相似，大多数表现为黄疸型，可有双峰型ALT升高，分别表示HBV和HDV感染。与单独感染HBV相比，重叠感染的患者临床表现较为严重，表现为疾病的进展速度更快，病死率和终末期肝病的发生率更高。

五、诊断

丁肝的流行病学和临床诊断类似，HDV的感染最直接的证据是血清或肝组织中HDV RNA的检出。有现症的HBV感染，同时血清中HDAg抗体或抗-HD IgM或高滴度抗-HD IgG或HDV RNA阳性，或肝内HDAg或HDV RNV阳性，可诊断为丁肝。低滴度抗-HD IgG有可能是过去感染。没有临床表现，仅血清HBsAg和HDV血清标志物阳性时，可诊断为HDV携带者。

六、治疗

由于HDV加重HBV感染并且预后较差，丁肝需要更加积极地抗病毒治疗。目前，没有高效的特异性的抗HDV药物在临床应用，临床上常用PegIFNα用作HDV感染的治疗，它能直接抑制HDV RNA的复制，也能够杀灭HBsAg阳性的肝细胞，但是总体疗效不佳，有效性有限。当下，新药的研发主要包括：入胞抑制剂、法尼基转移酶抑制剂、HBsAg分泌抑制剂和IFNλ。这些药物能否成为治疗HDV感染的新药还需要进一步的研究。

七、展望

目前仍然缺乏有效的针对HDV感染标志物的检测方法，慢性HBV/HDV感染治疗依旧有许多的问题与挑战。随着HDV检测试剂的敏感度的提高以及抗HDV药物不断研发，尽管存在诸多不足，但是部分药物的抗病毒疗效仍然可喜，相信在不远的将来战胜丁肝将不再是问题。

第五节　戊型病毒性肝炎

一、概述

戊型病毒性肝炎简称戊肝，是由戊型肝炎病毒（hepatitis E virus, HEV）感染引起的疾病。HEV是一种单链RNA病毒，具有8种基因型。戊型肝炎以急性肝炎为主，对于孕妇、老人等患者容易发展为慢性肝炎或导致重症肝炎。

二、流行病学

在明确的HEV 8种基因型中，HEV1、HEV2、HEV3、HEV4能够感染人类。人类是HEV1和HEV2的主要宿主，主要流行在亚洲、非洲及墨西哥等地区，这两种基因型主要导致急性戊肝。传播途径与甲肝类似，暴发和流行均由粪便污染水源所致。原有慢性HBV感染者或妊娠晚期妇女感染后病死率高。HEV3和HEV4主要通过人畜共患传播而发展，主要宿主是猪，人类通过与受感染动物密切接触或生食受污染的肉而感染。"重组戊型肝炎疫苗（大肠埃希菌）"由我国著名专家夏宁邵教授带领的研究组历经14年研制成功，2012年获得国家一类新药证书，成为世界上第一个用于预防戊肝的疫苗。在97 356位16～65岁临床志愿者参加的Ⅲ期临床试验中，以肌内注射方式，接种30 μg/0.5 mL该种疫苗，采用0、1、6接种方案，在注射完第3针疫苗后的13个月内，使用安慰剂受试者中有15人感染戊肝，而接种了疫苗的志愿者没有被感染，保护率达到100%。

三、发病机制

本病发病机制尚不清楚，可能与甲肝类似。肝细胞损伤主要是由机体细胞免疫所致。HEV1、HEV2经消化道侵入人体后，在肝脏复制，从潜伏期后半段开始，HEV开始在胆汁中出现，随粪便排出体外，大约持续到起病后1周。

四、临床表现

戊肝以急性肝炎为主，与甲肝相似，但黄疸前期长，平均10天，症状较重，病程较长。妊娠晚期妇女患戊肝时，容易发生肝衰竭。HBV慢性感染患者重叠戊肝时，病情较重，病死率高。老年患者病情通常也较为严重，病程较长，病死率高。HEV1和HEV2比HEV3和HEV4引起的急性肝炎表现更为严重，同时，前两者通常不会引起慢性感染，后两者可能会导致免疫功能低下者罹患慢性肝炎和肝硬化。慢性HEV感染大多没有明显的症状，一般为全身乏力，ALT轻度升高。

五、诊断

HEV感染的潜伏期通常为2～6周，急性肝炎患者戊肝抗体IgM

（抗-HEV IgM）高滴度，或由阴性转为阳性，或由低滴度转为高滴度，或由高滴度到低滴度甚至转阴，或血HEV RNA阴性，或粪便HEV RNA阳性或检出HEV颗粒，均可诊断为戊肝。

六、治疗及预后

（一）急性戊肝的治疗

急性戊肝在一般情况下可以自发痊愈，不需要特异性的治疗，同甲肝一样，主要是对症和支持性治疗，并调节饮食，注意休息。

（二）慢性戊肝的治疗

由于慢性戊肝的患者大多免疫功能低下，目前的首选治疗药物是利巴韦林，除此之外对于实体器官移植者，还可以选择适量减少免疫抑制药物的剂量。但是利巴韦林的耐药仍是其主要问题。

（三）预后

急性戊肝为自限性疾病，大多预后良好，但是对于免疫低下的人容易发展为重症肝炎，病死率达20%。

七、展望

绝大多数HEV感染是无症状或轻度症状，但是孕妇和慢性肝病患者有患重症肝炎和肝衰竭的风险，免疫功能低下的人患HEV3和HEV4感染有可能会发展为慢性肝炎。虽然利巴韦林用于治疗慢性HEV感染已经有段时间，但是没有证据证明利巴韦林治疗HEV的安全性和有效性，同时它的耐药仍是一个大问题，我们仍需要研发安全的新化合物。

（廖承志　严丽波）

参考文献

[1] 李兰娟 . 传染病学 [M].9 版 . 北京 : 人民卫生出版社 , 2018.

[2] Lu, Y., Zhu, F.C., Liu, J.X., et al. The maternal viral threshold for antiviral prophy-laxis of perinatal hepatitis B virus transmission in settings with limited resources: A large prospective cohort study in China[J]. Vaccine, 2017. 35(48 Pt B): 6627–6633.

[3] Schillie, S., Vellozzi, C., Reingold, A., et al. Prevention of Hepatitis B Virus Infection in the United States: Recommendations of the Advisory Committee on Immunization Practices[J]. MMWR Recomm Rep, 2018. 67(1): 1–31.

[4] Stinco, M., Rubino, C., Trapani, S., et al. Treatment of hepatitis B virus infection in children and adolescents[J]. World J Gastroenterol, 2021. 27(36): 6053–6063.

[5] Fattovich, G., Bortolotti, F., and Donato, F. Natural history of chronic hepatitis B: special emphasis on disease progression and prognostic factors[J]. J Hepatol, 2008. 48(2): 335–352.

[6] Isogawa, M. and Tanaka, Y. Immunobiology of hepatitis B virus infection[J]. Hepatol Res, 2015. 45(2): 179–189.

[7] Guidotti, L.G. and Chisari, F.V. Noncytolytic control of viral infections by the innate and adaptive immune response[J]. Annu Rev Immunol, 2001. 19: 65–91.

[8] Liang, T.J. Hepatitis B: the virus and disease[J]. Hepatology, 2009. 49(5 Suppl): S13–21.

[9] Raimondo, G., Locarnini, S., Pollicino, T., et al. Update of the statements on biology and clinical impact of occult hepatitis B virus infection[J]. J Hepatol, 2019. 71(2): 397–408.

[10] 蒋永芳 , 马静 , 贺波 , 等 . 阿德福韦酯联合安络化纤丸治疗慢性乙型肝炎的疗效 [J]. 中华肝脏病杂志 , 2012: 344–347.

[11] 杨年欢 , 袁国盛 , 周宇辰 , 等 . 恩替卡韦联合复方鳖甲软肝片治疗慢性乙型肝炎肝纤维化 96 周的临床疗效 [J]. 南方医科大学学报 , 2016, 36: 775–779.

[12] 中华医学会肝病学分会 , 中华医学会感染病学分会 . 丙型肝炎防治指南 (2019 年版)[J]. 中国病毒病杂志 , 2020, 10: 26–46.

[13] Corey, K.E., Mendez-Navarro, J., Gorospe, E.C., et al. Early treatment improves outcomes in acute hepatitis C virus infection: a meta-analysis[J]. J Viral Hepat, 2010. 17(3): 201–207.

第二章

非嗜肝病毒肝炎的诊断及治疗

非嗜肝病毒指的是除HAV、HBV、HCV、HDV、HEV五种侵入宿主后选择性感染肝脏的嗜肝病毒之外，通常不具有嗜肝性的病毒。虽然非嗜肝病毒大部分情况下以宿主除肝脏外的器官为目标进行感染，但部分非嗜肝病毒也能引起肝炎，较为常见的有巨细胞病毒（cytomegalovirus, CMV）、EB病毒（Epstein-Barr virus, EBV）、单纯疱疹病毒（herpes simplex virus, HSV）、水痘-带状疱疹病毒（varicella-zoster virus, VZV）、腺病毒、柯萨奇病毒、麻疹病毒和风疹病毒。非嗜肝病毒肝炎在症状上存在多样性，也可引起肝衰竭，导致患者死亡。从发病率来看，非嗜肝病毒肝炎在病毒性肝炎中占比不高，目前诊断和治疗都尚未形成体系。

第一节　巨细胞病毒肝炎

一、概述

巨细胞病毒（CMV）是疱疹病毒家族的一种带包膜的双链DNA病

毒，也是人类最常见的慢性病毒感染病原体之一。

二、流行病学

虽然CMV感染较为普遍，但发病情况与免疫有关，免疫正常的成年人中绝大部分为隐性感染。除了免疫缺陷个体，婴幼儿和肝移植受者是CMV肝炎高发人群。因为CMV的传播方式（垂直传播、密切接触等）及人群中较高的感染率，婴幼儿常受到CMV感染；再加上婴幼儿免疫系统尚未完善，感染CMV后发生CMV肝炎的情况明显多于成人，CMV感染也是婴幼儿肝炎综合征的主要原因。CMV感染是肝移植受者术后最常见的感染性并发症；肝移植受者由于免疫抑制，发生CMV肝炎相对较多。

三、发病机制

CMV最初感染黏膜上皮细胞，随后通过受其感染的单核细胞在人体内传播。虽然为非嗜肝病毒，CMV也具有一定的嗜肝性，肝组织中的肝细胞和巨噬细胞都是其感染对象。CMV可通过多种复杂机制调节宿主细胞周期，为持续高效复制创造最佳环境，避免被T细胞完全清除，在原发感染消失后形成潜伏感染。CMV还具有再激活能力，引起急性肝炎等急性疾病。目前，CMV诱导肝炎的具体机制尚不明确，宿主免疫反应可能是重要间接因素。

四、临床表现

发热、乏力、纳差是CMV感染的常见症状。淋巴结肿大、巩膜黄染等体征也可能在CMV肝炎患者中查见。CMV肝炎临床表现大多与急性病毒性肝炎相近，可能表现为轻度肝功能异常，也可能表现为重型肝炎。此外，急性胰腺炎、门静脉血栓、布加综合征也与CMV感染有一定关系。传染性单核细胞增多症（infectious mononucleosis, IM）也可由CMV引起。

CMV肝炎症状与宿主免疫、所属人群相关，存在一定多样性。在免疫功能低下的患者中，CMV肝炎通常与CMV在全身的播散相关；肝移植受者发生移植后CMV肝炎时，CMV在全身的播散并不明显，通常局限在肝脏，症状与急性排斥反应难以区分；成人受CMV感染后的自身免疫性肝炎也是CMV肝炎的一种表现形式；婴儿肝炎综合征的临床表现与胆道闭锁相近。

五、诊断

CMV肝炎临床表现缺乏特异性，诊断难度较嗜肝病毒肝炎大。在婴幼儿和肝移植受者中，诊断难度相对较低；但因为CMV肝炎在免疫正常人群中较为罕见，免疫正常的成人CMV肝炎诊断则较为困难。诊断CMV肝炎需要同时考虑到活动性CMV感染和肝脏损害两点。

（一）病原学检查

通过患者血液、唾液、尿液等标本直接分离得到病毒是诊断病毒感染公认的金标准，但临床推广可行性较差。在外周血细胞中查见典型的巨细胞包涵体也能判断CMV感染；利用单克隆抗体进行抗原检测、聚合酶链反应（polymerase chain reaction, PCR）法检测病毒DNA也是较为可靠且临床应用广泛的方法；对CMV DNA进行定量PCR（quantitative PCR，qPCR）是早期检测和管理CMV感染的标准方法，且具有较高灵敏度；血清学抗体检测也较为常用，IgG滴度增高较大幅度或IgM阳性，均对提示CMV活动性感染有一定价值。

在启动抗病毒治疗前进行肝组织活检对于CMV肝炎并非必要，但肝活检仍是在临床症状难以辨别、其他诊断方法结果不明确时辅助诊断的可靠方法，常用于区分肝移植受者CMV肝炎和急性排斥反应。CMV肝炎特异性改变是肝细胞、胆道上皮细胞、胆道内皮细胞和库普弗（Kupffer）细胞中的典型病变，即胞质、细胞核扩张并出现包涵体。非特异性改变有肝小叶病变、肝细胞坏死、单核细胞浸润和微脓肿。在免疫功能低下的患者中，容易观察到典型的病理改变，但免疫功能正常的患者不一定能在肝活检中观察到典型的病变细胞，免疫组化染色效果也不佳。

（二）肝功能检查

无论是免疫正常的还是免疫缺陷的患者，在CMV感染后出现症状时，肝功能指标均有较大可能出现异常。ALT和AST升高最为常见，TBil和碱性磷酸酶（alkaline phosphatase, ALP）升高相对少见。

六、治疗

CMV肝炎治疗主要包含抗病毒治疗、对症保肝治疗以及肝移植治疗。目前缺乏明确的治疗指征。

（一）CMV肝炎抗病毒治疗

CMV感染具有一定自限性。CMV肝炎是否进行抗病毒治疗应考虑到患者所属人群特点及患者个体病情严重程度。

婴幼儿发生CMV肝炎时，大部分以急性淤胆症状为主，预后良好，部分患者可自行痊愈。必要时采用的抗病毒治疗可缩短病程、减轻症状。

因为CMV肝炎在肝移植受者中发生率较高，预防性抗CMV治疗已在一些国家和地区普遍应用。目前使用较多的有两种方案，其中一种为移植完成后立即（最好不超过10天）开始进行至少3个月抗病毒治疗；另一种为持续监测CMV复制状态，一旦发现CMV复制，则开始抗病毒治疗。患者免疫功能低下时，尽量减弱免疫抑制。

对疱疹病毒家族有良好抗病毒活性的更昔洛韦是目前CMV抗病毒治疗的首选药物，缬更昔洛韦也被国外研究证明了有效性和安全性。膦甲酸主要由不耐受更昔洛韦或更昔洛韦疗效不佳的患者使用。西多福韦、福米韦生等作为二线药物使用。PCR监测CMV DNA对评估抗病毒治疗效果具有重要价值。

（二）CMV肝炎对症保肝治疗

与急性肝炎对症治疗相似，CMV肝炎急性期应卧床休息，必要时使用保肝药物。

（三）CMV肝炎肝移植治疗

CMV肝炎大多为急性病程，预后良好，但少数患者可发展为肝衰竭并危及生命。CMV感染后发生肝衰竭时，肝移植是最终治疗手段。

第二节　EB病毒肝炎

一、概述

EB病毒（EBV）是疱疹病毒家族的一种带包膜的双链DNA病毒，在人群中感染较为普遍。

二、流行病学

总体来讲，EBV肝炎并不常见。EBV感染常发生于年龄较小的人群中。儿童时期发生EBV原发感染时，部分儿童无症状。当EBV原发感染发生在青少年或成人时，可引发IM，在发热、咽峡炎、淋巴结肿大的临床三联征外常伴不同程度肝损伤，多表现为急性自限性肝炎，预后良好；少数患者发生慢性活动性EBV肝炎，病情反复、持续时间较长。具有典型IM特征的患者肝损伤病情与年龄相关，年龄越大，越容易发生，且更加严重。另外，也存在无典型IM特征的EBV肝炎患者，发病年龄较有典型IM特征的EBV肝炎患者更大。EBV肝炎为IM并发症还是二者均为EBV感染后不同临床表现尚存争议。

三、发病机制

与其他疱疹病毒类似，EBV也有在宿主中建立潜伏感染的能力。位于人体B细胞表面的补体受体CD21为EBV的受体；初次感染后，EBV可长期潜伏于记忆B细胞中，并借此屏蔽免疫系统，且具有随时增殖的能力。EBV感染导致肝损伤的机制尚不明确，可能与免疫系统过度激活、EBV促进细胞毒性颗粒释放间接损伤肝组织、EBV直接损伤肝细胞等有关。

四、临床表现

（一）急性自限性 EBV 肝炎

EBV肝炎大多急性起病，症状轻微，只有少数患者出现黄疸，且为自限性，病程一般不超过3个月。常伴随典型的IM三联征。

（二）慢性活动性 EBV 肝炎

慢性活动性EBV肝炎较急性EBV肝炎少见，部分患者临床表现为IM症状（反复发热、肝脾肿大等），部分患者临床表现与嗜肝病毒肝炎相似（纳差、体重减轻等），缺乏特异性。

（三）胆汁淤积性 EBV 肝炎

急性EBV肝炎有胆汁淤积性病例报道，但其是否罕见还尚存争议。临床表现符合胆汁淤积性肝炎的临床表现，以黄疸为主要临床表现。

（四）EBV肝炎肝衰竭

EBV肝炎引起急性肝衰竭（acute liver failure, ALF）较为罕见，但相比其他类型肝炎引起的肝衰竭死亡率较高。发热、黄疸为主要临床表现。

五、诊断

EBV肝炎患者大多症状轻微，且为自限性，诊断较为困难；在无典型IM特征的患者中作出诊断更为困难。当患者出现不明原因病毒性肝炎时，EBV肝炎是应考虑的诊断方向，EBV感染临床表现及实验室检查、脾肿大体征具有提示意义。

胆汁淤积在EBV肝炎中不算典型表现，但相比CMV肝炎更加明显，这是鉴别二者的重要生化指标差异来源。

除EBV感染的特异性与非特异性指标外，EBV肝炎患者中常见到交叉反应抗体，例如与CMV、HEV的交叉反应抗体，导致抗体监测敏感度较低，需要结合PCR验证EBV DNA。

在进行研究或其他情况下，可能需要肝活检来明确EBV肝炎的诊断。EBV肝炎的特征性组织病理学表现包括串珠状弥漫性淋巴窦浸润、主要由淋巴细胞浸润引起的门管区扩张，而肝小叶结构完整。小叶中央有较小可能发现胆汁淤积。病情严重时可见大片肝组织坏死。

六、治疗

大多数EBV肝炎患者症状轻微且为自限性，只需对症支持治疗，抗病毒治疗并非必要。更昔洛韦和缬更昔洛韦是对EBV肝炎患者疗效较好的抗病毒药物。糖皮质激素对于部分自身免疫系统过度激活的EBV肝炎患者具有一定作用。对于发生肝衰竭的患者，肝移植依然是有效治疗手段。

慢性活动性EBV肝炎的治疗相对复杂，临床上现有的方案同时结合了免疫治疗（包括免疫化疗和免疫调节）和抗病毒治疗，因为慢性活动性EBV引起的是全身性疾病，需要采用综合性治疗方案，尽量避免淋巴瘤出现或进展等不良事件发生。

第三节 单纯疱疹病毒肝炎

一、概述

单纯疱疹病毒（HSV）是疱疹病毒家族的双链DNA病毒，分为HSV-1和HSV-2两种亚型，两种亚型均可引起ALF，以HSV-2亚型为多。

二、流行病学

20世纪60年代末，国外报道了一例HSV合并ALF的患者；20世纪80年代初，国内报道了第一例HSV肝炎患者。虽然距离最早报道HSV肝炎病例已过去了几十年，HSV肝炎也仅有个别病例报告零散发表。较为多见的人群是孕妇，其他出现较多的人群包括免疫缺陷病患者、新生儿。免疫功能正常的成年人中仅有极少量报道。

HSV肝炎是HSV病毒血症的临床表现之一，在全部病毒性肝炎中占比很低，但死亡率高。

三、发病机制

作为疱疹病毒家族的成员，HSV也具有长期潜伏的能力，可在人体神经节内长期潜伏。潜伏的HSV再激活后，沿神经、血液播散，引发与病毒血症相关的肝损伤。怀孕期间，T细胞介导免疫功能受到抑制，使孕妇更易发生HSV肝炎。HSV引起肝炎的具体分子机制尚不明确。

四、临床表现

HSV肝炎是死亡率最高的HSV感染并发症。以迅速、强烈的肝坏死为特征。根据国内研究者观察，大部分病例入院数小时内就会发生死亡。常见的临床表现包括腹痛、腹胀、恶心、呕吐、黄疸等非特异性消化道表现以及发热、肌痛等流感样症状，体征有肝肿大等。病情严重者可能出现凝血功能紊乱、出血，伴随肝性脑病。

五、诊断

与其他非嗜肝病毒肝炎类似，HSV肝炎的诊断存在一定挑战性。HSV肝炎缺乏特异性的症状和体征。肝炎患者查见淋巴结病变和伴有疼痛的皮肤黏膜破损对诊断HSV肝炎有提示意义，但也仅有小部分HSV肝炎患者报告了HSV感染典型的皮肤黏膜破损。影像学检查可能发现肝肿大、代表急性肝坏死的弥漫性低密度灶，也缺乏特异性。实验室检查方面，HSV肝炎患者转氨酶可升高$100 \sim 1\,000$倍，AST高于ALT，胆红素正常或降低，呈无黄疸型肝炎，这一点可能具有一定的鉴别诊断价值。

HSV肝炎最确切的诊断手段依然是肝组织活检。但因为HSV肝炎进展迅速，且较大可能伴有凝血功能障碍，患者不一定有肝活检的机会。肝活检的结果显示坏死性肝炎及HSV免疫组化、PCR阳性。

六、治疗

早期使用阿昔洛韦治疗可抑制病毒复制并改善预后。由于HSV进展迅速，诊断难度大，在嗜肝病毒阴性、病情迅速进展的肝炎患者中，可尽早经验性静脉注射阿昔洛韦治疗。发生肝性脑病时，血浆置换是可能的治疗手段。值得注意的是，已被报道有少量HSV感染者对阿昔洛韦存在一定耐药性。膦甲酸是阿昔洛韦发生耐药时的可选药物。因为HSV肝炎是HSV严重全身感染的组成部分，肝移植方案需要谨慎考虑；若HSV肝炎肝衰竭患者进行了肝移植，可能需要终身使用阿昔洛韦防止复发。

第四节　水痘-带状疱疹病毒肝炎

一、概述

水痘-带状疱疹病毒（VZV）是疱疹病毒家族的一种带包膜的双链DNA病毒。

二、流行病学

VZV导致播散性疾病的情况并不常见，大多VZV感染仅表现为神经节附近的弥漫性皮疹。VZV肝炎在儿童、青壮年、老年人中均有发生。部分患者发病前使用过糖皮质激素等免疫抑制药物。既往一般情况良好的VZV肝炎患者发病近期常有较大的学习或工作压力。免疫功能低下的患者发生VZV肝炎时，死亡率较高。老年VZV肝炎患者也有死亡病例报告。

三、发病机制

原发感染常发生于儿童期，部分VZV可进入神经元，长期潜伏于神经根和神经节细胞内。在宿主进入老年期后或其他情况免疫功能减弱时，局限于神经系统的潜伏VZV可能被激活，向全身播散，进而引发肝脏等器官的炎症反应。

四、临床表现

发热、腹痛、恶心、呕吐和皮疹为大部分VZV肝炎患者具有的临床表现，黄疸很少出现。小部分患者症状不典型，可能只有胸痛等症状，甚至不出现皮疹，也可能不出现腹痛、发热。腹痛症状也可先于皮疹出现。发病早期，大部分患者肝功能指标即出现异常，ATL、AST轻度升高，可随疾病进展继续升高。

年龄较小的VZV肝炎患者预后较好，经治疗后，大部分患者10天以内肝功能指标恢复正常。在老年患者及免疫低下的患者中，VZV肝炎进展迅速，可能出现暴发性肝功能衰竭，造成患者死亡。

五、诊断

腹痛是VZV肝炎患者较多出现的临床表现，但缺乏特异性。在少部分肝炎症状先于皮疹出现或不出现典型皮疹的水痘患者中，以一般诊断思路很难将这类肝炎归因于VZV感染。即便在已明确水痘诊断的患者中，也不易将腹痛等肝炎症状与VZV感染相联系。

VZV肝炎患者肝组织中可见病毒包涵体，免疫组化染色易查见阳性。另有肝细胞肿胀、肝窦扩张充血、汇管区少量炎症细胞浸润等表现，碎屑样坏死和桥接坏死未查见。

六、治疗

尽早静脉注射阿昔洛韦抗病毒治疗对改善症状较重的VZV肝炎病情有一定帮助，轻症患者大多选择口服阿昔洛韦。重症患者使用丙种球蛋白对病情改善可能有一定作用，但使用前和使用时都需要关注患者肾功能。必要时使用还原性谷胱甘肽等保肝药物。

第五节　腺病毒肝炎

一、概述

腺病毒是一种无包膜双链DNA病毒。腺病毒科分为哺乳动物腺病毒属和禽腺病毒属。人腺病毒属于哺乳动物腺病毒属，已确定超过50种血清型，约三分之一血清型与人类疾病有关。腺病毒感染与人类呼吸道、胃肠道、尿道等部位的炎症有关，有少量报告显示腺病毒感染可引起肝炎。

二、流行病学

2022年4月12日，WHO发布了第一份关于儿童不明病因肝炎的公告。随后，英国、其他欧洲国家和世界其他地区报告了类似病例。在这些病例中，嗜肝病毒均为阴性，有超过一半病例腺病毒阳性，故有较多研究者认为本次儿童不明病因肝炎为腺病毒引起的肝炎，且引起肝炎流行的腺病毒变种获得了一定的嗜肝性。

在此之前，和其他非嗜肝病毒肝炎相似，腺病毒感染在人群中常见，但腺病毒肝炎较为罕见。在免疫正常的人群中，腺病毒感染后通常无明显症状；但在免疫低下人群中一旦发病，预后大多不良。腺病毒肝炎发生较多的人群除免疫缺陷病患者外，多为4岁以下的儿童，其中大部分接受了肝移植、异基因造血干细胞移植、化疗。免疫功能正常的儿童中，腺病毒肝炎仅有少量报告。成人中腺病毒肝炎更加少见，多出现在接受造血干细胞移植、实体器官移植或因血液系统和淋巴系统疾病接受化疗后；免疫功能正常的成人几乎没有腺病毒肝炎的病例报告。

三、发病机制

腺病毒感染细胞后，先抑制宿主细胞DNA正常工作，随后抑制蛋白质合成。目前尚无研究指出腺病毒影响人体肝组织内细胞功能的具体机制。在禽类中，腺病毒能降低白蛋白和血糖浓度，增强血浆AST和血清乳酸脱氢酶（lactate dehydrogenase, LDH）活性；通过诱导细胞凋亡、自噬和严重炎症反应引起肝损伤，该过程的具体分子机制目前尚不清楚。

四、临床表现

除腺病毒感染常见的呼吸道症状外，目前报告的腺病毒肝炎患者症状多为发热、呕吐、腹泻、黄疸等非特异性症状体征，部分患者有肝肿大。腺病毒肝炎大多进展迅速，容易发生 ALF。现有研究表明，成年人患腺病毒肝炎后存活率仅约为15%，儿童患者死亡率超过了60%。

五、诊断

腺病毒肝炎临床表现同样缺乏特异性，且较为少见，诊断难度较大。在以往报告的病例中，大部分都是先排除其他更常见的肝炎病因（嗜肝病毒、CMV等）后再考虑腺病毒肝炎。目前腺病毒感染临床最常用的病原学诊断方法是PCR检测外周血腺病毒DNA。腺病毒肝炎患者大多有AST、ALT升高，AST水平大多显著高于ALT水平。计算机断层扫描

（computed tomography, CT）等影像学检查很难判断出腺病毒肝炎。

最终明确腺病毒肝炎诊断的手段依然是肝组织活检。凝固性坏死是腺病毒肝炎肝组织最常见的组织学检查结果，程度从点状坏死到大片坏死不等。特征性改变为肝细胞玻璃状核内包涵体，多分布于坏死区域周围，多在腺病毒免疫组化中呈现强染色。部分病例有肝门静脉周围区域坏死。小部分患者见门脉周围稀疏分布的淋巴组织细胞炎性浸润。

六、治疗

除对症支持治疗外，抗病毒药物西多福韦、利巴韦林对腺病毒肝炎展现出了一定疗效，但需要更多研究数据支持。患者发生肝衰竭后，肝移植也是有效的治疗手段。

第六节　柯萨奇病毒肝炎

一、概述

柯萨奇病毒是肠道病毒的一员，是儿童常见传染病手足口病的病原体。在少数患者中，柯萨奇病毒也会引发肝炎。

二、临床表现

近15年来在研究中报告的柯萨奇病毒肝炎病例有限，总的来看，国内病例报告多于国外。柯萨奇病毒分为A、B两组，目前报告肝炎病例中出现了两组多种血清型，其中B组柯萨奇病毒肝炎病例数量多于A组。从新生儿到成年人均有病例报告，20～50岁患者占大多数。

柯萨奇病毒肝炎临床表现与其他急性肝炎表现相似，有发热、黄疸、肝大等症状体征，肝功能有不同程度异常。意识障碍等肝性脑病

（也有研究者认为是柯萨奇病毒感染引起脑膜炎的症状）的症状报告也较多，且可在疾病早期出现。少数患者发展为重型肝炎。慢性肝炎也有少量报告。

现有柯萨奇病毒肝炎的病理学资料较少。目前资料中，柯萨奇病毒肝炎患者肝组织病理改变为中央静脉周围肝细胞肿胀、气球样变，有明显淤胆；肝窦内单核细胞浸润；小叶内偶见点灶性坏死及凋亡小体，未见广泛坏死及包涵体；汇管区扩大、轻度炎症。免疫组织化学检测显示部分肝细胞膜有柯萨奇病毒–腺病毒受体表达。

三、治疗

除对症保肝治疗外，有研究报告早期使用阿昔洛韦抗病毒治疗者预后良好，但疗效需要更多数据支持。

第七节　麻疹病毒肝炎

一、概述

麻疹病毒是一种传染性较高的负链RNA病毒。国内外均有相关肝炎病例报告。

二、诊断

我国预防接种工作计划中包含了麻疹疫苗，近十年来，国内只有个别麻疹病毒肝炎病例报告；国外近年发生的麻疹疫情中，有并发肝炎的情况，但缺乏具体数据。

我国曾经报道的麻疹病毒肝炎病例包含婴儿、中青年、老年等年龄段的患者，以中青年患者占大多数。

成人期患麻疹症状相对儿童期重，并发肝炎的可能性也较高，甚至有研究者认为麻疹病毒肝炎是成人麻疹的特征性表现。麻疹病毒肝炎呈急性病程，患者ALT、AST、γ-谷氨酰转移酶（γ-glutamyl transferase, GGT）等肝功能指标有一定程度的升高，大部分患者具有球结膜充血、皮肤斑丘疹等麻疹典型特征，部分患者也可观察到黄疸、肝肿大、肝区叩痛等肝炎症状和体征。成人患者容易出现中毒性肝炎，且男性居多。

现有的少量病理资料显示：麻疹病毒肝炎患者肝组织中肝细胞广泛肿胀，点状坏死较为常见；有少量炎症细胞浸润；汇管区完整。

三、治疗

麻疹病毒肝炎尚无疗效明确的抗病毒药物，利巴韦林曾有应用但未明显缩短患者住院时间。甘利欣、还原谷胱甘肽曾用于对症保肝治疗并展现出了一定疗效。病情严重者进行血浆置换。经对症治疗后，大部分患者肝功能在数天内恢复正常，目前暂未发现麻疹病毒肝炎死亡病例报告。

第八节　风疹病毒肝炎

极小部分患者在感染风疹病毒后发生肝炎。儿童、成人均有病例报道。临床上有恶心、食欲减退等症状。实验室检查见ALT、AST等肝功能指标异常。肝组织活检可见肝细胞内病毒包涵体。预后大多良好，2～4周肝功能恢复正常。目前未见肝衰竭或死亡病例。

第九节　非嗜肝病毒肝炎诊疗展望

WHO在2016年公布了"全球消除病毒性肝炎策略"，目标是到2030年消除病毒性肝炎对公共卫生的威胁，让世界上无病毒性肝炎传播，且让每个病毒性肝炎患者均可获得安全、经济、有效的医疗服务。该策略对乙型和丙肝相关死亡率提出了具体要求。2021年公布的进展报告表明取得的进展与2030年目标还存在较大差距。解决2016年重点提及的乙型和丙肝问题已较为困难，但CMV、EBV等病毒感染也是病毒性肝炎的病因，且同样可能导致肝衰竭，甚至死亡。在消除病毒性肝炎的大背景下，应该尽量全面地注意到各种病因。

"促进诊断和治疗是降低死亡率的关键。"根据现有资料，非嗜肝病毒肝炎能导致患者肝衰竭，甚至死亡。但目前证据以单个或数个病例报告为主，发表时间从20世纪80年代到近5年不等，其间临床诊断思路、检测技术、治疗药物等已发生较大变化，只能据目前证据推测出非嗜肝病毒肝炎发病率不高，但存在一定比例的肝衰竭及死亡病例。针对我国人群非嗜肝病毒肝炎情况的大型研究尚缺乏，为尽快获取我国人群各类非嗜肝病毒肝炎流行情况，可利用已积累大量患者资料的病历系统开展回顾性分析。

非嗜肝病毒肝炎的罕见性给诊断带来了困难，而大量类似"不明原因病毒性肝炎"这样模糊的诊断也让非嗜肝病毒肝炎病例数量少于实际病例。如何促进非嗜肝病毒肝炎的诊断存在重重困难。

非嗜肝病毒在导致其对应的典型疾病外，如何导致人体肝损伤的具体机制尚且缺乏，再加上非嗜肝病毒肝炎较低发病率，使得临床医师不易将各类疱疹病毒、腺病毒等常见病毒感染与肝损伤联系起来。非嗜肝病毒肝炎临床表现存在多样性且缺乏特异性，若病原体感染的典型表现未出现或出现在肝炎表现之后，患者的临床表现很难直接提示可能的病原体。在传统的观点中，诊断非嗜肝病毒肝炎需要排除其他更常见的肝炎病因，病原学检查需要首先排除5种嗜肝病毒感染，而非嗜肝病毒一般先考虑CMV、EBV（依据尚不明确）。若患者有病毒性肝炎的临床表现，排除嗜肝病毒感染后，非嗜肝病毒的考虑顺序如何，目前尚不清楚。而直接检测全部病原体又耗时过久，在落后地区难以实现，且对于患者来说不够经济。需要未来研究确定非嗜肝病毒肝炎病原学检查的顺序，或开发更高效、经济的检测手段。肝组织活检依然是确诊非嗜肝病毒肝炎的金标准，但由于发生肝衰竭、生命受到威胁的患者病情大多进展迅速，很可能没有进行肝活检的机会。在高度怀疑患者为病毒性肝炎的情况下，应尽快完成嗜肝病毒感染相关检查；若常规检查难以明确诊断，在患者未出现肝活检禁忌证时尽量进行肝活检以明确诊断。

尽管现有资料有限，但不同非嗜肝病毒肝炎也展现出了一些与不同人群相关的特点，可能对建立非嗜肝病毒肝炎诊断体系有一定帮助。总的来看，免疫功能正常的成年人很少发生非嗜肝病毒肝炎，免疫缺陷病患者、新生儿、孕妇、器官移植受者等免疫功能相对低下的人群更容易发生非嗜肝病毒肝炎。具体来讲，CMV感染是肝移植后最常见的感染，肝移植受者发生的非嗜肝病毒肝炎首先怀疑CMV肝炎；孕妇容易发生HSV肝炎的观点曾被研究者提出，可能与怀孕期间T细胞介导免疫功能受到抑制有关；腺病毒肝炎多发生在4岁以下的儿童。

虽然特异性有限，但不同非嗜肝病毒引起的肝炎也存在不同临床表现。大部分非嗜肝病毒肝炎黄疸症状都较常出现，但目前资料提到VZV肝炎患者较少出现黄疸。HSV、腺病毒肝炎进展较为迅速，患者容易在短时间内发生肝衰竭，死亡患者较多。柯萨奇病毒肝炎在早期就有较多患者出现意识障碍等脑病症状。风疹、麻疹病毒肝炎暂未有死亡病例报告。

在非嗜肝病毒肝炎治疗方面，目前报告的患者大部分进行了对症保肝治疗。关于抗病毒治疗疗效的证据有限，但早期抗病毒治疗也得到了肯定。有研究者推荐对嗜肝病毒阴性、病情迅速进展的肝炎患者尽早经验性静脉注射阿昔洛韦。CMV、EBV肝炎治疗中曾使用过更昔洛韦和缬更昔洛韦；在HSV、VZV、柯萨奇病毒肝炎治疗中均使用过阿昔洛韦；腺病毒肝炎及麻疹病毒肝炎也曾尝试使用过利巴韦林治疗，但有患者可能因使用利巴韦林造成肝功能进一步恶化。目前仍需更多研究数据支持各种抗病毒药物治疗非嗜肝病毒肝炎的疗效。

　　非嗜肝病毒肝炎并非新发疾病，但是病毒性肝炎不可忽视的组成部分。因为与嗜肝病毒肝炎相比，发病率低，非嗜肝病毒肝炎的诊断和治疗目前都尚未形成体系。非嗜肝病毒肝炎临床表现多样，其中多种病原体有肝衰竭及死亡病例报告，诊断又常有延迟，治疗经验也更加有限。需要更多研究来构建非嗜肝病毒肝炎的诊疗体系。

（胡腾月　杜凌遥）

参考文献

［1］Cunha, T., Wu, G. Cytomegalovirus Hepatitis in Immunocompetent and Immuno-compromised Hosts[J]. J Clin Transl Hepatol, 2021, 9(1): 106–115.

［2］Bunchorntavakul, C. Reddy, K. Epstein–Barr Virus and Cytomegalovirus Infections of the Liver[J]. Gastroenterol Clin North Am, 2020, 49(2): 331–346.

［3］Chávez, S., Poniachik, J., Urzua, Á., et al. Acute liver failure due to herpes simplex virus: diagnostic clues and potential role of plasmapheresis: A case report[J]. Medicine (Baltimore), 2021, 100(35): e27139.

［4］Fang, C., Wong, J., Ang, W. Fulminant varicella hepatitis: a rare but lethal cause of abdominal pain[J]. BMJ Case Rep, 2021, 14(9): e244081

［5］Schaberg, K., Buchfellner, M., Britt, W., et al. Adenovirus Hepatitis: Clinicopatho-logic Analysis of 12 Consecutive Cases From a Single Institution[J]. Am J Surg Pathol, 2017, 41(6): 810–819.

［6］Baker, J., Buchfellner, M., Britt, W., et al. Acute Hepatitis and Adenovirus Infection Among Children – Alabama, October 2021–February 2022[J]. MMWR Morb Mortal Wkly Rep, 2022, 71(18): 638–640.

［7］Kakoullis, L., Sampsonas, F., Giannopoulou, E., et al. Measles–associated pneu-monia and hepatitis during the measles outbreak of 2018[J]. Int J Clin Pract, 2020, 74(2): e13430.

第三章
代谢相关脂肪性肝病的诊断与治疗

第一节 概 述

代谢相关脂肪性肝病（metabolic associated fatty liver disease,
MAFLD），又称非酒精性脂肪性肝病（non-alcoholic fatty liver disease,
NAFLD）。NAFLD一词最早于1980年由J Ludwig及其同事提出，用以
描述原因不明的非酒精性的脂肪性肝炎。由于NAFLD的高患病率以
及带来的日益增长的负担，它逐渐被人们所重视，并逐步成为了当前
最受关注的慢性肝脏疾病之一。目前认为NAFLD是一种除外酒精和
其他明确的肝损害因素所致的以肝脏脂肪变性为主要特征的临床病理
综合征。它被定义为在没有过量饮酒史及排除了其他慢性肝病的情
况下，5%以上的肝细胞存在脂肪变性。其发生与胰岛素抵抗（insulin
resistance, IR）、代谢综合征（metabolic syndrome, MS）及遗传易感性等
密切相关。它的疾病谱包括了非酒精性脂肪肝（non-alcoholic fatty liver,
NAFL）和非酒精性脂肪性肝炎（non-alcoholic steatohepatitis, NASH）及
后者演变而成的脂肪性肝硬化甚至HCC。NAFL被定义为脂肪变性肝细

胞受累≥5%且无肝细胞气球样变证据,而NASH被定义为脂肪变性及炎症(如肝细胞气球样变等肝细胞损伤)累及肝细胞≥5%,伴或不伴肝纤维化。尽管从NAFL到NASH的进程一般被认为是一个连续变化的过程,但是两者的临床结局之间存在明显的异质性,因此NAFL和NASH有时甚至会被视为两个完全独立的病种。

然而随着对NAFLD进一步的认识,对于这样一种具有多个潜在亚型的复杂疾病,NAFLD这一术语对该疾病的概括似乎并不精确。出于对该病包括病因、发病机制等方面的异质性的考虑,MAFLD这一概念近年来才被提出,用以强调NAFLD相关病理进展的代谢危险因素在整个肝病的发展过程的作用。虽然MAFLD这一名称具有诸多优点,但对该名称的使用尚未达成共识。

第二节　代谢相关脂肪性肝病的流行病学

NAFLD是全世界最常见的慢性肝病病因,其流行病学和人口学特征因国家地区而异。通常NAFLD的发病率与肥胖的流行程度平行。一项采用影像学诊断NAFLD的meta分析估计,全球范围内成人NAFLD的患病率达25%,且有明显的地理差异。其中中东(32%)和南美洲(31%)拥有最高的患病率,而非洲(13%)的患病率最低;亚洲国家的NAFLD患病率处于较高水平,达到了27%。虽然各地NAFLD患病率有所差异,但却普遍呈现增长趋势。 值得注意的是,近20年来在中国NAFLD的患病率增长尤为明显,所带来的疾病负担逐渐加重。一项meta分析估计了中国2008年至2018年间NAFLD的患病率与发病率变化,我国NAFLD的总体患病率为29.2%,而患病率在这10年间由25.4%增长至32.3%,增长率超过西方国家的两倍。尽管因为疫苗和抗病毒治疗的普及,中国病毒性肝炎的患病率在逐年下降,然而终末期肝病的患病率却仍逐年增长,NAFLD患病率的快速增长很可能是导致这种情况的重要原因。若NAFLD的患病率持续增长，预计到2030年，中国的NAFLD患者数将超过3.1亿。

尽管NAFLD患病率高，但发展为NASH及肝硬化的患者相对较少。据估计，约五分之一的NAFLD患者患有NASH。NASH的全球成人患病率为3%～6%，在亚洲，对于有活检指针的NAFLD患者，NASH的患病率可达63%。

第三节　代谢相关脂肪性肝病的发病机制

NAFLD的发病机制是多因素的，目前对其认识尚不完全清楚。最初提出的"双重打击"理论认为：第一重打击为多种因素导致的肝脏脂肪堆积（即单纯的NAFL），第二重打击为组织损伤，如氧化应激等可以激活炎症级联反应和纤维化的发生。但由于NAFLD的发病机制和进展是一个复杂的过程，这种观点显得简单，其忽视了多种平行因素的协同作用以及不同患病个体间的差异，另外还有许多分子途径导致NASH，所以其被认为是过时的。目前"多重打击"理论取代了"双重打击"理论，用于解释部分NAFLD的发病机制，并得到了较普遍的认可。"多重打击"理论认为以IR为核心的多种平行因素的协同作用于有遗传倾向的对象导致了NAFLD的发生。

一、底物超负荷和脂毒性损伤模型

下面简要地介绍底物超负荷和脂毒性损伤的模型。NAFLD的原发因素是脂库的扩张以及异位脂肪的聚集。在此情况下，巨噬细胞浸润内脏脂肪组织造成一种促炎症状态，从而引起IR。该模型的核心在于肝脏的脂肪堆积，主要有两个途径。一方面随着IR引起的脂解作用增加，游离脂肪酸被血液源源不断地运往肝脏；另一方面，脂肪的摄入和从头合成增加（肝细胞将多余的碳水化合物，尤其是果糖合成脂肪酸），最终超过了自身的代谢能力。这种不平衡的脂代谢可以引起脂毒性脂质（例如二酰甘油、神经酰胺、溶血磷脂酰胆碱等）的堆积从而介导内质网应激、线粒体功能障碍、肝细胞损伤、炎症和凋亡，发展为NASH。后续进一步在细胞坏死或凋亡以及多种细胞因子及趋化因子（如IL-1β、IL-6、TGF-β、刺猬因子等）的刺激下，肝星形细胞活化，发生组织再生及肝纤维化，最终发展为肝硬化。

二、病因

NAFLD的病因较多。营养过剩、久坐少动的生活方式，又诸如肥胖、2型糖尿病（diabetes mellitus type 2，T2DM）、MS等均可作为单独或共同作用的NAFLD的易感因素。影响NAFLD进展的因素可以大致分为三个方面：共病、遗传及环境因素。

（一）共病

肥胖症、T2DM、MS、高血压、睡眠呼吸暂停综合征、多囊卵巢综合征、甲状腺功能减退等都是影响 NAFLD/NASH 进展的危险因素。

超重/肥胖成人中NAFLD的全球患病率为50.7%，而在NAFLD患者中80%患者是超重的。但仍有近五分之一的亚洲人患有NAFLD，他们常被描述为"瘦型"或"非肥胖型"NAFLD，针对这类患者的诊断治疗是一个研究的热点。这类患者的体重指数（body mass index, BMI）并不高（BMI<25 kg/m^2），但由于内脏脂肪含量高，他们往往较正常人群更可能存在腹部肥胖。因此有研究认为BMI并不能准确判断NAFLD，而推荐将腰围作为筛选NAFLD及衡量晚期疾病的工具。

（二）遗传

有研究发现，NAFLD的流行因种族或民族而异，如在美国NAFLD

的流行率在西班牙裔人中最高，而在中国，NAFLD在回族（53.8%）、维吾尔族（46.6%）患病率较其他民族显著高。这很可能与遗传多态性有关。*PNPLA3*基因是最具特色也是研究最多的一个基因。早在2008年就有研究发现*PNPLA3*等位基因（rs738409、I148M）与肝脏脂肪水平升高密切相关。后续研究认为*PNPLA3*基因编码蛋白ADPN，从而介导脂肪细胞中甘油三酯的水解，导致肝脏脂肪堆积。另一种相关遗传变异为*TM6SF2*基因的rs58542926变异体，编码一种促进极低密度脂蛋白（very low-density lipoprotein, VLDL）分泌的蛋白质，这种变异与肝脂肪变性、氨基转移酶升高和晚期肝纤维化有关。除此之外，随着越来越多相关的基因被发现，如*GCKR*、*MBOAT7*等的发现，基因筛查以及相关靶点治疗可能会越来越重要。

（三）环境因素

环境因素包括可以直接或间接促进IR及游离脂肪酸在肝细胞中堆积的因素均可以促进NAFLD的进展，比如过量的果糖、胆固醇、酒精摄入，久坐不动的生活方式、营养过剩等。有研究建议少量饮酒对NAFLD患者有益，目前尚不清楚该建议的正确性及是否应该采纳该建议。值得一提的是，咖啡因的摄入似乎也是NAFLD的保护因素，有研究显示咖啡因的摄入可以降低普通人群NAFLD的风险。在NASH的背景下，咖啡的摄入（＞2杯/天）甚至可以降低纤维化风险。咖啡的保肝作用可能与调节参与NAFLD发病和进展的lncRNA有关，但相关结论有待进一步验证。

现有证据表明肠道微生物群（gut microbiota, GM）发生改变也可导致NAFLD患者代谢失调和炎症。通过判断患者的粪便-微生物群特征甚至可以用于评估疾病严重程度。GM可以通过改变肠道通透性、胆汁酸、短链脂肪酸代谢等途径，影响NASH进程。GM与宿主之间的相互作用机制复杂。一方面，肠道微生物可以产生多种代谢物影响宿主；另一方面，GM又是由宿主遗传、免疫反应和饮食因素决定的。这种复杂机制有待进一步研究，同时通过对不同与宿主代谢相关的关键代谢物的分析，更多靶向药物及其他对微生物群进行干预的手段可能被发现。

（四）临床表现

NAFLD 起病隐匿且进展缓慢，患者常无症状。患者通常是在其他疾病检查时偶然发现腹部右上象限脂肪样变或实验室检查显示肝酶增高时才怀疑 NAFLD 的存在；少数患者可以出现乏力、肝脾钝痛、消化不良等非特异症状；大约20% 的 NAFLD 患者检测到肝酶升高。AST 和 ALT 水平可正常或中度升高（1.5 至 2 倍于正常上限），AST/ALT＜1，均是脂肪肝的不良标志。对于严重的 NASH 患者，可出现黄疸、食欲缺乏、恶心、呕吐等症状体征，部分患者还可有肝脾肿大。NAFLD 发展至肝硬化失代偿期，同其他原因所致肝硬化相似，主要有肝功能减退和门静脉高压两类临床表现。

第四节　代谢相关脂肪性肝病的诊断

由于临床表现的非特异性，NAFLD通常在患者患有门静脉高压症（比如脾肿大、门静脉内径增宽、静脉曲张）或者发生肝脏相关并发症时才被诊断。如前所述，NAFLD的诊断需要有影像学或组织学证据支持弥漫性肝细胞脂肪变（＞5%），且需要排除酒精滥用等因素所致肝脂肪变。

一、"非酒精性"的定义

对于无过量饮酒史的精确定义尚无共识，美国NAFLD诊断与治疗临床实践指南推荐每周男性饮酒量平均≤21个单位，女性≤14个单位（每单位含酒精14克），而中国和欧洲指南的标准相对严格：男性

≤210克/周，女性≤140克/周。但"非酒精性"除了要求无过量饮酒史，还要排除如病毒性肝炎、自身免疫性肝炎、肝豆状核变性（又称威尔逊病，即Wilson disease, WD）、药物等特定因素所致脂肪肝。这也是MAFLD这一命名方式相较于NAFLD的优势之一，因为前者更能解释该疾病的内涵，即营养过剩、IR及其相关代谢紊乱诱导的慢性肝损伤。

二、非酒精性脂肪性肝的筛查与诊断

非酒精性脂肪性肝病（NAFLD）的诊断需要临床病史、实验室检查、影像学检查以及病理学检查。

影像学检查发现有肝病症状或体征或肝脏化学异常的可疑肝脂肪变性患者，应像怀疑NAFLD那样对其进行评估，并进行相应的检查。

影像学上发现的偶发性肝脂肪变性患者，如果缺乏任何与肝脏相关的症状或体征，并有正常的肝脏生化改变，则应评估代谢危险因素（如肥胖、糖尿病、血脂异常）以及导致肝脂肪变性的其他原因，如大量饮酒或服用药物。一个值得关注的点是，对于是否在糖尿病、肥胖患者或者参与糖尿病、MS等二级预防方案者等高危人群中进行NAFLD常规筛查，一些指南考虑到该病带来的负担，建议应在现有资源的范围内对危险人群进行NAFLD筛查。而另外一些指南则持反对意见，因为对NAFLD无创检测的预测值低，而有效的治疗方法缺乏，另外还缺少长期收益和成本的相关经验。

（一）超声

传统的超声技术是目前我国临床诊断脂肪肝最常用的技术，其具有简单、成本低、无创性、适用性好等优点。超声诊断脂肪性肝病的准确率可达80%。在我国，超声被应用于90%以上的NAFLD病例的诊断。利用近场回声增强，远场回声衰减，肝脏实质回声强于肾脏实质及肝内胆管结构不清等特点，超声在定量判断肝脂肪变性程度上也有不错的表现。但是其对肝纤维化的敏感度较低，且超声只能检测肝脂肪含量>2.5%～20%的脂肪变性，因此可能有相当一部分刚刚满足NAFL定义的肝细胞脂肪变>5%的患者被遗漏。

（二）受控衰减参数

受控衰减参数是一项基于超声的肝瞬时弹性成像平台定量诊断脂肪肝的新技术，能够准确检出≥11%的肝脂肪变，同时能准确区分轻度肝脂肪变与中—重度肝脂肪变。

（三）其他成像技术

磁共振波谱分析能够检出5％以上的肝脂肪变，准确性很高，但由于花费高，因此难以普及，未来磁共振波谱分析可能会被更广泛地应用。CT和MRI诊断NAFLD准确性并不优于超声，因此不作为常规检查方法。

（四）血清标志物

虽然许多血清标志物评分系统被推出，但并未普及。

三、非酒精性脂肪性肝炎的诊断与分级

（一）诊断

尽管在过去十年里，诊断技术不断发展，目前已经可以使用无创手段准确地诊断NAFLD，但对于NASH的诊断，肝活检依旧是金标准。肝活检对于NASH早期的诊断以及鉴别NAFL与NASH有重要意义。许多血清生物标志物（研究最广泛的CK-18）及成像技术（磁共振弹性成像，即MRE；振动控制瞬态弹性成像，即VCTE等）被尝试应用于NASH的诊断，但没有一种具有较高的敏感性和特异性来区分NASH和单纯脂肪变性的诊断方式，但联合应用这些无创评估手段可以提高NASH诊断的准确性。

（二）分级

对于NASH坏死性炎症病变的半定量评估系统有两种。最早的NAFLD的活动评分（NAS）于2005年被提出，该评分系统包括14个组织学特征，其中包含4个半定量评价：脂肪变性（0～3）、小叶炎症（0～3）、肝细胞气球样变（0～2）和纤维化（0～4）。广泛应用于成人与儿童的NASH评分。

欧洲肝病学会（European Association for the Study of Liver, EASL）、欧洲糖尿病研究学会（European Association for the Study of Diabetes, EASD）、欧洲肥胖研究学会（European Association for the Study of Obesity, EASO）联合发布的NAFLD临床实践指南推荐将肝脂肪变性、活动度、纤维化评分系统用于NASH严重程度分级，作为非酒精性脂肪性肝病活动度评分（NAFLD Activity Score, NAS）系统的替代。该系统对NASH提供了更准确和全面的描述，对预后的评估价值也相对较高。

四、儿童非酒精性脂肪性肝病的筛查和诊断

目前对于儿童NAFLD的话题逐渐被人们重视。有研究指出，NAFLD在儿童中的诊断不足，这可能是因为儿童在就诊时与年龄相适应的BMI标准可能不被认可，因此遗漏了肥胖症的诊断，同时腹部肥胖可掩盖肝肿大的诊断。与成人一样，具有MS特征的儿童患NAFLD的风险较一般人群高，因此在诊断儿童NAFLD时也应该考虑这一点。但与成人不同的是，由于酒精滥用等危险因素在儿童中并不常见，因此量化酒精摄入量的标准问卷通常是不必要的。同时鉴于儿童脂肪肝发病年龄较早，应该着重检查和排除慢性肝病的单基因病因，如脂肪酸氧化缺陷等疾病。

五、肝纤维化的无创评估

无创性评估依赖于两种不同的方法：一种基于血清样本中生物标

志物定量的生物方法，和一种基于测量肝脏硬度的物理方法，使用超声或磁共振的弹性成像技术。

（一）血清标志物

最常用的为FIB-4指数，通过年龄、ALT、AST、PLT四个简单的参数即可获得高准确度的肝纤维化分期。但FIB-4存在诸如对晚期肝纤维化诊断特异性不足的缺点，这可能导致不必要的转诊和过度诊断。NAFLD纤维化评分（NAFLD fibrosis score, NFS）同样是应用广泛，较FIB-4拥有更高的诊断效率，但也存在类似的缺陷。

（二）弹性成像技术

弹性成像技术主要有MRE、横波弹性成像和基于瞬态弹性成像的VCTE等。

VCTE检测的肝硬度值（liver stiffness measurement, LSM）对NAFLD患者肝纤维化的诊断效率均优于基于血清标志物的评分系统。但VCTE存在缺点——对于肥胖症患者用肝硬度检测仪（FibroScan）有较大概率检测失败。

MRE对NAFLD患者肝硬化诊断的阳性预测值与VCTE相似，但MRE的阴性预测值更高。

第五节　代谢相关脂肪性肝病的治疗及预后

NAFLD患者的治疗应该同时包括针对肝病的治疗以及相关代谢并发症的治疗（肥胖症、T2DM、IR等）。

一、改变不良生活方式

由于目前尚没有美国食品与药品管理局（Food and Drug Administration,

FDA）和欧洲药品评价局（European Agency for the Evaluation of Medical Products, EMEA）批准的治疗NASH特定药物，改变生活方式是主要的治疗方式。对于超重或肥胖（尤其是腹型肥胖）的NAFLD患者，应该把以减轻体重为目的的生活方式作为首选的治疗方法。

有研究发现即使是适度的、持续的体重下降5%，也能减少肝脂肪变性。在体重减轻超过5%的患者中，纤维化评分提高或稳定在94%。相反，大多数纤维化恶化的患者（93%）与很少或没有减轻体重有关（<5%）。而若要改善NASH的肝脏酶学和组织学特征（如纤维化），更大程度地减肥（>7%）是必要条件，同时减肥>7%的患者的NAS可以至少降低2分。减肥>10%的患者绝大部分（90%）NASH缓解，同时45%患者肝纤维化消退。这意味着越是剧烈而持续的减肥，对患者病情改善越有益处。因此减轻7%乃至10%以上的体重应该是NASH患者的首要治疗目标。但令人担忧的是想要改善NASH的组织学特征所需的体重减轻程度是很难达到和维持的，即使在监测良好的临床试验环境下，该试验中仅有不足50%的患者能够通过生活方式的改变来实现该目标。如何提高患者的依从性是一项需要重视的工作。

（一）控制饮食

NAFLD患者应该控制膳食能量摄入，为达到7%及以上的减肥目标，建议每天减少500～1 000千卡的能量摄入。同时调节膳食结构，限制高果糖、胆固醇及深加工食品的摄入，平衡碳水化合物和脂肪在膳食中的构成比。实验研究表明，富含ω-3多不饱和脂肪酸的饮食可以增加胰岛素敏感性。地中海饮食的特点在于植物油、蔬菜和鱼的摄入量高，而红肉、加工肉类和糖果的摄入量较低。这种饮食模式不仅富含多不饱和脂肪，还含有多酚、维生素和类胡萝卜素等具有抗炎和抗氧化作用的物质，能有效改善IR及肠道微生物结构，同时有效预防心血管危险因素。即使地中海饮食没有减肥作用，其仍能够降低肝脂肪变性，是NAFLD患者最推荐的饮食模式。

（二）适当运动

人们对于适量运动有助于心血管健康及减肥有普遍的共识。许多指南都指出只有合理膳食同适度强度运动结合起来，才可以提供长期减轻体重的最佳可能。不同的指南建议的运动干预时长略有不同。普遍认为成人每周需要进行至少150分钟中等强度有氧运动或每周60分钟的剧烈有氧运动以满足治疗目的。有研究认为体育运动遵循剂量 – 效应关系，因此相比于中等强度的运动，剧烈运动可以为NAFLD患者（包括NASH和纤维化）带来更充分的好处。剧烈的有氧运动刺激蛋白质合成和改善肌肉质量，从而有效地摄取葡萄糖（改善IR），降低肝脏脂肪含量。但实际情况还是应该根据NAFLD引起患者肝功能障碍程度、肥胖症类型及患者运动耐受性等确定个体化的锻炼方式。因为只要参与体育活动或运动量较以往水平有提升带来的益处都比不运动多。

二、减肥手术

减肥手术不仅能够最大程度地减轻体重，并且能够实现长期稳定。有试验发现，85%的患者在减肥手术术后1年NASH消失，患者平均肝酶水平显著下降，脂肪变性和炎症也有不同程度的改善，有33%患者肝纤维化程度降低。但减肥手术也存在坏处：术后患者30天内死亡率为0.08%，30天后死亡率为0.31%。同时术后5年，并发症发生率为17%，再手术率为7%。对于NASH不存在或存在代偿性肝硬化的患者，减肥术后死亡率尚在可以接受的范围内，但对于肝硬化失代偿患者，术后死亡率飙升。因此减肥手术一般仅用于重度肥胖的患者（BMI>40 kg/m²），除非患者不能有效控制代谢和心血管危险因素，而肝硬化失代偿是减肥手术的禁忌证。

三、药物治疗

针对肝病的药物治疗通常局限应用于经活检证实的NASH和纤维化患者。许多针对不同靶点的药物（如FAS抑制剂、SCD1抑制剂等）还在进行临床试验，其中备受关注的奥贝胆酸（obeticholic acid, OCA）作为法尼酯X受体（farnesoid X receptor, FXR）激动剂被证明可以改善NASH的组织学特征，已经进入三期临床试验。目前被现行指南认可的一线用药同时也是研究最热门的药物有吡格列酮和维生素E等。

（一）胰岛素增敏剂

噻唑烷二酮类药物是过氧化物酶体增殖物激活受体 γ（peroxisome proliferator-activated receptor γ, PPAR-γ）受体激动剂，具有胰岛素增敏作用。吡格列酮作为第一批胰岛素增敏剂，早在21世纪初就被发现可以降低肌肉和肝脏的脂肪酸累积，提高胰岛素敏感性。

一项长期疗效观察的随机试验证实了吡格列酮不仅可以降低肝酶水平，还能改善肝细胞脂肪变性、坏死性炎症及代谢状况，对纤维化进展也有改观。有研究认为即使是无糖尿病的患者，吡格列酮也可改善NASH晚期纤维化，但这一点存在争议。目前吡格列酮只建议应用于T2DM合并NASH的患者。体重增加和骨丢失风险增加是吡格列酮的常见的副作用，这是限制吡格列酮广泛应用的原因之一。长期应用吡格列酮是否会增加患膀胱癌的风险也是一个受到广泛关注的话题，多数试验认为吡格列酮的使用与膀胱癌风险的增加没有统计学意义上的关联，但相关研究仍值得进一步开展。

值得一提的是，同为PPAR-γ受体激动剂的罗格列酮却没有观察到类似吡格列酮的疗效，且由于担忧其对心血管的毒性，使得罗格列酮在大多数国家退出市场。开发副作用更小的调节PPAR-γ通路的药物是未来药物治疗NAFLD的一大方向。二甲双胍也是一种胰岛素增敏剂，作为治疗糖尿病的一线药物，可以改善IR的情况，同时对于转氨酶高水平状态有改善，但对NASH患者肝组织学状况没有益处。因此二甲双胍并不被推荐应用于成人。在儿童中，二甲双胍仅对改善脂肪变性和炎症有效，但对儿童肝纤维化无效，在长期疗效方面表现差，故二甲双胍仅用于儿童控制T2DM。

（二）抗氧化剂

氧化应激是NASH患者肝细胞损伤和疾病进展的关键机制，维生素E存在于细胞膜的磷脂双层中，有助于防止自由基造成的氧化损伤，可以阻断固有的凋亡途径，从而保护肝细胞免受损伤。维生素E治疗NASH的优势在于其对非T2DM患者的NASH有较好的疗效。但高剂量的维生素E可能增加出血、前列腺癌、心力衰竭和出血性卒中的风险，因此长期使用维生素E是否安全是一个令人关注的问题，需要开展更多有关其安全性的研究。

（三）针对代谢综合征的药物治疗

对于3～6月经生活方式干预未能有效控制代谢危险因素的NAFLD患者建议使用药物以治疗肥胖症、高血压等疾病。但值得一提的是，目前这些药物针对伴有NASH特别是伴肝纤维化的患者是否具有有效的治疗效果尚缺乏相关试验。他汀类药物对NASH在组织学上并没有明显的改善，但他汀类药物造成严重肝损伤的风险并不高，因此在肝病患者中应用它们被认为是安全的，可以用于降低心血管风险，但对于NASH失代偿肝硬化患者仍不建议使用。人胰高血糖素样肽-1（glucagon-like peptide 1，GLP-1）类似物具有多种降糖机制，能够改善IR和肥胖状态，可以用于肥胖的T2DM患者的治疗，但相关试验样本量不足，因此将GLP-1类似物作为治疗NAFLD的药物为时尚早，值得进一步研究。

四、预后

NAFLD与全因死亡率间的关系尚不明了，多数研究认为NAFLD患者与一般人群相比的全因死亡率较高。NAFLD患者最常见的死亡原因是心血管疾病，其次为肝外恶性肿瘤，因肝病死亡仅排第三（NAFLD患者肝脏相关的死亡率<5%），但仍远超于普通人群（因肝病死亡在全部死因中排第12位）。NAFLD正在成为肝病（如肝硬化、终末期肝病、HCC等）以及肝病相关死亡的主要原因。NASH现在被认为是肝移植的第二大原因，仅次于丙型病毒性肝炎，而随着越来越多的丙肝患者接受高疗效的抗病毒治疗，未来十年NAFLD很可能会超过丙肝成为肝移植的首要原因。

绝大多数NAFLD患者病情不会进展，只有少数患者，即NASH和晚期肝纤维化患者，最有可能发展为慢性肝病的并发症。NAFLD肝脏特异性死亡率和总死亡率分别为0.77/1 000人·年和11.77/1 000人·年，而NASH肝脏特异性死亡率和总死亡率分别为15.44/1 000人·年和25.56/1 000人·年。NAFLD患者HCC的年发病率为0.44/1 000人·年，NASH患者HCC的年发病率为5.29/1 000人·年。

肝纤维化程度是判断不良结果和总体死亡率的重要预后指标。一项回顾性研究发现存在肝纤维化的NAFLD患者无论NASH或NAFLD活动评分如何，其生存时间都比无纤维化患者短。 肝硬化患者有更高风险患慢性肝病并发症及肝功能失代偿等。

第六节　展　望

尽管NAFLD这一领域尚年轻，人们对其研究不过40年，但NAFLD目前在肝病领域的研究和治疗发展方面已然处于中心地位，各种挑战接踵而至。首先，随着经济的快速增长和生活方式的改变，NAFLD在我国愈发流行。同时NAFLD患者老龄化以及我国病毒性肝炎合并NAFLD高患病率的问题也意味着NAFLD带来的经济负担将逐渐加重。其次，NAFLD在很大程度上没有得到社会的广泛认可，甚至存在医疗专业人士对NAFLD相关知识欠缺的情况。这一问题常发生于初级保健的临床医生，因此制定教育战略，向普通公众及初级保健医生提供NAFLD相关科普知识迫在眉睫。另外，对于NAFLD的诊断和治疗同样挑战重重，在诊断方面，最需要面对的就是诊断NASH的金标准为肝活检的问题。一方面缺乏可靠的血清标志物，另一方面MRE、VCTE等成像技术在我国并不普及，目前迫切需要一种可靠的无创性的诊断工具来评估NASH。在治疗方面，目前我们对NAFLD异质性的理解有限。NAFLD的发病机制复杂，而针对特定病因驱动的特定亚群体，缺乏不同治疗策略。NAFLD向MAFLD名称上的过渡意味着该病的异质性被越来越广泛地注意，这是一个好的开始。未来针对不同亚型的个体化的治疗以及针对不同病因的联合治疗或许是发展的重点。最后，需要重视的是，减肥作为一种低成本高回报的治疗方式，其疗效远超其他治疗方式。在制定公共卫生战略时必须注意到健康的生活方式对于预防和治疗NAFLD是至关重要的，以便在未来减轻该病及所有这类疾病相关的代谢性疾病的负担。

（谢杭江　严丽波）

参考文献

[1] Ludwig, J., McGill, D. Lindor, K., et al. Review: nonalcoholic steatohepatitis[J]. J Gastroenterol Hepatol, 1997, 12(5): 398–403.

[2] Eslam, M., Sanyal, A. George, J., et al. MAFLD: A Consensus-Driven Proposed Nomenclature for Metabolic Associated Fatty Liver Disease [J]. Gastroenterology,

2020, 158(7): 1999−2014.

［3］Eslam, M., Newsome, P., Sarin, S., et al. A new definition for metabolic dysfunction−associated fatty liver disease: An international expert consensus statement [J]. J Hepatol, 2020, 73(1): 202−209.

［4］Younossi, Z., Koenig, A., Abdelatif, D., et al. Global epidemiology of nonalcoholic fatty liver disease−Meta−analytic assessment of prevalence, incidence, and outcomes [J]. Hepatology, 2016, 64(1): 73−84.

［5］Zhou, F., Zhou, J., Wang, W., et al. Unexpected Rapid Increase in the Burden of NAFLD in China From 2008 to 2018: A Systematic Review and Meta−Analysis [J]. Hepatology, 2019, 70(4): 1119−1133.

［6］Kositamongkol, C., Kanchanasurakit, S., Auttamalang, C., et al. Coffee Consumption and Non−alcoholic Fatty Liver Disease: An Umbrella Review and a Systematic Review and Meta−analysis [J]. Front Pharmacol, 2021, 12: 786596.

［7］Wu, J., Wang, K., Wang, X., et al. The role of the gut microbiome and its metabolites in metabolic diseases [J]. Protein Cell, 2021, 12(5): 360−373.

［8］Chalasani, N., Younossi, Z., Lavine, J., et al. The diagnosis and management of nonalcoholic fatty liver disease: Practice guidance from the American Association for the Study of Liver Diseases [J]. Hepatology, 2018, 67(1): 328−357.

［9］Vilar−Gomez, E., Martinez−Perez, Y., Calzadilla−Bertot, L., et al. Weight Loss Through Lifestyle Modification Significantly Reduces Features of Nonalcoholic Steatohepatitis [J]. Gastroenterology, 2015, 149(2): 367−378.

［10］Romero−Gomez, M., Zelber−Sagi S., Trenell M., et al. Treatment of NAFLD with diet, physical activity and exercise[J]. J Hepatol, 2017, 67(4): 829−846.

［11］Lassailly, G., Caiazzo, R., Buob, D., et al. Bariatric Surgery Reduces Features of Nonalcoholic Steatohepatitis in Morbidly Obese Patients[J]. Gastroenterology, 2015, 149(2): 379−388.

［12］Chang, S.H., Stoll, C., Song, J., et al. The effectiveness and risks of bariatric surgery: an updated systematic review and meta−analysis, 2003−2012[J]. JAMA Surg, 2014, 149(3): 275−287.

［13］Cusi, K., Orsak, B., Bril, F., et al. Long−Term Pioglitazone Treatment for Patients With Nonalcoholic Steatohepatitis and Prediabetes or Type 2 Diabetes Mellitus: A Randomized Trial[J]. Ann Intern Med, 2016, 165(5): 305−315.

［14］Sanyal, A., Chalasani, N., Kowdley, K., et al. Pioglitazone, vitamin E, or placebo for nonalcoholic steatohepatitis[J]. N Engl J Med, 2010, 362(18): 1675–1685.

[15] Angulo, P., Kleiner, D., Dam-Larsen, S., et al. Liver Fibrosis, but No Other Histologic Features, Is Associated With Long-term Outcomes of Patients With Nonalcoholic Fatty Liver Disease[J]. Gastroenterology, 2015, 149(2): 389–397.

第四章

自身免疫性肝病的诊断与治疗

　　自身免疫性肝病（autoimmune liver disease, AILD）是一类由自身免疫异常诱发的肝脏炎症性疾病或病变，其发病机制尚不明确，而根据异常免疫攻击的靶点、免疫应答的类型以及临床表现的差异，可分为以下几种类型：自身免疫性肝炎（autoimmune hepatitis, AIH）、原发性胆汁性胆管炎（primary biliary cholangitis, PBC）、原发性硬化性胆管炎（primary sclerosing cholangitis, PSC）。除此之外，近年来，免疫球蛋白G4相关硬化性胆管炎（immunoglobulin G4 related sclerosing cholangitis, IgG4-SC）也越来越受到重视。早期的确诊和及时的干预对AILD患者疾病的控制及预后的改善至关重要。

　　AILD起病隐匿，早期阶段并无特异性的临床表现，也可以不同亚型的AILD合并发生，称之为重叠综合征。现阶段，AILD的诊断以排除法为主，血清学抗体在部分AILD亚型中具有辅助诊断价值，病理活组织检查是AILD诊断的金标准，但病理活组织检查属于有创操作，存在一定的检查风险。自20世纪90年代国际自身免疫性肝炎组织

（International Autoimmune Hepatitis Group, IAIHG）发布修订后的AIH诊断标准、胆汁淤积性肝病的诊断标准以来，AILD的基础和临床研究迅速发展。近年来，对于AILD可应用的检查方法与治疗药物逐渐增加，效果也更为突出，使得AILD的诊疗取得长足的进步。

第一节　自身免疫性肝炎

一、概述

自身免疫性肝炎（AIH）的临床特点包括血清转氨酶水平升高、高免疫球蛋白G（IgG）血症、血清自身抗体阳性，肝组织学表现为中—重度界面性肝炎等。在20世纪70年代有3项具有里程碑意义的临床试验，确立了皮质醇激素和免疫抑制剂在AIH疾病治疗中的应用价值。早期诊断和恰当的治疗可显著改善AIH患者的生活质量和疾病预后。

二、流行病学

AIH无种群及地域特异性。由于AIH是一个相对罕见的疾病，目前尚无一个受认可的大样本或全人群的流行病学调查数据或临床研究。已有的研究数据来自于南美洲、北欧以及美国、澳大利亚，亚洲的大样本研究数据多来自于日本，现有的研究数据表明AIH患病率至少为1∶10 000，而由于相当比例患者以亚临床症状为主，实际的患者可能更高。另外几乎所有的研究都观察到了AIH的发病存在明显的性别差异，男女比例为1∶6.9～1∶4.3。AIH的发病年龄与其他许多免疫性疾病类似，初次发病的中位和平均年龄在40岁。一项基于我国人群的回顾性观察研究显示，AIH患者的高发年龄为55岁（6～82岁），另外在20岁左右也有一个小的波峰存在，男女比例为1∶5。

三、临床表现

AIH的临床表现多样，大多数AIH患者慢性起病，临床表现较轻，或为亚临床疾病表现，或因为一些非特异性症状引起临床关注，更多的 AIH 是在常规的医学检查中，发现了肝功能异常，从而经过与一系列的检查确诊的。但也有少部分患者急性发作，其中部分为慢性AIH基础上的急性加重，甚至部分出现肝衰竭。从整体来说，AIH发病具有隐匿性，这也导致了至少有三分之一的患者在诊断时已经发展为肝硬化或者明显的肝纤维化，即使在急性起病的患者当中，也有相当一部分患者的肝组织活检表现为肝纤维化或肝硬化征象，这提示疾病在诊断之前的相当长一段时间内即已存在。急性黄疸型肝炎在所有年龄段的AIH患者中都可以发生，但多见于儿童、青少年及青年人群。虽然大部分AIH患者即使未接受及时的诊断和治疗并不一定会发生肝功能衰竭，甚至其中相当一部分患者肝脏功能会自行恢复，常规功能检测的指标恢复正常，但是他们的组织学损伤会持续存在，在日后会出现病情反复或者急性加重的情况。AIH的急性加重通常会伴有不同程度的黄疸以及一些非特异性症状，如全身不适、疲劳、厌油、纳差等。另外，关节疼痛是一个值得我们关注的伴随症状，研究发现它是疾病活动的一个外在表现，特别是对于生化指标缓解的患者，关节疼痛持续的存在是肝脏中炎症活动持续的表现，并且这一结论已在既往的一些研究中通过肝脏活检得到证实。正因为AIH在临床表现上慢性起病、隐匿性发展的特点，其过去一直是隐匿性肝硬化最常见的原因之一。即使在近些年NASH患病率增加，AIH仍然在导致隐匿性肝硬化的病因中排名第二。和其他自身免疫性疾病一样，AIH也具有遗传倾向，且可能同时合并有其他的免疫相关疾病（表4-1），因此在对于这部分患者的病史采集中，个人史及家族史都需要得到谨慎对待。

表 4-1　与 AIH 相关的肝外疾病

桥本氏甲状腺炎	白癜风
溃疡性结肠炎	乳糜泻
1型糖尿病	系统性红斑狼疮
类风湿关节炎	混合性结缔组织病
甲状腺功能亢进症	脂膜炎
干燥综合征	单神经炎
泛发性肥大细胞增多症	急性发热性嗜中性细胞皮肤病
肾小球肾炎	自身免疫性多内分泌腺综合征
特发性血小板减少性紫癜	溶血性贫血
多发性肌炎	葡萄膜炎

注：与AIH可能相关的自身免疫或免疫介导的疾病，其中关联性最强的是桥本氏甲状腺炎。

四、发病机制

AIH具有自身免疫性疾病的相关特征，如遗传易感性、与其他自身免疫性疾病存在关联、自发的疾病波动、自身抗体阳性、自身反应性T细胞活跃、炎症浸润以及对免疫抑制治疗的良好应答等特点。

AIH遗传易感性主要与人类白细胞抗原（human leukocyte antigen, HLA）相关。不同的HLA亚型在不同的种族群体中产生不同的相对风险。在白种人中，HLA单倍型DRB1*0301和DRB1*0401在超过半数的患者中扩增，表现出与疾病密切相关性，而单倍型DRB1*1501可能发挥保护作用。在日本，该疾病主要与单倍型DRB1*0405相关，而在南美洲，患有AIH的儿童与DRB1*1301有关，与DRB1*0301相关性较小，而成人主要与 DRB1*0405有关，这和日本的结果类似。HLA关联性的强度以及是否与世界各地具有某些共同特征的 DRB1* 等位基因的关联，这会影响肽与HLA分子的抗原呈递部分的结合以及限制了CD4⁺T淋巴细胞的特定肽向HLA Ⅱ类的呈递，这在AIH的发病机制中起至关重要的作用。

AIH也被报道与其他遗传基因相关，但其中大多数仅在相对较小的患者样本中进行了研究。这些关联大多与该疾病免疫发病机制中的免疫反应基因的遗传多态性有关，比如AIH的发生过程中通常伴有的自身反应性T细胞失调。另外相关研究表明，由于多种调节机制参与，包括了致耐受性抗原呈递和调节性细胞因子（如白细胞介素10和转化生长因子β）的分泌，肝脏被认为属于免疫耐受的器官，因此在肝脏中打破免疫耐受通常比肝外器官中更困难。但另一方面，一旦耐受性被打破，促炎细胞因子和激活的免疫细胞就会导致损伤的持续及进展。

五、诊断

AIH临床表现存在的异质性非特异性，导致即使对于经验丰富的临床医生，诊断仍会存在不确定性。因此，对于任何非确切病因导致肝功能异常或肝硬化患者，都需要考虑到存在AIH的可能性。1993年，国际自身免疫性肝炎组织（IAIHG）建立了第一个用于AIH诊断的标准化评分系统，并且在1999年进行了修订，不过由于该评分系统体系过于繁琐，并没有能够在临床实践中得到广泛应用。2008年，为了增加评分系统的临床实用性，IAIHG建立了简化版的AIH临床诊断评分系统，见表4-2。

表4-2 AIH 简化诊断标准

变量	标准	赋分
自身抗体	ANA 或 SMA≥1∶40	1
	ANA 或 SMA ≥1∶80	2
	LKM-1≥1∶40	2
	SLA 阳性（>20U）	2
IgG	>正常值上限	1
	>1.10倍正常值上限	2

续表

变量	标准	赋分
肝组织学	符合AIH	1
	典型AIH表现	2
排除病毒性肝炎	是	2
	否	0

注：分值≥7，确定为AIH；分值=6，可能为AIH。

ANA，antinuclear antibody，抗核抗体；SLA，soluble liver antigen，可溶性肝抗原；IgG，immunoglobulin G，免疫球蛋白G；LKM-1，anti-liver-kidney microsomal antibody 1，抗肝肾微粒体抗体1。

界面性肝炎、汇管区和小叶内淋巴—浆细胞浸润、肝细胞玫瑰样花环以及穿入现象被认为是特征性肝组织学改变，4项中具备3项为典型表现。

AIH的诊断主要基于四个主要的疾病特征：高球蛋白血症、自身抗体阳性、典型的组织学改变以及排除病毒性肝炎。

高血蛋白血症最特征性的表现是IgG的选择性升高，而IgA和IgM水平正常。由于正常IgG水平的波动范围很广，因此在那些生理上IgG基线水平较低的AIH患者，他们的免疫球蛋白的波动会偏离整体人群的参考范围，这些患者在疾病活跃阶段，IgG水平显著增加，但这种升高水平仍在整体人群的正常参考范围内。大概正因为如此，5%～10%的AIH患者诊断时的IgG水平仍在正常范围内。这部分患者在疾病经治疗缓解后，IgG水平降低，甚至会明显低于正常范围。因此，IgG水平不仅有助于作出诊断，也有助于监测治疗期间的疾病活跃状态。

自身抗体在AIH中表达活跃，大多数AIH患者血清中会存在一个或多个自身抗体的滴度增高。自身抗体是AIH诊断标准中的重要组成部分，但需要特别提到的是，这些自身抗体大多不具有疾病特异性。根据自身抗体的不同，AIH可以分为两个亚型，ANA和/或ASMA阳性的患者为AIH Ⅰ型，约占AIH患者总数的90%，抗LKM-1和/或抗LC-1阳性的患者为AIH Ⅱ型。ASMA的主要靶抗原是微丝中的肌动蛋白，可分为F-肌动蛋白及G-肌动蛋白。在AIH诊断中，F-肌动蛋白的特异性相对较高。抗LKM-1的靶抗原是细胞色素P4502D6。在儿童AIH中，抗LKM-1的敏感度相对较高，为13%～38%，但在成人AIH中，抗LKM-1敏感度较低，仅有1%。在Ⅱ型AIH中，约有10%的患者仅仅有抗肝细胞胞质1型抗体（抗LC-1）阳性，并且LC-1与AIH的疾病活跃与进展相关。SLA在诊断AIH中特异性较高，但是在我国的AIH患者人群中，仅有2.5%呈SLA阳性。

AIH的组织学具有一些相对有特异性的病理改变，被认为是诊断的必要条件之一，但需要注意的是，组织学本身不具有诊断性。根据AIH简化诊断标准，在AIH的4项特征性组织学改变中，符合3项及以上，为典型的AIH改变，赋分2；符合3项以下，赋分1。AIH的典型特征包括：界面性肝炎、汇管区和小叶内淋巴—浆细胞浸润、肝细胞玫瑰样花环以及穿入现象。除了少数真正急性发病的AIH患者外，大多数AIH都伴有慢性肝炎及其并发症，如纤维化，其中三分之一已进展到肝硬化。肝组织检查对AIH诊断的重要性如下。

（1）对于自身抗体阴性的患者，提供AIH的诊断依据。

（2）有助于与NASH、药物性肝炎等鉴别诊断。

（3）鉴别是否同时合并有其他类型的AILD，如PBC和PSC的重叠存在。

（4）用于疾病分级及分期。

（5）可用于辅助判断停药的合适时机，如在Ishak评分系统中，肝炎活动度＜4时，停药相对安全。因此，建议在没有肝活检禁忌证的情况下，所有疑诊AIH的患者均完成肝脏组织学检查。

六、 治疗及预后

（一）一线方案

对于AIH患者，特别是已经出现临床症状的活动性AIH患者，如不进行治疗干预，可持续进展至肝硬化或其他终末期肝病。对于活动性

AIH患者，如果未接受治疗，其五年生存率会下降至55%，相反接受了如皮质类固醇等药物治疗的患者，五年生存率是80%。对于AIH的治疗，目前主要采用非特异性免疫抑制剂类药物方案，如泼尼松联合硫唑嘌呤（azathioprine，AZA），或者泼尼松单药作为标准治疗方案。免疫抑制剂的治疗能显著改善绝大多数中—重度AIH的血生化指标及预后。但需要注意的是，在所有AIH患者中，有10%～15%的患者对于免疫抑制剂方案原发应答不佳。除此之外，不规范停药以及不耐受药物副作用从而中断治疗，也是导致AIH治疗效果不佳的重要原因之一。AIH治疗的最终目标是获得并维持组织学缓解，从而避免进展为肝硬化或终末期肝病，提高患者的生存质量，改善预后。生化缓解的定义为血清转氨酶及IgG水平恢复正常。肝组织学缓解定义为肝脏组织炎症轻微或消失，Ishak评分<4分或者Scheuer评分≤1分。

所有活动性AIH患者均应接受治疗，并根据活动度及治疗后应答情况调整药物方案及药物剂量，建议以下几点。

（1）中度以上活动性肝炎的AIH患者，即ALT>3ULN、IgG>1.5ULN和/或者组织学提示中—重度界面性肝炎，启动免疫抑制治疗。

（2）急性AIH患者（ALT或AST>10ULN）或重症AIH患者[国际标准化比值（international normalized ratio，INR）>1.5]，应及时启动免疫抑制治疗，避免进一步重症化或者肝衰竭。

（3）对于亚临床或仅有轻微炎症活动（ALT或AST<3ULN、IgG<1.5ULN和/或组织学提示轻度界面性肝炎），年龄大于65岁的老年患者，则需要综合评估并平衡长疗程使用免疫抑制剂药物的利和弊，给予个体化处理。对于选择暂不启动免疫抑制治疗的患者，需严密观察，如患者出现明显的临床症状，或出现明显炎症活动则需及时启动免疫抑制治疗。

对于初治的AIH患者，建议AZA作为初始的一线治疗方案，其中泼尼松快速诱导病情缓解，AZA需要6～8周才能稳定发挥其免疫抑制作用，其作用于后阶段疾病以维持缓解作用。AZA的联合用药可以显著降低泼尼松的使用剂量及缩短疗程，从而降低其副作用。既往的研究已经表明，泼尼松联合AZA治疗与泼尼松单药治疗，患者的生存获益无明显差异，但副作用显著小于泼尼松单药治疗组。在诱导治疗阶段，泼尼松初始建议剂量为0.5～1 mg/kg·d，如患者改善明显可较快减量，而疗效不明显时可在原剂量上维持2～4周。需要强调的是，泼尼松减量应遵循个体化原则，根据血清ALT、AST和IgG水平的改善情况进行调整，一般减量幅度可以2.5 mg/d逐渐减量至5～10 mg/d维持。AZA可在使用泼尼松2～4周出现生化应答后加用，初始剂量为50 mg/d，根据毒副作用及生化应答情况，可增量至1～2 mg/kg·d。在维持治疗阶段，理想情况下，患者可将泼尼松完全停用，仅仅给予AZA维持。对于伴发黄疸的AIH患者可先给予泼尼松改善病情，TBil水平恢复至较低水平时再考虑加用AZA联合治疗。泼尼松单药治疗一般适用于巯基嘌呤甲基转移酶功能缺陷、血细胞减少、合并肿瘤的AIH患者。对于疑诊AIH的患者，也可以给予泼尼松单药诊断性治疗。

　　布地奈德是第二代的糖皮质激素，在肝脏首过清除率约90%，主要作用靶点为肝脏及肠道，全身不良反应少，因而可作为需要长期糖皮质激素维持治疗的AIH患者的一线方案。但需要注意的是，在肝硬化患者中，布地奈德可通过肝硬化患者门脉侧支循环直接进入体循环，失去首过效应的优势，还存在增加门静脉血栓形成的风险，因此不宜使用。根据欧洲的大型临床研究结果提示，布地奈德、AZA联合方案较传统联合治疗方案能更快诱导缓解，而较传统糖皮质激素相关不良反应更少。布地奈德在急性重症AIH或AIH相关肝功能衰竭中的作用尚不清楚，因此尚无证据推荐在这部分患者中使用。

（二）二、三线方案

对于一线治疗方案效果不佳或者不耐受糖皮质激素或AZA副作用的患者，需考虑二线药物方案，可选择药物包括：他克莫司（tacrolimus, FK506）、6-巯基嘌呤（6-mercaptopurine, 6-MP）、吗替麦考酚酯（mycophenolate, MMF）、环孢素A（cyclosporine A, CsA）、氨甲蝶呤（methotrexate, MTX）等。MMF是一种嘌呤类药物化学结构及代谢方式不同的嘌呤拮抗剂，可用于对于一线药物方案效果不佳或者副作用不耐受的AIH患者的二线治疗选择，药物剂量可从250 mg bid逐渐增量至500 mg bid。对于伴有胆汁淤积的AIH患者，如果单独的糖皮质激素方案效果不佳，同时又担心AZA相关的胆汁淤积不良反应，可考虑加用小剂量的MMF联合治疗。

对于一、二线治疗均效果不佳的患者，首先应重新评估原有诊断是否正确以及患者服药的依从性。根据现有的一些小样本临床研究或病例报道，西罗莫司、英夫利昔单抗和利妥昔单抗等药物被发现在难治性AIH患者中存在挽救作用，可作为三线药物选择，但在使用过程中，也必须注意相关药物本身存在的一些药物不良反应。

（三）预后

AIH患者总体预后较好，生存期接近于健康人群。预后不良的因素主要包括诊断疾病及启动治疗过晚，患者已经进展至肝硬化或终末期肝病以及患者对药物原发性应答不佳，治疗后未获得生化缓解。另外，重叠有其他免疫性疾病、肝内胆管损伤、诊断与启动治疗时高的终末期肝病模型（model for end-stage liver disease score, MELD）评分也和治疗应答不佳及预后差有关。AIH的HCC合并发生率为30.6/10 000人·年，AIH后肝硬化的HCC合并发生率为100.7/10 000人·年。因此，对于临床医生，观察随访AIH相关肝硬化的同时需要密切监测HCC的发生。

第二节 原发性胆汁性胆管炎

一、概述

原发性胆汁性胆管炎（PBC）以前称之为原发性胆汁性肝硬化，是一种慢性自身免疫性胆汁淤积性肝病，如不经治疗，可进展为终末期的胆汁性肝硬化。PBC的诊断主要是基于胆汁淤积性肝炎相关表现、抗线粒体抗体（anti-mitochondrial antibody, AMA）阳性以及相对特异的肝脏组织病理学表现。不同患者的疾病表现和病程具有多样性，因而对患者进行风险分层就非常重要，以确保患者能够得到个体化的治疗。在目前的临床实践中，有效的治疗方案包括了适应证药物熊脱氧胆酸（ursodeoxycholic acid, UDCA）和OCA以及超适应证药物布地奈德和苯氧酸类药物等。对于PBC治疗的最终目的是改善症状，延缓疾病进程，避免疾病进展到终末期肝病阶段。

二、流行病学

PBC呈全球性分布，任何种族及年龄均可发病。研究数据表明在全球范围内，大约每1 000名40岁以上的女性中，就有1人患有PBC。在欧洲人群中，估计年发病率为1～2/10万，患病率为1.9～40.2/10万，并且大量的流行病学数据均提示，女性患者在整体患者人群中占了主导地位。我国目前尚缺乏基于整体人群的流行病学数据，但一项meta分析估算出我国的PBC的患者率约为20.5/10万，在亚洲地区仅次于日本，位居第2位。

三、临床表现

PBC在疾病前期可无明显临床症状。其中1/3患者可长期处于亚临床疾病表现，部分患者可逐渐出现乏力、皮肤瘙痒等表现。随着病情进展，逐渐出现胆汁淤积、肝硬化及其并发症等的临床表现。根据PBC的自然史，可将疾病进程分为以下4个阶段。

（1）临床前期：肝脏生化学指标无明显异常，AMA阳性。

（2）无症状期，肝脏生化学指标出现异常，但无明显的临床症状。

（3）症状期：逐渐出现全身乏力、皮肤瘙痒等临床表现。

（4）失代偿期：出现晚期肝病的表现及相关并发症，如腹腔积液、消化道出血、肝性脑病等。PBC的早期诊断及UDCA的早期应用可明显地改变疾病进程。PBC疾病早期阶段启动UDCA治疗，可获得较好的生化学应答，并获得与健康人群相似的生存期。即使对UDCA生化学应答不佳的患者，虽生存期劣于健康人群，但仍优于未接受UDCA治疗的PBC患者。

四、发病机制

PBC是一种好发于中年女性、由多个因素参与的AILD，其组织学改变为肝内细小胆管，非化脓性破坏，汇管区炎症，以慢性胆汁淤积、肝纤维化等为主要特征，且伴有靶向明确的特异性AMAs。PBC临床特征包括疲劳、瘙痒、骨质疏松、高胆固醇血症，且可能合并多种自身免疫性疾病，易进展为肝硬化，甚至肝功能衰竭，其终末期阶段是肝移植的常见适应证。PBC的发生、发展是多个因素相互作用、共同促进的结果。其中遗传易感性和特定环境因素的暴露是PBC发生的始动因素，而异常免疫则是其进展的重要驱动因素。

（一）遗传易感性

遗传因素在PBC的发生过程中扮演了重要角色。根据流行病学数据可以看到，PBC的发病具有显著的家族聚集性，同卵双胞胎患PBC

的一致性高达63%，一级亲属患者病风险优势比为9.13～10.5，患病率高达4%，需要特别提到的是，其中一级亲属中的女性亲属的发病风险是正常人群的14倍。在整体患者群体中，女性患病率显著高于男性，比例高达9:1。多年来的研究结果，均表明了遗传因素在PBC的发病机制中发挥了重要的作用，且根据相关研究结果显示，HLA-DR7和HLA-DR8是PBC的危险因素，HLA-DR11和HLA-DR13则是保护因素。

（二）环境因素

病原微生物、化学物质等可以通过分子模拟机制打破自身免疫对线粒体抗原的耐受，并启动免疫反应。丙酮酸脱氢酶E2复合物（pyruvate dehydrogenase complex E2, PDC-E2）是人类机体主要的抗线粒体抗原，同时也存在于不同物种中，细菌、真菌等微生物中的PDC序列和人类具有高度一致性，因此它们同样可以诱导人类机体产生AMA，导致PBC的发生。近年的研究发现，一些常见的病原微生物，如大肠杆菌、幽门螺杆菌、新鞘氨醇杆菌属溶芳烃鞘氨醇单胞菌、奇异变形杆菌、克雷伯菌、金黄色葡萄球菌、分枝杆菌、乳酸杆菌等都可能成为PBC的诱因，EBV、CMV、人β逆转录病毒等也可诱发PBC，另外吸烟也可刺激PBC的发生。除此之外，一些化妆品、清洁剂、杀虫剂中也存在类似PDC样物质，频繁地暴露也可刺激机体PBC的发生。

（三）免疫异常

免疫耐受缺陷亦在PBC的发生发展过程中起到重要作用，其中细胞免疫和体液免疫均参与其中。抗原特异性T细胞与自身抗原及病原体发生交叉反应使T细胞打破免疫耐受，从而激活的$CD4^+$和$CD8^+$T淋巴细胞持续损伤胆小管。

肝细胞和胆管上皮细胞HLA II类分子表达上调，使其激活的T淋巴细胞敏感性增加，加强了免疫介导的细胞损伤。另外，90%以上的PBC

患者AMA阳性，AMA主要识别线粒体内膜上的PDC-E2，并形成免疫复合物，参与到PBC的发生过程中。

五、诊断

血清学抗体是PBC诊断的核心指标，对于不明原因的血清ALP持续性增高的患者，合并AMA和/或其他PBC相关特异性抗体阳性既可以达到诊断的目的。AMA是PBC的特异性抗体，95%的PBC患者AMA均为阳性（≥1∶40），但其滴度水平与生化和组织学表现不成相关性。除AMA外，约50%的PBC患者存在ANA阳性。根据近年来研究，在ANA靶抗原的广谱范围，抗Sp100抗体和抗gp210抗体也已被鉴定为对PBC患者有高度特异性。

PBC患者的生化学指标存在特异性表现，ALP和GGT、免疫球蛋白升高，且在一定程度上，生化学指标的异常程度反映了患者组织学病理的病变程度。在PBC患者中，ALP的升高程度与肝脏导管减少和炎症的严重程度有关，血清转氨酶和免疫球蛋白水平可以反映门静脉周围与肝小叶坏死性炎症的程度。另外，伴随疾病进展，PBC患者通常会出现不同程度的高胆红素血症，且胆红素升高被认为PBC不良预后的预测因子。

结合目前国内外指南，诊断遵循以下原则，根据血生化指标、免疫学指标、影像学变化及组织病理学检查进行综合评估。满足以下3条标准中的2条即可诊断。

（1）血生化指标符合胆汁淤积表现（主要是ALP和GGT升高），影像学检查需排除肝内外大胆管阻塞。

（2）AMA/AMA-M2阳性，或其他PBC特异性自身抗体（抗gp210抗体、抗sp100抗体）阳性。

（3）组织学有非化脓性破坏性胆管炎和小胆管破坏的表现。

六、治疗及预后

（一）治疗

UDCA 是 FDA 批准及各大指南推荐的治疗 PBC 的一线药物,成人剂量为 13 ～ 15 mg/kg·d。UDCA 的药物机制是保护胆管细胞免受毒性胆汁酸的破坏,从而避免胆管细胞的损伤,并改善胆汁酸的分泌。UDCA 可以有效的改善血生化指标的异常,更重要的是可以延迟肝脏组织学的进展,改善 PBC 患者的预后。但是根据研究数据,仍有 40% 的 PBC 患者对于 UDCA 治疗应答不佳,这部分患者存在较高的病情进展及肝硬化的风险。

OCA是唯一一种被欧美国家批准的用于PBC治疗的二线药物,它是一种选择性FXR激动剂,具有抗炎、抗胆汁淤积、调节代谢以及抗纤维化作用。特别是对于UDCA治疗应答不佳的PBC患者,OCA可以改善其血生化学指标,延迟其肝脏组织学进展。相关的临床研究亦已经证实了OCA长期使用的疗效及安全性。不过需要提到的是,有少量的病例报告了OCA可导致严重的肝脏失代偿,因此其在肝硬化失代偿期的PBC患者中的应用要谨慎。

另外,PPAR-γ激动剂苯扎贝特,亦被证实可改善PBC患者的生化应答率。免疫抑制剂布地奈德联合UDCA可以改善血清生化学指标和延缓组织学进展。而对于进展为终末期肝病或肝衰竭的患者,肝移植是唯一有效的治疗选择。

（二）预后

经过UDCA的规范治疗,PBC患者的预后能得到显著的改善。根据国内的研究数据,经过UDCA规范治疗的PBC患者,5年、10年的无肝移植生存率为78.0%～86.7%、71.1%～74.3%,5年HCC的发生率为1.62%,5年肝硬化失代偿率为3.81%～4.31%。对于已进展为肝硬化阶段的患者预后较差，代偿期和失代偿期肝硬化PBC患者5年无肝移植生存率分别为77.1%和35.9%。

近年来报道的基于多中心、大样本量临床试验建立的GLOBE和UK-PBC评分模型,它们增加了与肝硬化分期相关的指标,可以较为准确地预测PBC患者5年、10年及15年无肝移植生存率。这两个模型已在包括中国在内的多个国家人群中验证其价值,总体认为其预测效能优于其他模型。

第三节　原发性硬化性胆管炎

一、概述

原发性硬化性胆管炎（PSC）是一种以多灶性胆管狭窄和进展期肝病为特征的少见疾病,病理学上呈同心圆性纤维化或阻塞性胆管炎表现。PSC发病隐匿,病情呈进行性进展,最终可发展为肝硬化和肝功能衰竭。PSC患者中,60%～80%并发有炎症性肠病（inflammatory bowel disease, IBD）,其中溃疡性结肠炎最为常见。PSC临床管理最大的难题是不可预测的胆道和结肠癌的风险。经内镜逆行胆胰管成像（endoscopic retrograde cholangiopancreatography, ERCP）因其准确性和预后评估价值,在PSC患者的临床管理中具有重要地位。在临床实践中,ERCP通常与微创或无创的影像学检查,如磁共振胆胰管成像（magnetic resonance cholangiopancreatography, MRCP）和血生化指标一起综合评估应用。现阶段尚无PSC的有效治疗方法,对于进展为终末期的患者,肝移植是唯一的有效治疗手段。

二、流行病学

PSC好发于男性,男女比例约为2:1,发病年龄为20～57岁,其中有两个发病高峰,分别为15岁和35岁左右。PSC的发病率与患病率存在地域性差异。较早的来源于北美洲（1997—2000年）的发病率为0.9/10万～1.3/10万，其中女性0.54/10万，男性1.25/10万。北欧的PSC发病数据与北美洲的接近，为0.91/10万～1.3/10万，小胆管型PSC发病率为0.15/10万。但近年来的数据显示，北美洲和北欧的PSC患病率为3.85/10万～16.2/10万。我国目前尚无大样本的PSC流行病学资料，亚洲的数据主要来自于日本和新加坡，分别为0.95/10万、1.3/10万，低于欧美报道的数据。

三、发病机制

PSC是一种以特发性肝内外胆管（中等胆管和大胆管）炎症及胆管纤维化，导致多灶性胆管狭窄以及以慢性胆汁淤积为主要表现的自身免疫性肝病，发病机制尚不完全明确。目前认为，PSC是遗传、环境、免疫、胆汁酸代谢及肠道菌群等多种因素共同参与所致。PSC具有遗传易感性，目前已经确定有20余个PSC遗传易感位点，但目前的研究认为，遗传因素对PSC发病的影响仅不到10%，而环境因素的影响占比则超过50%；肠–肝轴在PSC发病机制中也具有一定作用，其中肠黏膜屏障破坏、菌群失调、免疫交互作用等均有可能参与到了PSC的发病过程中；胆汁酸稳态失衡、胆管黏膜屏障受损、反应性胆管细胞激活等是胆管损伤的病理生理基础；PSC患者胆管周围存在反应性T淋巴细胞、巨噬细胞和中性粒细胞，其中以T淋巴细胞为主，免疫紊乱也是PSC的发病机制之一。以上多因素的相互作用导致胆管慢性炎症、纤维化，肝脏星状细胞及肌纤维母细胞的激活，并与胆管细胞交互作用，进一步加重胆管损伤和肝脏纤维化。胆管长期慢性炎症可导致胆管狭窄、肝内胆汁淤积、肝脏组织纤维化、肝硬化甚至胆管癌。依据胆管受损的部位可将PSC分为以下几种。

（1）大胆管型：损伤肝外较大胆管，约占PSC患者的90%。

（2）小胆管型：损伤较小胆管，胆管影像学无异常发现，少数患者可发展为大胆管型PSC。

（3）全胆管型：肝内外大小胆管均受损伤。

四、临床表现

PSC临床表现多样，且在早期阶段临床表现不显著，部分患者是在体检中或者因IBD就诊时发现并诊断的PSC。约1/2的患者表现有乏力、间断性右上腹疼痛、黄疸、皮肤瘙痒、发热和体重下降。PSC的黄疸表现具有反复性、波动性的特点，部分可伴有发热及寒战表现。PSC临床表现呈多样性，常见以下几种。

（1）无症状，仅体检时发现ALP/GGT升高。

（2）IBD患者就诊行常规血生化检查时发现ALP升高。

（3）胆汁淤积性黄疸、皮肤瘙痒等。

（4）进展期肝病、肝硬化相关症状及并发症，可出现门静脉高压引起静脉曲张破裂出血、腹腔积液等。

（5）反复发作的胆管炎，可表现为发热、寒战、右上腹疼痛、黄疸等。

（6）肝衰竭，可表现为进行性黄疸加重，甚至凝血障碍。

（7）癌变，PSC易患继发胆管癌，PSC确诊后5年、10年、终身发生胆管癌的风险分别为7%、8%～11%、10%～20%。PSC合并溃疡性结肠炎的患者结、直肠癌风险增加，且以右半结肠癌多见。PSC可并发脂溶性维生素缺乏症、代谢性骨病等，还可伴有与免疫相关的疾病，如甲状腺炎、系统性红斑狼疮、类风湿性关节炎等。

五、诊断

PSC的疾病特点为持续进展性，从肝内外胆管炎症、胆管纤维化、肝硬化、肝衰竭直至死亡。诊断主要依据特异性影像学表现：胆管呈多灶性狭窄、节段性扩张、串珠状及枯树枝样改变，ALP和GGT等酶学指标升高和/或有胆汁淤积等表现。对于典型的PSC诊断，肝脏组织病理学检查并非必须。但小胆管型PSC需要肝脏组织病理学检查，特异性病理表现包括小胆管周围纤维组织增生，同心圆洋葱皮样改变。

六、治疗及预后

（一）治疗

目前 PSC 尚无确切有效的治疗手段。UDCA 无法改善患者肝移植、死亡等长期临床终点。一些随机对照临床研究发现，小剂量（10 ～ 15 mg/kg·d）及中等剂量（17 ～ 23 mg/kg·d）的 UDCA 可以改善 PSC 患者的临床症状及生化学指标，但需要注意的是，大剂量的 UDCA 不仅无获益，反而严重的不良反应发生率明显增加，增加肝移植、死亡的风险。另外 OCA（5 ～ 10mg）治疗也有助于降低 PSC 患者血清 ALP 水平。其他的药物中，泼尼松、秋水仙碱、布地奈德、AZA、青霉素、MTX、FK506、霉酚酸酯均对 PSC 有一定的益处，但效果不显著。胆囊息肉 > 8 mm，需行胆囊切除。对于因胆管狭窄接受 ERCP 的 PSC 患者，须对狭窄部位胆管进行病理活检。接受 ERCP 球囊扩张缓解症状时，单纯胆管扩张效果较胆道支架置入好。瘙痒是 PSC 患者最常见的临床症状之一，20% ～ 60% 的 PSC 患者出现瘙痒症状。严重的瘙痒会明显影响患者的生活质量。英国胃肠病学会的 PSC 指南，推荐考来烯胺（或类似药物）为治疗 PSC 伴瘙痒症状的一线药物，利福平和纳曲酮是二线治疗药物，但证据级别相对较低。对于 PSC 终末期阶段的患者，肝移植是唯一有效的方法。

（二）预后

PSC的自然病史异质性明显，发病年龄、性别、胆管累及部位、是否合并IBD等均可对患者疾病进程造成影响。与成人PSC相比，儿童PSC

患者进展相对缓慢，10年生存率也高于成人。10%～60%在初诊时无显著临床症状的PSC患者，预后相对较好。PSC患者之间的临床进程表现缺乏一致性，一些患者可能很快进展至终末期肝病，而另一部分患者的疾病状态则可长期保持稳定。PSC患者可最终进展为肝硬化，出现门静脉高压、腹腔积液、食管及胃底静脉曲张及肝衰竭等。PSC患者从诊断到死亡或肝移植的时间一般为10～22年。荷兰一项包括422例患者的回顾性分析显示PSC患者从诊断到死亡或肝移植的平均时间为21.3年。另一项大样本PSC患者的多中心观察研究显示PSC患者5年、10年、20年肝移植或死亡率分别为37%、52.3%和63.6%，平均无肝移植生存期为14.5年。导致PSC患者死亡的常见原因为胆管癌、肝衰竭、静脉曲张破裂出血、肝移植并发症和结直肠癌。

第四节　免疫球蛋白G4相关硬化性胆管炎

一、概述

免疫球蛋白 G4 相关硬化性胆管炎（IgG4-SC）近十多年来才逐渐被国际医学界所认识，表现为血清 IgG4 水平升高以及以病变组织中大量淋巴 – 浆细胞浸润伴纤维化形成为主要的病理学特征的硬化性胆管炎。免疫球蛋白 G4 相关性疾病（immunoglobulin G4 related disease, IgG4-RD）属于罕见病，大约 1/4 的 IgG4-RD 患者累及胆道系统。IgG4-SC 多见于中老年男性，大部分患者发病时年龄 > 60 岁，大部分患者血清 IgG4 水平升高，黄疸、腹痛、瘙痒是其常见的初期临床表现，影像学检查提示存在肝内外胆管狭窄及胆管壁增厚。大部分患者可同时合并其他脏器受累的表现，其中约 80% 的患者合并自身免疫性胰腺炎（autoimmune pancreatitis, AIP）。IgG4-SC 与 AIP 有较高的重叠率，诊疗多借鉴 AIP 的相关经验，并且对糖皮质激素的治疗应答较好。

二、发病机制

IgG4-SC的发病机制尚未明确。目前的初步研究认为，IgG4-SC的发病与自身免疫相关，可能系自身免疫性疾病在胆道系统的具体表现。IgG4-SC与PSC或PBC存在的以Th1占主导免疫反应不同，IgG4-SC患者中可见 Th2以及可调节性T细胞免疫反应增加。IgG4-SC患者的IgG4明显升高，但IgG4在IgG4-SC发病过程中的确切作用仍不明朗。而近些年随着蛋白质生物学的快速发展，研究者发现在IgG4-SC中，3个主要激活免疫级联的物质与B淋巴细胞相关或免疫球蛋白相关（Fc-γ受体介导的吞噬作用，B淋巴细胞受体信号通路和Fc-ε 受体I信号通路），这提示B淋巴细胞在潜在的免疫反应中可能起重要作用。

三、临床表现

IgG4-SC 好发于中老年男性，但年轻人群中也可见发病，男女比例为4:1。临床表现多为轻度皮肤巩膜黄染、皮肤瘙痒、腹胀、腹痛、纳差等。实验室检查方面存在 TBil、直接胆红素、ALP 及 GGT 的轻度升高，约90% 的 IgG4-SC 患者的血清 IgG4 明显高于 135 mg/dL，最高可达2 560 mg/dL。自身抗体中，包括 AMA、抗核抗体（antinuclear antibody, ANA）、抗中性粒细胞胞浆抗体、抗平滑肌抗体均为阴性。在影像学检查方面，MRCP 可见病变范围累及肝内外胆管的各个部位，尤其是肝门部与胆总管下段，受累胆管管壁明显增厚，纤维化及管腔狭窄，影像学表现与 PSC 极为类似，但部分 IgG4-SC 患者可发现胆管外器官，特别是胰腺炎性病变。在组织病理学上可见胆管壁的 IgG4 阳性、浆细胞大量浸润和严重纤维化，其常见的特征是闭塞性胆管炎和静脉炎，伴有胆管周围轮辐状纤维化，而相应动脉不受累，且一般无胆管上皮损伤。

四、诊断

EASL建议的IgG4-SC的诊断标准，包括胆管造影有典型的硬化性胆管炎的表现，并且满足以下条件。

（1）组织学上有AIP或IgG4-RD的表现。

（2）或影像学上典型的AIP表现及IgG4升高。

（3）或满足下列标准中的2条（血清IgG4升高；影像学表现胰腺改变；其他脏器的表现包括，硬化性唾液腺炎、腹膜后纤维变性、胃肠道受累、腹腔淋巴结有IgG4阳性浆细胞浸润；胆管活检IgG4阳性浆细胞＞10个/HP），同时对糖皮质激素治疗有应答，治疗4周后可以取出胆管支架而无梗阻性胆汁淤积、转氨酶小于两倍正常值上限。美国肝病研究学会（American Association for the Study of Liver Diseases, AASLD）建议对疑似PSC的患者，检测血清IgG4水平，以排除IgG4-SC。IgG4升高（＞135 mg/dL）具有临床诊断价值。

日本2012年IgG4-SC诊断标准如下。

（1）胆道成像表现为弥漫性或部分肝内或肝外胆道的与胆道壁增厚相关的狭窄。

（2）血清学检查提示了血清IgG4浓度的增高（≥135 mg/dL）。

（3）与AIP、IgG4相关泪腺炎/涎腺炎或IgG4-SC相关的腹膜后纤维化共存。

（4）组织病理学检测显示：①显著的淋巴细胞和浆细胞浸润和纤维化；②IgG4阳性浆细胞的浸润（IgG4阳性浆细胞10个/HP）；③席纹状纤维化；④闭塞性静脉炎。进行详细的检查，如内镜下胆道活检、超声内镜引导下细针穿刺活检，一旦排除了胰腺或胆管癌，诊断中也可包括糖皮质激素治疗的有效性。

选择项：糖皮质激素治疗的有效性。

明确诊断：（1）+（3）；（1）+（2）+（4）①②；（4）①②③；

（4）①②④。

可能诊断：（1）+（2）+<选择>。

疑似诊断：（1）+（2）（注意，有必要排除PSC、恶性疾病如胰腺或胆道癌以及有明显发病机制引起的继发性胆管炎。当与恶性疾病鉴别困难时，不能采取糖皮质激素治疗，必须建议患者去专业性医院）。

五、治疗

IgG4-SC的急性期胆道梗阻引起明显黄疸时，可通过置入胆道支架缓解胆道梗阻。IgG4-SC的有效治疗药物是糖皮质激素。当胆管梗阻且伴有胆管炎时，需应用抗生素。推荐的治疗方案是泼尼松0.6 mg/kg，2～4周后开始减量，每1～2周减量5 mg，直至症状缓解以及血清IgG4水平恢复正常水平。随访期间血清IgG4水平反弹，常提示着复发。IgG4-SC糖皮质激素治疗的有效性应谨慎评估，因为一些恶性病变服用激素后亦会改善。已有研究提示利妥昔单抗对那些对糖皮质激素抵抗、依赖或复发的患者有疗效。

六、小结

IgG4-SC的发病机制、诊断、鉴别及治疗仍不十分明朗，需要临床医生不断积累经验，开展临床及基础研究，提高对其认识水平，避免临床上误诊、漏诊，让患者得到及早救治，改善预后。

（王铭）

参考文献

[1] 王绮夏, 邱德凯, 马雄. 自身免疫性肝病诊治面临的挑战 [J]. 胃肠病学, 2018, 23(5): 4.

[2] The Committee of the Autoantibodies Detection of Rheumatology and Immunology Physicians Committee of Chinese Medical Doctor Association. Expert consensus on

clinical application of autoantibodies detection in patients with autoimmune liver disease[J]. Chin J Intern Med, 2021, 60(7):619–625.

［3］Alvarez F, Breg PA, Bianchi FB, et al. International Autoimmune Hepatitis Group Report: Review of criteria for diagnosis of autoimmune hepatitis[J]. J Hepatol, 1999, 31(5): 929–938.

［4］Galaski J, Christina WN, Schakat M, et al. Update of the simplified criteria for autoimmune hepatitis: Evaluation of the methodology for immunoserological testing[J]. J Hepatol, 2021, 74(2): 312–320.

［5］Yan HP, Liu YM, Zhang HP. Introduction to 2015 International Symposium on Autoimmune Liver Disease[J]. Chin J Hepatol, 2015, 23(8): 32–35.

［6］Zhong RQ, Yang ZX. New era in autoantibodies detection: quantitation[J]. Chin J Lab Med, 2014, 37 (8): 561–563.

［7］仲人前 , 杨再兴 . 自身抗体检测进入定量检测时代 [J]. 中华检验医学杂志 , 2014, 37(8): 561–563.

［8］European Association for the Study of the Liver. EASL Clinical Practice Guidelines: The diagnosis and management of patients with primary biliary cholangitis[J]. J Hepatology, 2017, 67(1): 145–172.

［9］Wei Y, Li Y, Yan L, et al. Alterations of gut microbiome in autoimmune hepatitis[J]. Gut, 2020, 69 (3): 569–577.

［10］Czaja AJ. Examining pathogenic concepts of autoimmune hepatitis for cues to future investigations and interventions[J]. World J Gastroenterol, 2019, 25 (45): 6579 –6606.

［11］Wang L, Han Y. Diagnosis and treatment of primary biliary cholangitis: Current status and challenges[J]. J Clin Hepatol, 2021, 37(10): 2257–2261.

［12］中华医学会肝病学分会 . 自身免疫性肝炎诊断和治疗指南 (2021)[J]. 临床肝胆病杂志 , 2022, 38(1): 8.

［13］李哲夫 , 范海静 , 孙良金 , 等 . IgG4 相关性硬化性胆管炎的研究进展 [J]. 世界华人消化杂志 , 2016(30): 6.

［14］杜昀蔚 , 王绮夏 , 马雄 . IgG4 相关硬化性胆管炎的诊治进展 [J]. 临床内科杂志 , 2021, 38(7): 4.

［15］中华医学会肝病学分会 . 原发性胆汁性胆管炎的诊断和治疗指南 (2021)[J]. 中华肝脏病杂志 , 2022, 30(3): 12.

［16］Gideon, M, Hirschfield, et al. EASL Clinical Practice Guidelines: The diagnosis and management of patients with primary biliary cholangitis – ScienceDirect[J]. Journal of Hepatology, 2017, 67(1): 145–172.

［17］中华医学会肝病学分会 . 原发性硬化性胆管炎诊断及治疗指南 (2021)[J]. 中华内科杂志 , 2021, 60(12): 25.

第五章

药物性肝损害的诊断与治疗

第一节　药物性肝损害的概述及流行病学

药物性肝损害（drug-induced liver injury, DILI）是不容忽视的公共健康问题，DILI是指由各类处方或非处方的化学药物、生物制剂、传统中药、天然药、保健品、膳食补充剂及其代谢产物乃至辅料等所诱发的肝损伤。2012—2014年我国一项大型DILI回顾性研究数据共纳入25 926例DILI患者。结果显示，DILI总体发病率23.8/10万人，高于欧美国家；DILI诊断率呈现地域差异：华南、西南地区最高。一般人群DILI发病率为（10～15）/100 000人·年。

尽管DILI发病率低，但它是中断药物研发和针对已上市药物采取监管行动的主要原因。来自1995—2012年之间的数据显示，DILI已经引发了FDA对诸多药品的监管行动。其中未批准上市的药物包括：异丁芬酸、哌西林、地来洛尔、他索沙坦、非阿尿苷、鲁米昔布、希美加群、阿氯芬酸、托莫西汀。导致撤药的包括：异丙烟肼、替尼酸、苯恶洛芬、匹莫林、溴芬酸、曲氟沙星、曲格列酮。标注警示的包括：对乙酰氨基酚、来氟米特、奈法唑酮、奈韦拉平、吡嗪酰胺/利福平、特比萘芬、丙戊酸、扎鲁司特、沙奎那韦/利福平、IFN-α1、英夫利昔单抗、双氯芬酸、泰利霉素、酮康唑、羟丁酸保健品。

我国DILI发病率有逐年升高趋势，上海复旦大学中山医院2000—2005年间住院患者急性肝损伤中急性DILI占比：从2000年的7.1%上升到2005年的24%。2012—2014年我国一般人群DILI的年发病率比：2012年21.37%上升到2014年26%。

DILI是西方国家引起ALF的最主要原因，在美国，25%～50%的ALF由DILI引起，该患者3周生存率为67%。DILI同样是我国ALF的重要原因之一，且药物性肝衰竭治愈/好转率低于其他病因所致的肝衰竭，国内某一研究机构统计了本单位2002—2007年共53例ALF病因分布情况，发现其中DILI占9.43%，高于HBV和HEV重叠感染引起的肝衰竭，也高于CMV感染引起的肝衰竭。同时，该研究机构也对2002—2007年共1 977例肝衰竭治愈/好转率进行了统计分析，发现其中DILI诱发的肝衰竭治愈/好转率仅为21.5%，排在所有原因诱发的肝衰竭治愈/好转率最末位，甚至低于不明原因肝损害引起的肝衰竭27.7%。

随着越来越多的DILI被识别，针对相关研究的深入，国际学界对DILI的关注度也在显著提升。使用常规关键词"'chemical and drug induced liver injury'[Mesh]"在Pubmed数据库中进行检索，可以发现近10年来，相关文献已经从1998—2000年的1 151篇增加至2019—2021年的3 573篇，增加了不止2倍。

第二节　药物性肝损害相关危险因素

DILI是宿主、药物与环境之间相互作用的结果。

一、宿主因素

（一）遗传因素

诱发DILI的药物代谢酶、药物转运蛋白和HLA等的基因多态性与DILI相关。不同种族的患者对DILI的易感性可能存在差异。

（二）性别

女性可能对某些药物，如米诺环素、甲基多巴等表现出更高的易感性，且易于呈现慢性AIH的特点。

（三）妊娠

妊娠期DILI常见可疑药物有甲基多巴、肼苯哒嗪、丙基硫氧嘧啶、抗生素及抗逆转录病毒药物等。丙基硫氧嘧啶可致孕妇暴发性肝炎，病死率高。

（四）基础疾病

HBV或HCV感染可增加抗逆转录病毒药物或抗结核药发生DILI的风险。HIV感染是某些DILI的易感因素，也是影响HIV感染者DILI发病率和病死率的重要因素。AILD也可能增加患者对DILI的易感性，特别是使慢性DILI的发生风险增加。糖尿病是某些药物引起DILI的易感因素，有研究提示糖尿病与DILI严重程度独立相关。肿瘤及心脏病也是慢性DILI的可能危险因素。

二、药物因素

药物的化学性质、剂量、疗程以及药物相互作用常可影响DILI的潜伏期、临床表型、病程和结局。药物相互作用是临床上DILI风险增加不容忽视的因素，如当抗结核药物与唑类抗真菌药、MTX、抗痉挛药、氟烷等药物同时使用时，DILI发生率将增加。

三、环境因素

过量饮酒可能增加度洛西汀、对乙酰氨基酚、MTX及异烟肼等引起DILI的风险。

第三节　药物性肝损害发病机制及病理特点

药物对肝脏的损伤机制通常通过三个阶段的作用实现。第一阶段是起始细胞损伤阶段，主要是母体药物或者其代谢产物通过直接诱导细胞应激，或者直接损伤线粒体，或者通过诱导特定免疫反应产生损伤。如果是药物的直接肝毒性作用为主，则称为固有型DILI，如果是通过诱导特定免疫反应为主，则称为特异质型DILI。第二阶段是线粒体通透性转换阶段，无论是固有型DILI还是特异质型DILI，最终都殊途同归，导致线粒体功能障碍。第三阶段是细胞死亡阶段，线粒体功能障碍后，细胞的正常生命活动不能维持，出现细胞死亡，细胞死亡可以展现为不同形式，可以是细胞坏死、细胞凋亡，或者是程序性死亡。

固有型DILI和特异质型DILI有其各自的特征。固有型DILI肝损伤类型以肝细胞坏死为主，具有可预测性，明确剂量依赖性，潜伏期短而一致，具有特异性肝脏病理学损伤，人类发病率高，动物实验可重复性等特点。特异质型DILI的肝损伤类型以炎症为主，具有不可预测性，非剂量依赖性，潜伏期长而不一致，具有非特异性肝脏病理学损伤，人类发病率低，动物实验难以复制等特点。

目前研究发现，这些损伤可能通过六种相关损伤通路实现，包括：肝细胞膜损伤通路的主要作用机制是，药物导致细胞内钙稳态的破坏，从而导致肝细胞表面肌动蛋白纤维分解，进一步导致细胞膜起

泡、破裂和细胞溶解；胆小管膜损伤通路的主要作用机制是，药物导致
胆小管旁肌动蛋白丝断裂，绒毛丧失和运输泵（如MRP3等）中断，阻
止了胆红素和其他有机化合物的排泌；内质网膜上转运系统障碍的主
要机制包括P450参与的肝细胞反应导致药物与酶结合形成非功能性物
质，诱导免疫反应，导致肝损伤；其他还包括药物直接诱导T淋巴细胞
和细胞因子激活，药物直接诱导细胞凋亡，药物直接诱导线粒体膜损
伤或者功能障碍等。

从组织学上，DILI也可以区分为不同的病理类型，例如：急性
DILI，以肝小叶炎症为主，可伴汇管区炎症，无纤维化；慢性DILI则以
汇管区炎症为主，伴有不同程度的小叶炎症，无胆汁淤积，有不同程
度的汇管区纤维化。急性胆汁淤积型表现为肝细胞或毛细胆管胆汁淤
积，但炎症轻微；慢性胆汁淤积型则表现为胆汁淤积伴导管损伤，如
导管增生或导管开放。胆汁淤积性肝炎则表现为肝炎与胆汁淤积同
时出现。此外，还有肉芽肿性肝炎、大泡性脂肪变等不同的病理表现
（具体见表5-1）。

表 5-1　DILI 常见组织学类型

类型	病理改变
急性肝炎	肝小叶炎症为主，可伴汇管区炎症，无纤维化
慢性肝炎	以汇管区炎症为主，伴有不同程度的小叶炎症，无胆汁淤积，有不同程度的汇管区纤维化
急性胆汁淤积	肝细胞或毛细胆管胆汁淤积，但炎症轻微
慢性胆汁淤积	胆汁淤积伴导管损伤，如导管增生或导管开放
胆汁淤积性肝炎	肝炎与胆汁淤积并见
肉芽肿性肝炎	非坏死性上皮样肉芽肿
大泡性脂肪变	肝细胞内不同程度的大脂滴沉积伴核周边位移，无显著炎症或胆汁淤积

续表

类型	病理改变
微泡性脂肪变	肝细胞内弥漫性小脂滴沉积，核在中心位置，无显著炎症或胆汁淤积
非酒精性脂肪性肝炎	脂肪变性伴气球样损伤，不同程度的炎症和纤维化
带状坏死	3带其中之一出现凝固性肝细胞坏死（3带最常见）
块状或亚块状坏死	融合性坏死伴不同程度炎症
肝窦阻塞综合征/肝小静脉闭塞病	肝窦扩张和充血，中央静脉闭塞，窦周纤维化
混合性或不可分类肝损伤	2种以上其他类型肝损伤，或不符合其他模式的显著改变
微小非特异性改变	轻微改变，如轻微炎症或脂肪变性，不符合正常或其他模式

第四节 药物性肝损害的临床分型

与DILI的病理分型单一从组织学角度进行划分不同，DILI的临床分型可以从发病机制、病程、受损靶细胞类型进行区分。前文中有提到的固有型DILI和特异质型DILI是其中一种临床分型方式，依据发病机制进行了划分。

从病程上划分，急性DILI病程通常小于6个月，临床上，急性DILI病例数占绝大多数。慢性DILI是指在DILI发生6个月后，血清ALT、AST、ALP及TBil仍持续异常，或存在门静脉高压或慢性肝损伤的影像学和组织学证据。急性DILI临床表现通常无特异性，潜伏期差异很大，可短至1日，亦可长达数月，多数患者可无明显症状，血清ALT、AST及ALP、GGT不同程度升高，部分患者可有乏力、食欲减退、厌油、肝区胀痛及上腹不适，淤胆明显者可有全身皮肤黄染、大便颜色变浅和瘙痒等。少数患者有发热、皮疹、嗜酸性粒细胞增多、关节酸痛等过敏表现，还可能伴有其他肝外器官损伤的表现，病情严重者可出现ALF或亚急性肝衰竭（subacute liver failure, SALF）。慢性DILI在临床上则表现为慢性肝炎、肝纤维化、代偿性和失代偿性肝硬化、AIH样DILI、慢性肝内胆汁淤积和胆管消失综合征等，少数患者还可出现肝窦阻塞综合征/肝小静脉闭塞病（hepatic sinusoidal obstruction syndrome/hepatic veno occlusive disease, SOS/VOD）及肝脏肿瘤等。SOS/VOD可呈急性，并有腹水、黄疸、肝脏肿大等表现。

根据受损靶细胞的类型，DILI还可以分为肝细胞损伤型、胆汁淤积型、混合型、肝血管损伤型。区分时多依靠酶学指标。酶学异常程度的评估依赖于检测值与ULN的比较，也使用 R 表示，R =（ALT 实测值 /ALT ULN）/（ALP 实测值 /ALP ULN）。肝细胞损伤型 DILI 表现为 ALT ≥ 3ULN，且 R ≥ 5；胆汁淤积型 DILI 表现为 ALP ≥ 2ULN，且 R ≤ 2；混合型 DILI 表现为 ALT ≥ 3ULN, ALP ≥ 2ULN，且 2 < R < 5。肝血管损伤型的靶细胞可为肝窦、肝小静脉和肝静脉主干及门静脉等的内皮细胞，临床类型包括 SOS/VOD、紫癜性肝病、巴德-基亚里综合征、可引起特发性门静脉高压症的肝汇管区硬化和门静脉栓塞、肝结节性再生性增生等。

引起肝细胞损伤型DILI的常见药物包括氯丙嗪、氯吡格雷、红霉素、厄贝沙坦、米氮平、吩噻嗪、特比萘芬、三环类抗抑郁药、口服避孕药、氟喹诺酮类、呋喃妥因、IFN-α、IFN-β、抗肿瘤坏死因子、米诺环素、苯妥英钠、卡马西平、拉莫三嗪、丙戊酸、非甾体抗炎药、绿茶提取物（儿茶酸）、别嘌呤醇、胺碘酮、吸入麻醉药、柳氮磺胺吡啶、质子泵抑制剂。

引起胆汁淤积型DILI的常见药物包括：对乙酰氨基酚、别嘌呤醇、胺碘酮、阿莫西林克拉维酸钾、巴氯芬、异烟肼、酮康唑、磺胺甲噁唑-甲氧苄啶、氟喹诺酮类、赖诺普利、氯沙坦、MTX、奥美拉唑、帕罗西汀、利福平、利培酮、舍曲林、曲唑酮、他汀类、四环素类、AZA、苯妥英钠、卡马西平、合成代谢类固醇、雄激素、柳氮磺胺吡啶。

引起混合型DILI的常见药物有：阿莫西林克拉维酸钾、磺胺甲噁唑-甲氧苄啶、红霉素、阿米替林、卡托普利、卡马西平、克林霉素、赛庚啶、依那普利、苯巴比妥、苯妥英钠、磺胺类、曲唑酮、维拉帕米、氟喹诺酮类、类黄酮、别嘌呤醇、胺碘酮、柳氮磺胺吡啶

在世界范围内，中国的DILI发生率远高于日本、印度等亚洲国家，也高于瑞典、西班牙、美国等欧美国家。根据一项纳入了25 927例患者的回顾性调查研究显示，中国的DILI患者中女性与男性占比无明显差别，主要分布年龄为40～59岁，其中慢性化患者约17%，肝细胞型DILI在其中占比最高，占了51.39%。病死率为0.38%。传统中药或者草药和膳食补剂、抗结核药物、抗肿瘤药物或免疫调节剂、抗感染药物都是我国引起DILI的常见诱因。

第五节　药物性肝损害的诊断

DILI的诊断目前仍然是困难临床工作者和患者的一个难题。由于缺乏特异性的临床症状、实验室检查及组织学改变，DILI的诊断仍属排他性诊断。具体来说，DILI诊断策略包括三个主要步骤：第一步，确认存在肝损伤；第二步，除外其他原因导致的肝损伤；第三步，通过因果关系评估来确定肝损伤与可疑药物的相关程度。

肝损伤的确立主要通过生化学指标确立。符合以下任一情况，肝损伤生化学诊断即可成立：①ALT≥5ULN。②ALP≥2ULN，特别是伴有5'-核苷酸酶或GGT升高且排除骨病引起的ALP升高。③ALT≥3ULN且TBil≥2ULN。

在诊断DILI前需要排除其他可能引起肝脏损害的疾病，包括病毒感染（HAV、HBV、HCV、HEV、CMV、EBV、HSV、VZV等感染）、酒精性肝病（alcoholic liver disease, ALD）、NAFLD、AILD（AIH、原发性胆管炎、PSC、自身免疫性胆管炎）、胆道疾病（梗

阻性黄疸、胆管结石或其他因素引起的胆管炎和炎症）、遗传和代谢性肝病（WD、血色素沉着症）、α_1-抗胰蛋白酶缺乏症（α1-antitrypsin deficiency, AATD）、中毒性肝病、脓毒症和脓毒性休克、心血管疾病（导致低血压和休克的心血管疾病）、肺部疾病（肺梗死、慢性阻塞性肺病或其他肺部疾病）、甲状腺疾病、风湿性疾病、血管闭塞性疾病（各种非药物性因素引起的血栓或静脉炎，肿瘤等静脉外病变的压迫或侵袭等）。其他情况例如淋巴瘤和其他肿瘤疾病、艾迪生病、肠外营养、多发性创伤、癫痫大发作、剧烈运动等也可能引起肝脏生化学指标的异常。

因果关系的确定，最广泛使用的是RUCAM因果关系评分量表（表5-2）。该量表有7项关键评分要素：用药至发病的时间，病程，危险因素，伴随用药，其他肝损伤原因的排除情况，药物既往肝损伤信息以及再用药反应。根据不同要素的评分赋值，汇总后得到总分，根据总分来确定药物和肝损害之间的因果关系。总分>8：极可能；6～8分：很可能；3～5分：可能；1～2分：不太可能；≤0分：可排除。

表 5-2　RUCAM 因果关系评估量表

	肝细胞损伤型		胆汁淤积型或混合型		评价
1.用药至发病的时间					
	初次用药	再次用药	初次用药	再次用药	计分
○从用药开始					
●提示	5～90 d	1～15 d	5～90 d	1～90 d	+2
●可疑	<5或>90 d	>15 d	<5或>90 d	>90 d	+1
○从停药开始					
●可疑	≤15 d	≤15 d	≤30 d	≤30 d	+1

注：若肝损伤反应出现在开始服药前，或停药后>15 d（肝细胞损伤型）或>30 d（胆汁淤积型），则应考虑肝损伤与药物无关，不应继续进行RUCAM评分。

续表

	肝细胞损伤型	胆汁淤积型或混合型	评价
2.病程	ALT在峰值和ULN之间的变化	ALP（或TBil）在峰值与ULN之间的变化	
○停药后			
●高度提示	8d内下降≥50%	不适用	+3
●提示	30d内下降≥50%	180d内下降≥50%	+2
●可疑	不适用	180d内下降<50%	+1
●无结论	无资料或30d后下降≥50%	不变、上升或无资料	0
●与药物作用相反	30d后下降<50%或再次升高	不适用	−2
○若继续用药			
●无结论	所有情况	所有情况	0
3.危险因素	乙醇	乙醇或妊娠（任意1种）	
○饮酒或妊娠	有	有	+1
	无	无	0
○年龄	≥55岁	≥55岁	+1
	<55岁	<55岁	0

4.伴随用药

○无伴随用药，或无资料，或伴随用药至发病时间不相合	0
○伴随用药至发病时间相符合	−1
○伴随用药已知有肝毒性，且至发病时间提示或相合	−2
○伴随用药的肝损伤证据明确	−3

续表

	肝细胞损伤型	胆汁淤积型或混合型	评价
5.排除其他肝损伤原因			
第Ⅰ组（6种病因）*			
○急性甲型肝炎（抗-HAV-IgM+）或 ○HBV感染（HBsAg和/或抗-HBc-IgM+）或 ○HCV感染（抗-HCV+和/或HCV RNA+，伴有相应的临床病史）		●排除Ⅰ组和Ⅱ组中的所有病因	+2
○胆道梗阻（影像检查证实）		●排除Ⅰ组中的所有病因	+1
○酒精中毒（有过量饮酒史且AST/ALT≥2）		●排除Ⅰ组中的5或4种病因	0
○近期有低血压、休克或肝脏缺血史（发作2周以内）			
第Ⅱ组（2类病因）**			
○合并AIH、脓毒症、慢性乙型或丙肝、PBC[△]或PSC等基础疾病		●排除组Ⅰ中的少于4种病因	-2
○临床特征及血清学和病毒学检测提示急性CMV、EBV或HSV感染		●非药物性因素高度可能	-3
6.药物既往肝损伤信息			
○肝损伤反应已在产品介绍中标明			+2
○肝损伤反应未在产品介绍中标明，但曾有报道			+1
○肝损伤反应未知			0
7.再用药反应			
○阳性	再次单用该药后ALT升高2倍	再次单用该药后ALP（或TBil）升高2倍	+3
○可疑	再次联用该药和曾同时应用其他药物后，ALT升高2倍	再次联用该药和曾同时应用其他药物后，ALP（或者TBil）升高2倍	+1
○阴性	再次单用该药后ALT升高，但低于ULN	再次单用该药后ALP（或TBil）升高，但低于ULN	-2

续表

	肝细胞损伤型	胆汁淤积型或混合型	评价
○未做或无法判断	其他情况	其他情况	0

注：ALP代表碱性磷酸酶；ALT代表丙氨酸氨基转移酶；CMV代表巨细胞病毒；EBV代表EB病毒；HSV代表单纯疱疹病毒；TBil代表总胆红素；ULN代表正常上限值。

*在我国也应特别注意排除急性戊型肝炎，因此本项计分标准尚待今后完善。**也应注意排除IgG4胆管炎。△旧称原发性胆汁肝硬化。

需要注意的是，经临床和实验室检查仍不能确诊DILI，尤其是AIH仍不能排除时，应考虑使用肝活检辅助诊断。其他需要进行肝活检的情况还包括：停用可疑药物后，肝脏生化指标仍持续上升或出现肝功能恶化的其他迹象；停用可疑药物1~3个月，肝脏生化指标未降至峰值的50%或更低；怀疑慢性DILI或伴有其他慢性肝病时；长期使用某些可能导致肝纤维化的药物，如MTX等。然而，肝活检作为一项有创检查操作，需要严格把握指征，避免将肝活检作为DILI诊断的常规操作。

第六节　药物性肝损害的评级与治疗

在确立DILI的诊断后，需要对DILI进行评级。根据不同评级，不光能有效评估预后，更能及时制定或调整治疗措施。目前我国将急性DILI的严重程度分为0~5级，分级标准如下：

0级（无肝损伤）表示患者对暴露药物可耐受，无肝毒性反应。1级（轻度肝损伤）为血清ALT和/或ALP呈可恢复性升高，TBil<2.5ULN（2.5 mg/dL或42.75 μmol/L），且INR<1.5。多数患者可适应。可有或无乏力、虚弱、恶心、厌食、右上腹痛、黄疸、瘙痒、皮疹或体质量减轻等症状。2级（中度肝损伤）表现为血清ALT和/或ALP升

高，TBil≥2.5ULN，或虽无TBil升高但INR≥1.5。上述症状可有加重。3级（重度肝损伤）表现为血清ALT和/或ALP升高，TBil≥5ULN（5 mg/dL或85.5 μmol/L），伴或不伴INR≥1.5。患者症状进一步加重，需要住院治疗，或住院时间延长。4级（ALF），表现为血清ALT和/或ALP水平升高，TBil≥10ULN（10 mg/dL或171 μmol/L）或每日上升≥1.0 mg/dL（17.1 μmol/L），INR≥2.0或凝血酶原时间活动度（prothrombin time activity, PTA）<40%，可同时出现（1）腹水或肝性脑病；或（2）与DILI相关的其他器官功能衰竭。5级（致命）指会因DILI死亡，或需接受肝移植才能存活。

DILI治疗的核心原则为及时停用可疑肝损伤药物，尽量避免再次使用可疑或同类药物。但在停药时应充分权衡停药引起原发病进展和继续用药导致肝损伤加重的风险。在用药上需要根据DILI的临床类型选用适当的药物治疗。如诊断为ALF或SALF等重症患者，必要时可考虑紧急肝移植。

（杜凌遥）

参考文献

［1］李晓芸，唐洁婷. 药物性肝损伤的流行病学 [J]. 临床肝胆病杂志，2021, 37(11): 2510–2514.

［2］吴宇宇，袁苏榆，孙四珍，等. 药物性肝损伤诊断治疗进展概述 [J]. 药物流行病学杂志，2018, 27(8): 550–555.

［3］胡琴，刘维，邵宏. 药物性肝损伤的药物治疗研究进展 [J]. 中国临床药理学与治疗学，2016, 21(2): 231–236.

［4］于乐成，茅益民，陈成伟. 药物性肝损伤诊治指南 [J]. 肝脏，2015, 20(10): 750–767.

［5］Devarbhavi H, Aithal G, Treeprasertsuk S, et al. Drug–induced liver injury: Asia Pacific Association of Study of Liver consensus guidelines[J]. Hepatol Int, 2021,

15(2): 258–282.

[6] Shen T, Liu Y, Shang J, et al. Incidence and Etiology of Drug–Induced Liver Injury in Mainland China[J]. Gastroenterology, 2019, 156(8): 2230–2241.

[7] Yu Y C, Mao Y M, Chen C W, et al. CSH guidelines for the diagnosis and treatment of drug–induced liver injury[J]. Hepatol Int, 2017, 11(3): 221–241.

[8] Teschke R, Schulze J, Eickhoff A, et al. Drug Induced Liver Injury: Can Biomarkers Assist RUCAM in Causality Assessment?[J]. Int J Mol Sci, 2017, 18(4):803.

[9] Seeff L B. Drug–Induced Liver Injury Is a Major Risk for New Drugs[J]. Dig Dis, 2015, 33(4): 458–463.

[10] Fisher K, Vuppalanchi R, Saxena R. Drug–Induced Liver Injury[J]. Arch Pathol Lab Med, 2015, 139(7): 876–887.

[11] Vinken M, Maes M, Vanhaecke T, et al. Drug–induced liver injury: mechanisms, types and biomarkers[J]. Curr Med Chem, 2013, 20(24): 3011–3021.

[12] Tujios S, Fontana R J. Mechanisms of drug–induced liver injury: from bedside to bench[J]. Nat Rev Gastroenterol Hepatol, 2011, 8(4): 202–211.

[13] Ramachandran R, Kakar S. Histological patterns in drug–induced liver disease[J]. J Clin Pathol, 2009, 62(6): 481–492.

[14] Russmann S, Kullak–Ublick G A, Grattagliano I. Current concepts of mechanisms in drug–induced hepatotoxicity[J]. Curr Med Chem, 2009, 16(23): 3041–3053.

[15] Li L, Jiang W, Wang J. Clinical analysis of 275 cases of acute drug–induced liver disease[J]. Front Med China, 2007, 1(1): 58–61.

[16] Lee W M. Drug–induced hepatotoxicity[J]. N Engl J Med, 2003, 349(5): 474–485.

[17] Ostapowicz G, Fontana R J, Schiodt F V, et al. Results of a prospective study of acute liver failure at 17 tertiary care centers in the United States[J]. Ann Intern Med, 2002, 137(12): 947–954.

第六章

遗传代谢性肝病的诊断与治疗

随着乙肝疫苗的普及，我国一般人群的HBsAg携带率逐渐降低，慢性肝病的疾病谱也随即发生改变；现阶段，我国的肝脏疾病谱主要包括：MAFLD、CHB、ALD、CHC及其他肝病；尽管遗传代谢性肝病在临床上并不多见，但因其在遗传性代谢病中占有重要位置，所以越来越受到人们重视。这类疾病通常指由于遗传性酶缺陷所致物质中间代谢紊乱，主要表现在肝脏形态结构和（或）功能上病变，常伴有其他脏器的损害。目前认为这类肝病的发生机制有：酶缺陷导致代谢底物或衍生物蓄积，代谢产物减少或缺如，正常的次要代谢途径开放产生的副产品蓄积，膜转运功能异常，反馈抑制作用消失。常见的遗传代谢性肝病包括WD、遗传性血色病（hereditary hemochromatosis, HH）、遗传性高胆红素血症、AATD、囊性纤维化、卟啉病等。常见慢性肝病病因见表6-1。

表 6-1　常见慢性肝病病因

分类	可能疾病
感染性疾病	病毒性肝炎，其他嗜肝病毒肝炎，非病毒性感染
遗传及代谢性疾病	非酒精性脂肪性肝病，酒精性肝病，肝豆状核变性，遗传性高胆红素血症，铁过载，α_1-抗胰蛋白酶缺乏症，囊性纤维化等
自身免疫性肝病	自身免疫性肝病，原发性胆汁性胆管炎，原发性硬化性胆管炎，免疫球蛋白G4相关硬化性胆管
药物性肝损害	急性/慢性药物性肝损害
胆管性病变	胆汁淤积性肝病，胆管病变等
血管性病变	布加综合征，门静脉海绵样变等
肉芽肿性疾病	结核，药物反应，原发性胆汁性胆管炎等
肿瘤性病变	肝细胞癌，转移性肿瘤
系统性疾病累及肝脏	肝卟啉病，淀粉样变，血液系统疾病等

　　遗传代谢性肝病种类繁多，发病率低，但全国人口基数庞大，病例量并不少。并且该病发病机制不清，基因突变谱不明，临床诊断困难，漏诊、误诊较多，有效治疗手段少，治疗欠规范，国内研究以个案报道为主，缺乏系统性的研究及随访观察。常见的遗传代谢性肝病包括铜铁代谢异常，如WD、HH；遗传性高胆红素血症，如吉尔伯特综合征（Gilbert syndrome, GS）、克里格勒-纳贾尔综合征（Crigler-Najjar syndrome, CNS）Ⅱ型；糖代谢异常，如糖原贮积病（glycogen storage disease, GSD）；脂代谢异常，如戈谢病或尼曼匹克病；胆汁酸代谢异常，如进行性家族性肝内胆汁淤积（progressive familial intrahepatic cholestasis, PFIC）等；由于疾病种类繁多，这里将WD、遗传性高胆红素血症作为代表性疾病介绍。遗传代谢性肝病分类见

图6-1。

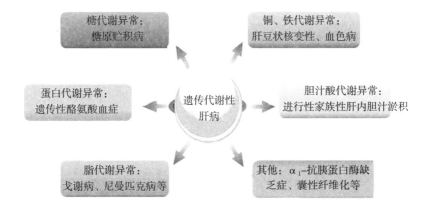

图6-1 遗传代谢性肝病分类

第一节 肝豆状核变性

一、概述

肝豆状核变性（WD）是一种常染色体隐性遗传铜代谢障碍所引起的全身性疾病，源于基因突变引起的细胞内铜转运蛋白ATP7B功能障碍，临床上主要有肝脏损害、锥体外系症状与角膜色素环等表现。世界各地均有发现，在大多数人群中，患病率大约为每30 000例活产儿中出现1例。目前证实WD的遗传学机制为*ATP7B*基因的异常，从而造成铜在肝脏的跨膜转运削弱，胆汁排泄铜减少，导致铜离子在肝内沉积；另外，铜蓝蛋白合成减少，而血清中非铜蓝蛋白结合铜水平增高，铜离子便沉积于脑、角膜、肾和骨关节等脏器和组织，从而引起相应的症状。随着时间的推移，肝脏进行性损伤，最终发生肝硬化，但不同患者进展速度并不相同。少部分患者（约5%）可发生急性肝损伤（不伴脑病）并进展为ALF，最常见于进展期肝纤维化患者。此外，患者可能出现重度的神经科和精神科并发症。

二、发病机制

在生理情况下，*ATP7B* 基因编码一种铜转运 P 型 ATP 酶（ATP7B 蛋白），参与铜的跨膜转运，ATP7B 蛋白一方面转运铜至反高尔基体网络并与铜蓝蛋白前体（apoceruloplasmin）结合、形成功能性的全铜蓝蛋白（holoceruloplasmin）入血；另一方面转运铜至胆汁以便排泄。ATP7B 蛋白主要在肝脏表达，当 *ATP7B* 基因突变导致 ATP7B 蛋白对铜的转运功能障碍时，铜在肝脏过量沉积，引起肝细胞线粒体氧化应激反应并对脂质、蛋白质、DNA 和 RNA 等分子造成损伤，导致肝细胞损伤、肝脏脂肪变性；铜还可激活肝星状细胞，加速肝纤维化进程。当铜超过了肝脏储存容量，就会以游离铜的形式进入血液，并在脑部、肾脏、角膜、关节以及肠道等部位过量沉积，产生肝脏外的铜毒性，引起相应的临床表现。

三、临床表现

WD患者临床表现多样，因受累器官和程度不同而异，主要表现为肝脏和/或神经系统受累。肝脏受累为主要表现的WD发病相对较早（＞2岁就可能发病），神经系统病变常较肝病晚10年出现（通常＞15岁）。此外，还可出现眼部异常、溶血、肾脏损伤、骨关节异常等多种临床表现。

1.肝病

肝脏是WD患者铜蓄积的初始部位，肝脏铜蓄积具有多种临床表现。其中，轻则为无症状的生化异常且常伴有脂肪变性，重则为急性肝炎和ALF（伴有Coombs阴性溶血性贫血）、慢性肝炎以及肝硬化。无论主诉症状为何，在诊断WD时，患者通常都存在一定程度的肝病，即使是只有组织学改变。

肝病型WD患者的体征、症状、实验室检查结果和影像学检查结果因肝脏损伤程度而异。其体征和症状可能包括：凯-弗环（Kayser-Fleischer ring，简称K-F环），患者出现肝病时存在该表现的概率约为50%（见于所有类型的肝脏受累）；无症状（脂肪变性、慢性肝炎和代偿性肝硬化）；腹痛（急性肝炎和ALF）；黄疸（急性肝炎、伴溶血性贫血的ALF、肝硬化）；肝脏长大（急、慢性肝炎和ALF）；脾脏长大（肝硬化伴门静脉高压）；腹水（肝硬化伴门静脉高压）；上消化道出血（肝硬化伴静脉曲张或门静脉高压性胃病）；慢性肝病的外周特征（肝硬化）；肝性脑病（ALF、肝硬化伴肝功能不全和门体分流）导致的精神状态改变。

2.神经系统表现

已报道WD的神经系统表现多种多样，因此诊断神经型WD可能较为困难。几乎所有（98%）具有神经系统表现的WD患者都有K-F环。神经系统症状可能非常轻微，也可能快速进展，在数月内导致严重失能。在已知有肝硬化的患者，神经系统表现可能被误认为肝性脑病。大多数WD患者神经系统表现可归入以下几个类别之一：构音障碍、肌张力障碍、震颤、假性硬化（震颤伴或不伴构音障碍）或帕金森综合征。最初可能仅有一种症状，但随着病情进展，可能出现神经系统体征和症状的复杂组合。部分较常见的神经系统表现包括：构音障碍、步态异常/共济失调、肌张力障碍、震颤、帕金森综合征、流涎。其他神经系统表现包括：痉笑面容（面部肌肉肌张力障碍性痉挛导致的苦笑表情）、亨廷顿病、手足徐动、认知损害/痴呆、癫痫发作、反射亢进、肌阵挛、尿失禁、自主神经功能障碍。

3.溶血

有时Coombs阴性溶血性贫血可能为WD的初始症状，但此表现不一定与ALF有关，WD导致ALF的患者中，血红蛋白<10 g/dL的筛查敏感

性为94%，但特异性仅为74%。

4.眼部表现

K-F环是铜细小色素颗粒沉着于角膜后弹力层而形成的褐色环。K-F环反映了中枢神经系统中存在铜的蓄积，经铜清除治疗后，其逐渐消散。K-F环是WD的典型特征，见于约98%的具神经系统表现患者，但仅见于约50%的具肝脏表现患者。葵花样白内障是WD的另一个眼部表现，当铜沉积物蓄积于晶状体时可出现。一般也需通过裂隙灯检查才能发现。

四、检查

（一）实验室检查

1.铜代谢相关指标

铜代谢的单一指标常缺乏特异性，应联合检测血清铜蓝蛋白、24 h尿铜、血清铜等指标。

血清铜蓝蛋白正常值范围为200～400 mg/L，＜100 mg/L强烈支持WD的诊断；100～200 mg/L可见于WD患者和部分*ATP7B*基因杂合突变携带者；约1/3的WD患者无铜蓝蛋白降低。相比于肝损伤为主的WD患者，血清铜蓝蛋白在神经系统损伤为主的WD患者中降低得更为明显。

24小时尿铜：24 h尿铜排泄量间接反映了血清游离铜水平，有助于WD的诊断和治疗监测。24 h尿铜排泄量＞100 μg对诊断WD具有重要价值 ；尿铜越高诊断价值越大，我国学者研究发现，当尿铜＞600 μg/24 h，特异度为98.9%。但是，对于无症状的儿童患者，有研究结果显示，24 h尿铜排泄量＞40 μg是最佳的诊断界值，特异度和灵敏度分别为78.9%和84.5%。需要注意的是仅凭24 h尿铜很难将WD与其他肝病鉴别，因为AIH等慢性活动性肝病、胆汁淤积性肝病以及其他原因导致的ALF患者的24 h尿铜有时也可升高，但是这些肝病患者的24 h尿铜通常＜200 μg。

血清铜：血清铜为铜蓝蛋白结合铜和非铜蓝蛋白结合铜（或称为"游离铜"）的总和，为血清总铜。WD患者血清铜通常与铜蓝蛋白水平成比例下降。在ALF时，血清铜浓度可能会因为铜从肝脏储存库中突然释放而显著升高。血清非铜蓝蛋白结合铜浓度（游离铜）（μg/L）=[血清铜（μg/L）–铜蓝蛋白（mg/L）×3.15]。WD患者游离铜浓度增高，大多数未经治疗者可超过200 μg/L。

2.基因检测及家系筛查

基因检测：致病基因*ATP7B*长约80 kb，编码区4.3 kb，包含21个外显子。截至2020年4月，人类基因数据库（www.hgmd.cf.ac.uk）已免费公开了877个*ATP7B*基因突变位点，其中794个在WD发病中具有明确致病作用。欧洲WD患者人群中最常见的突变为p.His1069Gln，突变频率为13%～61%；亚洲人群的常见突变为p.Arg778Leu，突变频率为34%～38%。我国WD患者有3个高频致病突变p.Arg778Leu、p.Pro992Leu和p.Thr935Met，占所有致病突变位点的50%～60%。家系筛查：ATP7B突变检测可用作WD先证者的一级亲属的一线筛查方法。WD先证者的兄弟姐妹患病概率为1/4。

（二）影像学检查

MRI对于发现脑部病变较 CT 更为敏感。在未经治疗情况下，几乎100%的神经型 WD 患者、40%～75% 的肝病型患者和20%～30% 的无症状患者，可发现脑部 MRI 改变。WD脑部病变主要累及豆状核（壳核及苍白球）与尾状核，其次为丘脑、中脑（红核、黑质）、桥脑、小脑齿状核等，呈双侧对称性分布。常见的 MRI 表现为两侧豆状核对称性T_1WI 低信号、T_2WI 高信号。WD累及肝脏呈弥漫性损害。部分患者肝脏可出现多发结节，平扫CT上多显示为高密度结节，MRI在T_1WI上显示高信号，T_2WI上则显示为多发低信号结节分别被高信号间隔包围，呈现相对特征性的"蜂窝状模式"。这些结节多认为是肝再生结节由纤维间隔包绕形成。

五、诊断与鉴别诊断

（一）诊断

对于存在任何原因不明的肝病表现、神经症状（尤其是锥体外系症状）或精神症状的患者，均应考虑WD的可能性。由于目前尚无更好的诊断评分系统，本节 WD 诊断推荐应用2001年莱比锡第8届Wilson病国际会议的诊断标准（Leipzig评分系统），总分≥ 4 分可确诊，3 分为疑似诊断，≤ 2 分则排除诊断（表6-2）。

表 6-2　2001 年莱比锡第 8 届 Wilson 病国际会议的诊断标准

临床症状与体征	评分	其他检查	评分
K-F环		**肝组织铜定量（无胆汁淤积情况下）**	
阳性	2分	正常<50 μg/g	-1分
阴性	0分	50～249 μg/g	1分
神经系统症状和或典型脑病MRI异常		大于250 μg/g	2分
严重	0分	**尿铜定量（无急性肝炎情况下）**	
轻微	1分	正常	0分
无异常	2分	1～2 ULN	1分
血清铜蓝蛋白（g/L）		大于2 ULN	2分
正常	0分	正常但青霉胺激发试验大于5 ULN	2分
0.1～0.2	1分	**基因检测**	
小于0.1	2分	2条染色体均检测到突变	4分
Coombs阴性溶血性贫血		仅1条染色体均检测到突变	1分
有	1分	未检测到突变	0分
无	0分		

（二）鉴别诊断

许多肝病都可出现转氨酶异常，包括病毒性肝炎、酒精使用障碍、AIH、药物或补充剂导致的肝毒性、HH和AATD。在WD患者，血清转氨酶通常轻至中度升高，AST浓度通常高于ALT浓度。同样，表现出肝硬化的患者，需考虑慢性肝病的其他原因。

1.急性肝衰竭

急性肝衰竭（ALF）的病因众多，包括摄入毒素、病毒性肝炎、缺血、遗传性代谢疾病和AIH。WD导致的ALF患者，血清转氨酶通常低于2 000 U/L，同时AST/ALT＞2。此外，ALP水平通常正常或低于正常，同时ALP（IU/L）与TBil（mg/dL）的比值＜4。最后，WD导致的ALF患者通常会发生Coombs阴性溶血性贫血，尿酸水平可能偏低。

2.神经系统表现

WD的神经系统表现很多，与其他神经系统疾病（特别是任何类型的运动障碍）相似。应考虑的疾病包括特发性震颤、年轻发病的帕金森病和全身型肌张力障碍。极少数情况下可能与WD相似的疾病包括亨廷顿病、泛酸激酶依赖型神经退行性疾病、特发性扭转性肌张力障碍、舞蹈症-棘红细胞增多症和良性遗传性舞蹈症。约98%的神经性WD患者出现K-F环，这有助于鉴别。此外，脑部MRI或CT上的损伤特征可能提示WD的诊断。

3.精神表现

WD精神表现的鉴别诊断包括抑郁、双相障碍、精神分裂症、痴呆和物质滥用等。与神经系统表现一样，K-F环的存在通常有助于鉴别。

六、治疗

WD患者需进行终身治疗，主要目标为治疗铜过载，治疗应包括两个阶段：清除组织中已经沉积的铜或对其解毒以及防止铜的再积聚。通过使用强效螯合剂来达到清除铜的目的。主要使用的螯合剂为青霉胺。然而，约30%的患者因副作用而不能耐受长期青霉胺治疗，并且对于有神经系统症状患者，该药可能不是治疗首选。曲恩汀传统上用作不能耐受青霉胺患者的二线药物，但也可作为初始治疗选择，并因其副作用发生率较低可作为优选治疗药物。尚无对照试验比较这两种药物，因此对它们的使用推荐意见主要基于观察性数据和临床经验。在我国，重金属螯合剂，如二巯基丙磺酸钠（DMPS）、二巯丁二酸（DMSA）也常用于WD的治疗。预防铜再沉积，可通过使用螯合剂或锌盐实现。通常，预防所用的螯合剂剂量可比初始治疗和清除铜所用的剂量大约减少33%。口服锌制剂的作用机制为：通过增加肠上皮细胞中的内源性螯合剂金属硫蛋白从而阻止铜的吸收，也可能增加肝脏本身的金属硫蛋白水平。具体药物如下。

1. D-青霉胺

D-青霉胺为世界上第一个口服的治疗WD药物，D-青霉胺服药后迅速吸收，生物利用度为40%～70%，大部分在肝脏代谢，80%以上的药物及其代谢产物经肾脏排泄，半衰期为1.7～7.0 h。D-青霉胺通过巯基螯合铜，促进铜从尿排泄；也可诱导肝细胞金属硫蛋白的产生，与铜结合后可减轻铜的肝毒性。患者对D-青霉胺的应答及耐受性个体差异性较大，应根据不同患者制定个体化治疗方案。

适应证：适用于各种临床类型的WD患者。鉴于其治疗后神经系统症状加重的风险较高，有严重神经症状的患者应谨慎使用。

用法及剂量：青霉素皮试阴性方可服用。小剂量开始可增加患者的耐受性。成人初始剂量为125～250 mg/d，每4～7 d增加250 mg/d，最大剂量1 500 mg/d，维持剂量为750～1 000 mg/d（或10～15 mg/kg·d），分2～4次服用。儿童初始剂量可以更低，逐步增加至20 mg/kg·d，最大剂量为1 000 mg/d；维持剂量为10～20 mg/kg·d。食物可影响D-青霉胺的吸收，应餐前1 h或餐后2 h服用。D-青霉胺可干扰维生素B_6的代谢，治疗同时应补充维生素B_6 10～30 mg/d。

D-青霉胺不良反应较多，约30%的患者因不良反应停药。早期过敏反应多出现在服药开始后1～3周，表现为发热、皮疹、淋巴结肿大、中性粒细胞或PLT减少、蛋白尿等，应立即停药。治疗过程中，肾脏毒性常见，表现为蛋白尿和/或血尿，偶尔出现急性肾功能衰竭，发现后必须立即停药。皮肤毒性包括皮肤退行性变、匍行性穿通性弹力纤维病、天疱疮或大疱性扁平苔藓、复发性口腔炎等。

2.二巯基丙磺酸钠

二巯基丙磺酸钠（DMPS）是含有2个巯基的重金属螯合剂，水溶性好，可显著促进重金属的排泄。我国首先用于治疗WD，其驱铜作用是D-青霉胺的2.6倍（按本品750 mg，D-青霉胺1 000 mg计算），治疗后神经症状加重等不良反应少于D-青霉胺。

适应证：适用于ALF等重症WD患者、神经型WD患者，以及对D-青霉胺过敏或D-青霉胺疗效欠佳需要快速驱铜的患者。可与锌剂联合使用，也可与D-青霉胺、锌剂交替使用。

用法及剂量：成人剂量为500～750 mg，溶于5%葡萄糖注射液500 mL中缓慢静脉滴注，每天1次，连续5 d为1疗程；间隔2 d，可重复多个疗程。儿童剂量为10～20 mg/kg·d。

疗效评估：初始治疗1～2周24 h尿铜常达峰值，患者24 h尿铜可达10 000 μg，然后逐渐降低。

不良反应：静脉滴注过快可有恶心、心动过速、头晕等反应，减慢滴注速度可减少上述不良反应。部分患者可有皮疹、寒战、发热等过敏反应，一般不重，停药后很快消失。应用完本品后立即静脉滴注2 g葡萄糖酸钙可减少不良反应。月经期、消化道出血时暂停使用。

3.二巯丁二酸

二巯丁二酸（DMSA）是我国研制的广谱重金属螯合剂，其作用机制为其分子中的2个活性巯基与组织中铜结合，形成稳定的水溶性螯合物由尿中排出。DMSA驱铜作用较D–青霉胺弱，但具有脂溶性，能进入血脑屏障，有助于改善神经精神症状，不良反应相对较少。

适应证：可用于有不同程度肝损伤，或神经型WD患者，以及对D–青霉胺过敏或不耐受者。可与锌剂联合使用，或与D–青霉胺、锌剂交替使用。

用法及剂量：为口服胶囊制剂，成人750～1 000 mg/d，儿童为10～20 mg/kg·d，分2次口服。可长期维持治疗。

疗效评估：治疗第1天，患者尿铜水平较治疗前常增加100～300μg/24 h，在1个月内达到峰值。继续治疗，24 h尿铜可缓慢下降。

不良反应：不良反应较少，主要为轻度消化道症状，如恶心、呕吐、腹胀、食欲减退、口臭等。少数可出现皮疹、瘙痒、一过性PLT数量减少、转氨酶升高等。

4.曲恩汀

曲恩汀在欧美国家已取代青霉胺成为治疗WD的首选药物，但在我国暂无药物，这里不进行详细介绍。

为进一步防止铜沉积或再沉积，WD患者还应维持低铜饮食，避免摄入富含铜的食物。已接受充分治疗但停止治疗的患者，可能发生新的神经系统异常或难治且需要肝移植的迅速进展性肝功能失代偿。监测治疗情况对于发现患者不依从或药物治疗失败，是至关重要的。

WD患者治疗的其他方面，包括对有腹水或者食管或胃静脉曲张患者的门静脉高压并发症进行药物治疗或介入治疗，以及肝性脑病（如存在）的治疗。除了治疗铜过载，对神经系统症状（如震颤或帕金森综合征）及精神症状进行治疗，可能改善患者的生存质量，应当考虑。

第二节 遗传性高胆红素血症

一、概述

遗传性高胆红素血症即体质性黄疸，是一类由于遗传性缺陷致肝细胞对胆红素摄取、转运、结合或排泄障碍而引起的高胆红素血症的临床综合征。该综合征可分为两类：①非结合胆红素增高型。GS有常染色体显性基因遗传及常染色体隐性基因遗传两个亚型。由于控制胆红素代谢的葡萄糖醛酸转移酶的*UGT1A1*基因缺陷，使得胆红素摄取和结合功能产生障碍。临床上表现为非结合型高胆红素血症，可因剧烈运动、饥饿、感染或手术等因素加重，本病预后较好。CNS表现为严重黄疸。其中Ⅰ型为*UGT1A1*缺乏，属常染色体隐性基因遗传，酶诱导剂苯巴比妥治疗无效。Ⅱ型为*UGT1A1*部分缺乏。属常染色体显性基因遗传，酶诱导剂苯巴比妥治疗有一定效果。②结合胆红素增高型，迪宾-约翰逊综合征（Dubin-Johnson syndrome, DSJ）是遗传性结合胆红素增高，属常染色体隐性基因遗传，为先天性肝细胞排泌结合胆红素的功能障碍，但肝细胞对胆红素的摄取和结合功能正常，从而引起高结合胆红素血症、粪卟啉异构体分布异常和胆汁排泌外源性阴离子复合物障碍等特征性表现，预后良好，不需特殊治疗。罗托综合征（Rotor syndrome，简称Rotor综合征）是遗传性结合胆红素增高症，亦属常染色体隐性遗传，预后良好，不需治疗。

遗传性高胆红素血症又称为家族性高胆红素血症，是一类由基因突变导致胆红素代谢障碍从而引起胆红素升高的疾病。其中以非结合胆红素升高为主的疾病包括：GS、CNS、暂时性新生儿高胆红素血症（又称为Lucey-Driscoll综合征）；以结合胆红素升高为主的疾病包括：

DSJ、Rotor综合征。

血清胆红素的主要来源是血红蛋白。老化的红细胞经网状内皮系统破坏和分解后，形成非结合胆红素、铁和珠蛋白三种成分；非结合胆红素可进入血液循环，在血浆内主要以非结合胆红素–白蛋白复合体的形式存在和运输。而胆红素在肝细胞内的代谢分为四个部分：①在肝细胞内吸收和存储非结合胆红素，当非结合胆红素–白蛋白复合体随血液运输到肝后，由于肝细胞具有极强的摄取胆红素的能力，非结合胆红素可迅速被肝细胞摄取；有研究显示位于肝细胞膜的膜相关有机阴离子转运蛋白（OATPs）可能在将胆红素转运至肝细胞内中起着重要作用；②肝细胞对胆红素的转化，肝细胞内有两种胆红素载体蛋白即Y蛋白和Z蛋白，Y蛋白与Z蛋白利用其对胆红素的高亲和力，从细胞膜上接受进入胞质的胆红素，并将它运至内质网；肝细胞内质网中有丰富的UGT1A1酶；在其催化下，非结合胆红素被转化为葡萄糖醛酸胆红素（结合胆红素），胆红素在肝细胞内经结合转化后，其理化性质发生了变化，从极性很低的脂溶性的未结合胆红素变为极性较强的水溶性结合物——葡萄糖醛酸胆红素；③结合胆红素的分泌，一旦葡萄糖醛酸胆红素离开内质网运输到细胞质中，它可以漫向顶端表面的肝细胞（小管表面）或基底表面（肝血窦面），在小管表面，通过ATP结合盒（ABC）转运蛋白将结合胆红素分泌到胆小管中，负责胆红素排泄的主要的转运蛋白是多药耐药相关蛋白2（multidrug resistance associated proteins 2，MRP2）转运蛋白；④胆红素肠肝循环，结合胆红素由肝细胞排泌入毛细胆管，与其他从肝脏排泌的物质形成胆汁，排入肠道。在肠道经细菌分解成为尿胆素，其中大部分随粪便排出，称粪胆元。小部分经回肠下段或结肠重吸收，通过门静脉回到肝脏，循环的结合胆红素再次通过OATP1B1/3等蛋白摄取进入肝细胞进行再次循环。

GS是最常见的遗传性胆红素代谢性疾病，是一种常染色体隐性遗传病，发病率为3%～13%；发病的主要原因是由于UGT1A1基因突变导致的

UGT酶活性下降（一般为正常人的30%左右），非结合胆红素葡萄糖醛酸修饰障碍，从而导致的以非结合胆红素升高为主的胆红素血症。

UGT1A1基因有100余种的突变位点与GS相关，其中80%的患者表现为TA插入型的纯合子突变，即原为A（TA）6TAA突变为A（TA）7TAA。其他较常见的外显子突变位点有UGT1A1*6（G71R）、UGT1A1*7（Y486D）、UGT1A1*27（P229Q）、UGT1A1*62（F83L）。

二、临床表现

一般情况良好，多无明显症状，黄疸加重可有乏力、消化不良、肝区不适等症状，皮肤和巩膜轻、中度黄染是最多见的体征，血胆红素波动在68 μmol/L左右，高或低于此值也常看到。轻型一般不超过102 μmol/L，重型可超过102 μmol/L。妊娠、饥饿、疲劳及饮酒等因素可致黄疸加重。合成类固醇、肾上腺皮质激素、雄激素、利福平、氯霉素、链霉素、水杨酸钠、氨苄青霉素、咖啡因、乙炔雌二醇、对乙酰氨基酚（扑热息痛）等药物可诱发GS患者的黄疸。

三、诊断与鉴别诊断

（一）诊断

（1）青少年发病，随年龄增加，黄疸逐渐减退，常有家族史。

（2）慢性反复发作性黄疸，疲劳、饮酒、感染或月经期黄疸加重。

（3）苯巴比妥或苯乙哌啶酮可使黄疸减轻或消退。

（4）血清非结合胆红素增高，尿胆红素阴性，尿胆原含量正常。无显性或隐性溶血性黄疸。

（5）肝功能试验、磺溴酞钠试验、肝脏活检正常。

（6）UGT1A1基因检测有突变位点。

（二）鉴别诊断

GS需与其他的遗传性高胆红素血症鉴别，如CNS、DSJ和Rotor综合征等。还应排除溶血性黄疸，特别是遗传性球形红细胞增多症。

四、治疗

GS患者的高胆红素血症虽然持续终生，但寿命并不低于健康人。目前尚无治疗该病的药物，苯巴比妥只能暂时降低血清胆红素水平。患者要养成正确的生活和饮食习惯，饥饿、饮酒、呕吐、妊娠、劳累、间发感染等能使黄疸加重。GS患者葡萄糖醛酸酶的活性不足，可使某些药物的疗效降低或毒性增强，应提醒患者一定要在医生的指导下服用药物。

（一）先天性葡萄糖醛酸转移酶缺乏症Ⅰ型

先天性葡萄糖醛酸转移酶缺乏症Ⅰ型（CNS-Ⅰ）是一种常染色体隐性遗传病，是一种罕见的遗传性高非结合胆红素血症，由于UGT1A1基因突变导致UGT1A1酶活性完全缺失，从而导致极重度的非结合胆红素血症，过高的脂溶性非结合胆红素，经尚未发育成熟的血-脑脊液屏障，扩散入脑脊液及脑实质内，引发胆红素脑病。CNS-Ⅰ突变多发生在外显子1/2/3/4以及3/4内含子和外显子的连接区域，其核苷酸的插入、缺失和无义突变均可导致提前出现终止密码子、移码突变和剪切位点的改变，从而使UGT的功能缺乏。

1.临床表现

CNS-Ⅰ罕见，由Crigler-Najjar于1952年首先报道。新生儿出生后迅速出现黄疸，多在出生后1～4天即有显著黄疸，胆红素浓度可高达816 μmol/L，90%为非结合胆红素；由于非结合胆红素对脑组织有亲和力，新生儿出生2周内常出现肌肉痉挛和强直、惊厥、角弓反张等胆红素脑病表现。患者无溶血现象，胆汁呈无色、无胆红素，胆囊造影正常。患儿常于新生儿时期死于核黄疸，除非出生时即给予积极的光照疗法以及血浆置换。

2.诊断和治疗

目前并无好的辅助检查帮助诊断CNS-Ⅰ，诊断主要依靠*UTG1A1*基因检测出已报道的与CNS-Ⅰ患者相关的突变；持续的光照疗法加血浆置换让胆红素维持在能够导致核黄疸的胆红素水平以下，是一种姑息疗法；肝移植仍然是这种疾病的唯一明确的治疗方法；在将来可能会有针对基因层面的治疗，这对该类患者来说才能解决问题之根本。这类患者预后极差。

（二）先天性葡萄糖醛酸转移酶缺乏症Ⅱ型

先天性葡萄糖醛酸转移酶缺乏症Ⅱ型（CNS-Ⅱ）同样也是一种常染色体隐性遗传病，是一种罕见的遗传性高非结合胆红素血症，由于*UGT1A1*基因突变导致UGT1A1酶活性下降为正常人的10%左右，从而导致的非结合胆红素血症。与CNS-Ⅰ患者不同，CNS-Ⅱ患者*UGT1A1*基因突变的位点常为纯合型错义突变，从而导致单一氨基酸突变，因此UGT1A1酶活性为降低，而不是完全缺失。

1.临床表现

CNS-Ⅱ少见，但较Ⅰ型多见，于1962年发现。患者出生后不久出现黄疸，也有在幼年或成年期发病。病情较Ⅰ型相对较轻，无神经系统症状，智力发育亦正常。黄疸程度较Ⅰ型稍低，血清胆红素波动于85～374 μmol/L，胆红素脑病少见。胆汁有色素，粪便中也有相当量的尿胆素。仅有少数患者因血中非结合胆红素较高，从而引起锥体外系的损害。其他肝功能检查皆正常。

2.诊断和治疗

CNS-Ⅱ患者预后良好；诊断主要依靠*UGT1A1*基因检测；CNS-Ⅱ

患者接受苯巴比妥治疗后（30mg 口服，1天3次）患者胆红素一般下降超过30%，这是与CNS-Ⅰ患者的一个鉴别点；光照疗法也有一定效果，可利用日光或一定波长的人工灯光照射患儿；应避免使用阿司匹林（乙酰水杨酸）等药物，因该药能同血清非结合胆红素竞争与白蛋白结合，使血清非结合胆红素增加而诱发胆红素脑病。目前正在实验的新的治疗方法是肝脏移植和肝细胞移植。

其他遗传代谢性肝病：如AATD、囊性纤维化、卟啉病不一一介绍，各章节均有详细介绍，这些疾病的研究进展目前主要体现在基因检测诊断方面。近年来，医务工作者对遗传代谢性肝病的认知有了明显的提高，在临床诊疗中更加重视对肝病患者的遗传代谢性疾病筛查，加上我国代谢性疾病检查诊断技术发展迅速，为遗传代谢性肝病早期确诊奠定了基础。

（严丽波　廖娟）

参考文献

［1］Inherited Metabolic Liver Disease Collaboration Group, Chinese Society of Hepatology, Chinese Medical Association. Guidelines for the diagnosis and treatment of hepatolenticular degeneration（2022 edition）[J]. Chinese journal of hepatology, 2022, 30(1): 9-20.

［2］Golovanova EV, Lazebnik LB, Konev YV, et al. Autoimmune Liver Disease: Clinical Features, Diagnosis, Treatment. Guidelines Were Approved by the Xv Gastroenterological Scientific Society of Russia in 2015[J]. Experimental & clinical gastroenterology, 2015(7): 108-111.

［3］Memon N, Weinberger BI, Hegyi T, et al. Inherited disorders of bilirubin clearance[J]. Pediatric research, 2016, 79(3): 378-386.

［4］Hou W, Zheng SJ, Duan Z. Interpretation of the 2022 edition guidelines for hepatolenticular degeneration diagnosis and treatment[J]. Chinese journal of hepatology, 2022, 30(3): 276-278.

第七章

肝衰竭的诊断与治疗

第一节　概　述

　　肝衰竭是多种因素引起的严重肝脏损害，导致合成、解毒、代谢和生物转化功能严重障碍或失代偿，出现以黄疸、凝血功能障碍、肝肾综合征、肝性脑病、腹水等为主要表现的一组临床综合征，病死率极高。

　　目前，肝衰竭的治疗手段主要有内科综合治疗、人工肝治疗、肝移植手术等。内科综合治疗主要为控制病因、祛除诱因、预防和治疗各种并发症、对症支持治疗等，尚缺乏特效药物和手段。人工肝治疗是肝衰竭的有效治疗方法之一，可通过清除有害物质和补充必需物质为肝细胞再生及肝功能恢复创造条件，或为潜在的肝移植患者提供过渡性的桥接治疗，增加肝移植手术机会。肝移植手术是治疗各种原因所致肝衰竭，特别是中、晚期肝衰竭的最有效方法，但由于供肝数目短缺、供肝质量参差不齐、患者免疫排斥反应大和价格高昂等因素，使得肝移植的开展严重受限。近年来，促进肝细胞再生被证明对肝衰竭的治疗有一定疗效，能通过改善肝功能指标和减少感染的发生风险，显著提高肝衰竭患者的生存率。

第二节 肝衰竭的诊断

一、肝衰竭的病因、类型与分期

在我国，引起肝衰竭的主要病因是肝炎病毒（尤其是HBV），其次是药物等肝毒性物质（如对乙酰氨基酚、酒精、化学制剂等），青少年肝衰竭还可见于遗传代谢性疾病。肝衰竭的主要病因见表7-1。

表 7-1   肝衰竭主要病因

病因	常见分类
感染病	嗜肝病毒：HAV、HBV、HCV、HDV、HEV
	非嗜肝病毒：单纯疱疹病毒、水痘-带状疱疹病毒、巨细胞病毒、EB病毒、肠道病毒、黄热病毒等
	其他：严重或持续感染（如脓毒症、血吸虫病等）
药物及肝毒性物质	药物：解热镇痛药、抗结核药、部分中草药、抗风湿病药、抗肿瘤药、抗代谢药等 其他：酒精、毒蕈、有毒的化学物质等
免疫病	自身免疫性肝病，甲状腺功能亢进症、系统性红斑狼疮、干燥综合征等其他组织器官免疫病累及肝脏
代谢性肝病	代谢相关脂肪性肝病、肝豆状核变性、血色病、遗传性糖代谢障碍等
其他肝病	妊娠相关肝病、肝脏肿瘤、肝脏手术后、肝移植术后等 先天性胆道闭锁、胆汁淤积性肝病等胆道疾病
循环衰竭	缺血缺氧、休克、充血性心力衰竭及缩窄性心包炎等
其他	创伤、热射病等

肝衰竭的主要临床表现为极度乏力、严重消化道症状、明显黄疸和显著凝血功能异常，伴或不伴肝性脑病、腹水、电解质紊乱、感染及呼吸、循环、肾脏功能衰竭等并发症。基于病史、起病特点及病情进展速度，肝衰竭可分为四类：ALF、SALF、慢加急性肝衰竭（acute-on-chronic liver failure, ACLF）和慢性肝衰竭（chronic liver failure, CLF）（表7-2）。

表 7-2　肝衰竭的分类及定义

分类	定义
急性肝衰竭	无基础肝病，急性起病，2周内出现以Ⅱ度以上肝性脑病的肝衰竭
亚急性肝衰竭	无基础肝病，起病较急，2～24周出现肝衰竭
慢加急性肝衰竭	慢性肝病基础，24周内出现急性肝衰竭或亚急性肝衰竭
慢性肝衰竭	肝硬化基础，缓慢出现肝功能进行性减退，导致以反复腹水和/或肝性脑病等为主要表现的慢性肝功能失代偿

　　根据疾病严重程度不同，肝衰竭可分为早、中、晚期，凝血功能[凝血酶原时间国际标准化比值（prothrombin time-international normalized ratio, PT-INR）和PTA]是最重要的分期指标（表7-3）。中、晚期肝衰竭患者常出现并发症，不仅促进肝衰竭恶化，也可能直接导致患者死亡。对未达到肝衰竭标准但有重症倾向的肝衰竭前期病例，要密切关注其病情发展，警惕疾病进展为肝衰竭。

表 7-3　肝衰竭严重程度分期

分期	症状*	黄疸	凝血功能	并发症或肝外器官功能衰竭
前期	√	5ULN≤TBil< 10ULN	PT-INR <1.5 40% < PTA ≤ 50%	无
早期	√	TBil ≥ 10ULN	1.5 ≤ PT-INR < 1.9 30% < PTA ≤ 40%	无
中期	√	TBil ≥ 10ULN	1.9 ≤ PT-INR < 2.6 20% < PTA ≤ 30%	1 个
晚期	√	TBil ≥ 10ULN	PT-INR ≥ 2.6 PTA ≤ 20%	≥ 2 个

　　注：*症状包括极度乏力、严重消化道症状等。
　　TBil指total bilirubin，总胆红素；ULN指upper limits of normal，正常值上限；PT-INR指prothrombin time-international normalized ratio，凝血酶原时间国际标准化比值；PTA指prothrombin time activity，凝血酶原时间活动度。

根据疾病发生、发展全过程的不同阶段，肝衰竭还可分为重症倾向期、上升期、平台期、终末期及恢复期（图7-1）。在肝衰竭重症倾向期，机体承受的打击以免疫损伤为主。在肝衰竭上升期的早期阶段，机体承受的打击以免疫损伤和缺血缺氧性损伤为主。在肝衰竭上升期的中后期阶段，内毒素血症也开始参与对机体的沉重打击。在肝衰竭平台期以及恢复期早期，机体处于免疫抑制状态，主要承受内毒素血症的打击。部分患者难以承受上述"三重打击"，进入肝衰竭终末期，若不行肝移植手术，难免因病死亡。在肝衰竭恢复期中后期阶段，机体免疫自稳功能恢复，残余肝细胞与再生肝细胞功能逐渐恢复完全，患者病情持续改善。

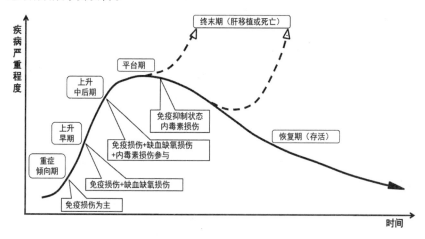

图7-1　肝衰竭病程分期与"三重打击"学说

二、慢加急性肝衰竭的定义与诊断标准

慢加急性肝衰竭（ACLF）是指在慢性肝病基础上出现的急性肝功能恶化，以肝脏和/或肝外器官衰竭和短期高病死率为主要特征的复杂综合征。ACLF诱因复杂，发病机制不清，内科综合治疗下病死率仍可高达90%。在欧美国家中，基础慢性肝病以酒精性肝硬化（60.3%）为

主，其次为HCV感染（13.0%）。严重细菌感染（32.6%）是欧美国家人群ACLF发生的最主要诱因，其次为酗酒（24.5%）。在亚太地区，HBV感染是最常见的基础慢性肝病。各种原因（HBV自发激活、病毒变异及耐药等）引起的HBV激活（59.1%）是亚太地区人群ACLF发生的最主要诱因。由于病因和诱因的不同，国内外学者对于ACLF的定义和诊断标准、发病机制等方面存在诸多差异甚至争议。目前，国内外发布的ACLF诊断标准较多（部分示于表7-4），主要有中国重症乙型病毒性肝炎研究小组慢加急性肝衰竭（COSSH ACLF）标准、欧洲肝病学会慢性肝衰竭联盟慢加急性肝衰竭（EASL-CLIF-CACLF）标准、亚太肝病学会慢加急性肝衰竭研究联盟慢加急性肝衰竭（APASL ACLF）标准、北美终末期肝病联盟慢加急性肝衰竭（NACSELD ACLF）标准、中华医学会慢加急性肝衰竭（CMA ACLF）标准和世界消化病组织慢加急性肝衰竭（WGO ACLF）标准等。

（一）EASL-CLIF-C ACLF 标准

该标准通过前瞻性、多中心队列研究分析得出。研究纳入病例为肝硬化基础上发生急性失代偿的患者，是基于肝硬化的ACLF标准，除关注肝脏本身功能状态外，还关注肝外器官功能状态。EASL-CLIF-C ACLF的基础肝病主要是酒精性肝硬化和丙肝后肝硬化，与亚太地区肝衰竭患者常见的基础疾病（HBV感染）存在差异。

（二）APASL ACLF 标准

该标准由亚太地区肝病专家以共识形式提出，更关注肝脏本身的功能状态，若满足慢性肝病（包括慢性HBV感染）、$TBiL \geqslant 5$ mg/dL（85.5 μmol/L）且$PT-INR \geqslant 1.5$、伴或不伴代偿期肝硬化（不包括失代偿期肝硬化）即为APASL ACLF。

（三）COSSH ACLF 标准

该标准通过前瞻性、多中心队列研究分析得出。研究纳入病例均有慢性 HBV 感染，同时有肝硬化基础上发生的急性失代偿（与 EASL–CLIF–C ACLF 标准研究一致）或符合 APASL ACLF 标准患者。该研究确认了 EASL–CLIF–C ACLF 标准也适用于病因为慢性 HBV 感染、确定存在肝硬化的患者。由于肝硬化的判断常较主观，临床使用时可能不准确，该研究提出了可不评判患者是否有肝硬化的 COSSH ACLF 标准：慢性 HBV 感染、TBil ≥ 12 mg/dL（205 μmol/L）且 PT–INR ≥ 1.5、伴或不伴肝硬化（包括代偿期与失代偿期肝硬化）。COSSH ACLF 标准具有以下特点。

（1）是在 EASL–CLFI–C ACLF 标准基础上新增的一条标准，是特别适用于基础肝病为慢性 HBV 感染的 ACLF（伴或不伴肝硬化均可）。

（2）同 APASL ACLF 标准一样，更关注肝脏本身的功能状态。

（3）与 APASL ACLF 标准主要区别是，APASL ACLF 标准的基础肝病不能是失代偿肝硬化、TBil 判断水平低于 COSSH ACLF 标准。故符合 COSSH ACLF 标准患者多数也符合 APASL ACLF 标准。

表 7–4 ACLF 诊断标准

标准	EASL–CLIF–C ACLF	COSSH ACLF	APASL ACLF	CMA ACLF	NACSELD ACLF
研究类型	前瞻性、多中心队列研究	前瞻性、多中心队列研究	回顾性、多中心队列研究	专家共识	前瞻性、多中心队列研究
ACLF	肝硬化患者出现多器官功能衰竭（肝、肾、脑、凝血、呼吸和循环），短期病死率高	慢性 HBV 感染（无论肝硬化与否）患者出现肝衰竭（TBil ≥ 12 mg/dL、PT–INR ≥ 1.5），伴或不伴肝外器官功能衰竭，短期病死率高	慢性肝病（非肝硬化失代偿）患者出现肝衰竭（TBil ≥ 5 mg/dL、PT–INR ≥ 1.5），伴有 4 周内出现的腹水或肝性脑病，短期病死率高	慢性肝病患者因各种诱因出现的肝衰竭（TBil ≥ 10ULN、PTA ≤ 40% 或 PT–INR ≥ 1.5），伴或不伴并发症及肝外器官功能衰竭，短期病死率高	肝硬化患者出现 2 个及以上肝外器官衰竭（肾、脑、呼吸和循环），短期病死率高

续表

标准	EASL–CLIF–C ACLF	COSSH ACLF	APASL ACLF	CMA ACLF	NACSELD ACLF
ACLF 等级	ACLF–1级：1个器官衰竭包括：①肾衰竭（肌酐≥2mg/dL）；②有肝脏、凝血、循环或呼吸衰竭之一，合并肌酐1.5～1.9 mg/dL和/或肝性脑病1～2级；③肝性脑病3～4级合并肌酐1.5～1.9 mg/dL ACLF–2级：2个器官衰竭 ACLF–3级：≥3个器官衰竭	ACLF–1级：1个器官衰竭包括：①②③同EASL–CLIF–C ACLF–1级；④TBil≥12 mg/dL+1.5≤PT–INR<2.5±肌酐1.5～1.9 mg/dL或肝性脑病1～2级 ACLF–2级：2个器官衰竭 ACLF–3级：≥3个器官衰竭	ACLF–1级：APASL ACLF评分5～7分 ACLF–2级：APASL ACLF评分8～10分 ACLF–3级：APASL ACLF评分11～15分	早期：1.5≤PT–INR<1.9或30%<PTA≤40%；无并发症和肝外器官衰竭 中期：1.9≤PT–INR<2.6或20%<PTA≤30%；伴1个并发症或肝外器官衰竭 晚期：PT–INR≥2.6或TA≤20%；伴≥2个并发症或肝外器官衰竭	无

注：ACLF指慢加急性肝衰竭；APASL指亚太肝病学会；COSSH指中国重型乙型病毒性肝炎研究小组；EASL–CLIF–C指欧洲肝病学会慢性肝衰竭联盟；CMA指中华医学会；NACSELD指北美终末期肝病研究联盟；PT–INR指凝血酶原时间国际标准化值；PTA指凝血酶原时间活动度。

（四）CMA ACLF 标准

中华医学会《肝衰竭诊治指南（2018版）》（后简称《指南》）将ACLF定义为在慢性肝病基础上，由各种诱因引起的以急性黄疸加深、凝血功能障碍为肝衰竭表现的临床综合征，伴或不伴随肝外器官衰竭。CMA ACLF标准和COSSH ACLF标准的重要区别是TBil的截断水平不同（均要求PT–INR≥1.5）。CMA ACLF标准在《指南》"肝衰竭的分类和诊断"中列出，《指南》的参考文献7即为提出COSSH ACLF标准的文献。《指南》没有直接采用COSSH ACLF标准的TBil阈值，而是延续了既往版本中华医学会肝衰竭指南（2006、2012版）的阈值，但是CMA ACLF标准的TBil的截断水平在《指南》中存在两种描述：肝衰竭诊断的"TBil≥10ULN"和肝衰竭分期的"TBil≥171 μmol/L（即≥10 mg/dL）"。尽管不同医院因试剂不同会有不同的TBil正常参考值，使用"TBil≥10ULN"可能更合理，但是，《指南》肝衰竭早、中、晚期分期的TBil标准"TBil≥171 μmol/L（即≥10 mg/dL）"和肝衰竭前期的TBil标准"85.5 μmol/L≤TBil<171 μmol/L"，将为使用TBil正常值上限非17.1 μmol/L（即1mg/dL）的医疗单位带来困惑。如果采用"≥10ULN"为标准，以华西医院正常参考值28 μmol/L为例，TBil为171～280 μmol/L患者将难以诊断。鉴于《指南》引用了提出COSSH ACLF标准的文献，提示《指南》制定者也认可COSSH ACLF标准作为HBV相关ACLF的诊断标准，我们建议HBV相关ACLF的疾病严重分期可采用表7-5标准。

表 7-5 HBV 相关 ACLF 严重程度分期

分期	症状	黄疸	凝血功能
前期	极度乏力、严重消化道症状等	5 mg/dL ≤TBil< 12 mg/dL	1.3≤ PT-INR <1.5
早期	极度乏力、严重消化道症状等	TBil≥ 12 mg/dL	1.5 ≤ PT-INR < 2.0
中期	极度乏力、严重消化道症状等	TBil≥ 12 mg/dL	2.0 ≤ PT-INR < 2.5
晚期	极度乏力、严重消化道症状等	TBil≥ 12 mg/dL	PT-INR ≥ 2.5

注：17.1μmol/L=1 mg/dL。

（五）WGO ACLF 标准

为了尽可能地统一ACLF的诊断标准，WGO组织了东西方ACLF领域的专家代表形成了一份共识文件，并将ACLF定义为"慢性肝病、代偿期肝硬化或失代偿期肝硬化基础上因急性肝功能失代偿所导致的肝衰竭（表现为黄疸和PT延长），以及1个或多个肝外器官功能衰竭的临床综合征，伴3个月高病死率"。该共识将多方的ACLF概念进行整合，形成了一个运作定义，通过收集前瞻性数据优化ACLF的定义，以期在数据充分时制定全球统一的ACLF诊断标准。WGO共识根据慢性肝病基础的不同，将ACLF分为3型：A型是在慢性非肝硬化肝病基础上发生的ACLF；B型是在代偿期肝硬化基础上发生的ACLF；C型是在失代偿期肝硬化基础上发生的ACLF。该分型已被中华医学会制定的《指南》所支持。

（六）NACSELD ACLF 标准

NACSELD ACLF标准关注肝硬化住院患者，聚焦于肾脏、循环、呼吸和中枢系统功能，将满足2个或以上器官功能衰竭的患者定义为ACLF。从诱因的角度讲，NACSELD ACLF标准更关注肝外诱因。

第三节　肝衰竭的内科综合治疗

目前肝衰竭的内科治疗尚缺乏特效药物和手段，应密切监测病情变化，动态评估疾病严重程度，采取控制病因、预防和治疗各种并发症及对症支持治疗等在内的内科综合治疗措施治疗。

一、病因治疗

明确肝衰竭病因对指导治疗及判断预后具有重要价值。对尚不明确者应积极寻找病因以期达到正确处理的目的。

（一）嗜肝病毒

1. HBV感染

不论HBV DNA载量高低，建议立即使用核苷（酸）类药物抗病毒治疗。在肝衰竭前、早、中期开始抗病毒治疗，疗效相对较好；对HBV相关性ACLF的有关研究指出，早期快速降低HBV DNA载量是治疗的关键，若HBV DNA载量在2周内能下降2次方，患者存活率可提高。抗HBV药物应选择快速强效的核苷（酸）类药物，如TAF、替诺福韦或ETV。

2.HCV感染

HCV RNA阳性者，可根据肝衰竭发展情况选择抗病毒时机及药物治疗。若MELD评分<18分，可在肝移植手术前尽快开始抗病毒治疗，部分患者经治疗后可能从肝移植手术列表中退出；若MELD≥18分，可先行肝移植手术，术后再行抗病毒治疗。如果等待肝移植手术时间较长，也可在术前进行抗病毒治疗。所有肝移植术后HCV再感染患者应在肝移植术后的早期开始抗病毒治疗（通常为肝移植术后3个月内），以避免移植肝发展为进展期丙肝，导致抗病毒疗效降低。抗病毒治疗应选DAAs治疗方案，并根据HCV基因型、患者耐受情况等进行个体化治疗。干扰素和蛋白酶抑制剂不能用于失代偿期肝病患者，应避免选择。在治疗过程中应定期监测血液学指标和HCV RNA，以及不良反应等。

3. HEV感染

急性戊型肝炎多为自限性，通常以对症支持治疗为主，不需要抗病毒治疗。但若患者已发展为肝衰竭，或存在基础慢性肝病，或为免疫抑制状态，应及早使用利巴韦林治疗。利巴韦林治疗可快速清除 HEV，有利于肝功能恢复。在治疗过程中应定期监测血液学指标等。

4. HAV、HDV感染

目前尚无治疗HAV、HDV感染有效的特异性方案。

（二）非嗜肝病毒

引起肝衰竭的主要病因是肝炎病毒（尤其是HBV），其次是药物及肝毒性物质（如酒精、化学制剂等）。除了嗜肝病毒以外，其他一些非嗜肝病毒如CMV、EBV、肠道病毒、疱疹病毒和黄热病毒也可以导致肝功能衰竭。非嗜肝病毒引起的严重肝损害相对罕见，以个案报道为主。

确诊HSV或VZV感染的肝衰竭患者，可使用阿昔洛韦、更昔洛韦或磷甲酸钠治疗。确诊CMV感染的肝衰竭患者，可使用更昔洛韦或磷甲酸钠治疗。确诊EBV感染的肝衰竭患者，可使用阿昔洛韦或更昔洛韦治疗。

（三）药物及肝毒性物质

1.药物性肝损害

肝损伤药物在机制上可分为直接（固有肝毒性）肝毒性药物（常呈剂量依赖性和可预测性）、特异质肝毒性药物（常呈非剂量依赖性、特异质和不可预测性）和间接肝毒性药物三类。直接肝毒性药物（如对乙酰氨基酚）一旦超过阈值剂量或使用时间，可导致几乎所有暴露个体的肝损伤。特异质药物性肝损害（DILI）与药物使用的剂量和持续时间无关，其特点为发生率低，药物潜伏期以及临床和组织学特征可变。特异质DILI是由宿主对药物和/或其代谢物的异常适应性免疫应答所致。间接肝毒性DILI通常与给药剂量无关，并且药物对肝脏和/或宿主免疫系统的生物学作用引起的潜伏期和表现各不相同。

因药物肝毒性所致肝衰竭，应停用所有可疑的药物。追溯过去6个月服用的处方药、非处方药、某些中草药、膳食补充剂的详细信息（包括服用数量和最后一次服用的时间）。研究证明，N-乙酰半胱氨酸对DILI所致肝衰竭有效。确诊或疑似对乙酰氨基酚过量引起的ALF患者，应尽快给予N-乙酰半胱氨酸治疗，如其摄入对乙酰氨基酚在4小时内，应在给予N-乙酰半胱氨酸治疗时尽早给予口服活性炭。摄入大量对乙酰氨基酚患者，血清药物浓度或转氨酶升高提示即将或已经发生了肝损伤，应立即给予N-乙酰半胱氨酸。怀疑乙酰氨基酚中毒的肝衰竭患者也可应用N-乙酰半胱氨酸，必要时进行人工肝治疗。在对非乙酰氨基酚引起的肝衰竭患者中，N-乙酰半胱氨酸也能改善轻度肝性脑病的肝衰竭患者的预后。

2. 毒蕈中毒

肝损伤型毒蕈中毒是毒蕈中毒最严重的类型。其病程分为潜伏期、胃肠炎期、假愈期和肝损期四个阶段。起病时胃肠道症状较显著，与胃肠型极其相似，经过2～3天的假愈期后，随后出现肝功能损害的突出表现，出现黄疸、肝大、消化道出血、肝性昏迷，部分患者最终死于ALF。引起肝功能损害的毒蕈所含毒性成分主要为毒伞毒素（毒伞肽）及鬼笔毒素（毒肽）。鬼笔毒素作用快，主要作用于肝脏；毒伞毒素作用较迟缓，但毒性较鬼笔毒素大10～20倍，能直接作用于细胞核，有可能抑制RNA聚合酶并能显著减少肝糖原而导致肝细胞迅速坏死，兼有肾脏、心脏和神经毒作用，严重中毒者常伴炎性反应综合征。确诊或疑似毒蕈中毒患者，应及时、彻底洗胃以排除尚未吸收的毒物，可应用青霉素G和水飞蓟素治疗减轻已吸收毒物的毒性。毒蕈中多数毒素蛋白结合率高，可应用血液/血浆吸附、血浆置换予以清除。

（四）自身免疫相关疾病

1.自身免疫性肝炎

急性重症自身免疫性肝炎（AIH）是指在没有慢性肝病基础上出现急性肝功能异常、凝血功能障碍（PT-INR≥1.5），不伴肝性脑病的证据（≤26周）。如出现Ⅱ级及以上肝性脑病，则为ALF。研究发现，急性重症AIH，如不及早有效治疗，大约60%可进展为ALF。急性重症AIH患者可单独使用泼尼松或泼尼松龙进行治疗，而AIH合并肝衰竭患者还应进行肝移植评估。急性重症AIH患者，若在糖皮质激素治疗后的1～2周内未发生指标的改善，或临床症状恶化，应进行肝移植评估。一项研究显示，大约30%因肝衰竭起病的AIH患者对糖皮质激素治疗有应答。使用糖皮质激素治疗时需要权衡利弊，注意继发感染等并发症。一些研究显示，激素等免疫抑制剂治疗联合双重滤过血浆置换及血浆置换模式人工肝治疗，通过减少生成并加快清除致病免疫物质，有利于改善患者肝功能，促进患者恢复。

2. 甲状腺功能亢进症

高浓度甲状腺激素会损害肝脏功能。该类患者的治疗关键是降低甲状腺激素水平，尽量消除致病因素存在。目前甲状腺功能亢进症（简称甲亢）的治疗方法大致有三类：抗甲状腺药物治疗、碘-131治疗及手术治疗。常用的抗甲状腺药物如他巴唑、丙基硫氧嘧啶等有一定肝损害作用，一般不用于治疗已有肝衰竭的甲亢患者。肝衰竭患者也难以耐受甲状腺切除手术。碘-131治疗非甲亢合并肝损害的绝对禁忌证。碘-131被甲状腺快速吸收后通过释放射线逐渐破坏甲状腺组织，减少甲状腺激素形成，从而达到控制甲亢目的。β-受体阻滞剂不仅可以控制心率，而且可以阻断T4向T3转化，减少耗氧量及交感神经兴奋症状，有利于肝功能恢复。作为一种自身免疫相关性疾病，糖皮质激素治疗可以快速起效，控制免疫反应，并能拮抗应激，改善症状，适用于重症甲亢或甲亢危象、伴有明显突眼症的患者。人工肝治疗也有助于清除高水平的甲状腺激素，减少甲状腺素对肝脏的直接损伤，还可以暂时替代部分肝脏功能，稳定机体内环境，是碘-131治疗前后有效和安全的治疗方法。

（五）其他疾病

1. 妊娠急性脂肪肝和HELLP综合征

两者是少见的、不可预测的、危及生命的妊娠并发症。两者在临床和实验室检查存在一些相似性，在鉴别诊断时往往面临着一些挑战。两种疾病的病理特征都表现为程度不同的肝细胞微泡性脂肪变性。HELLP综合征的临床过程可出现波动，既可数小时内迅速恶化也可以表现为短暂缓解。而妊娠急性脂肪肝在妊娠终止前不可能自发缓解，会迅速发展为ALF。

终止妊娠是妊娠急性脂肪肝和HELLP综合征唯一有效的治疗措施。对于（24+0）～（33+6）周的HELLP综合征，若母体和胎儿情况稳定，也可考虑期待治疗。在期待治疗过程中，如母体或胎儿出现异常，应立即终止妊娠。妊娠34+0周后的HELLP综合征患者应立即分娩。

2. 肝豆状核变性

该病好发于儿童和青少年，临床表现复杂多样；ALF是其少见而极为严重的一种临床类型，具有起病急骤、进展迅速、病死率极高等特点。

临床一旦怀疑患者罹患肝豆状核变性（WD），应立即开始低铜饮食。内科治疗的核心是促进铜排出和减少铜吸收，主要包括铜螯合剂和人工肝治疗。排出体内铜常用螯合剂，包括D-青霉胺、曲恩汀和2，3-二巯基-1-丙磺酸等，其中D-青霉胺最为常用。少数WD相关肝衰竭通过单用螯合剂治疗即可获得缓解。一些研究显示，同时口服减少铜吸收的锌剂治疗有利于改善患者病情。人工肝治疗主要选用血浆置换，可快速降低血清铜水平，有利于疾病恢复。

二、对症治疗

（一）一般治疗

卧床休息，减少体力消耗，减轻肝脏负担，病情稳定后适当活动，但需注意预防并监测血栓栓塞性疾病。

积极纠正低蛋白血症，补充白蛋白或新鲜血浆，并酌情补充凝血因子。注意纠正水电解质及酸碱平衡紊乱，特别要注意纠正低钠、低氯、低镁、低钾血症。注意消毒隔离，加强口腔护理、肺部及肠道管理，预防医院内感染发生。

（二）营养治疗

肝衰竭患者可出现营养不良，主要原因包括代谢异常（肌肉、蛋白分解加速）、吸收不良（胆盐减少、肠道菌群失调）以及胃排空障碍；同时，全身炎症也会导致乏力和厌食，食物摄入减少。合并营养不良的肝衰竭患者更容易发生感染等并发症，住院时间常更长。

一项meta分析综合了营养支持与肝病的相关研究，结果表明肠外营养有助于降低血清胆红素和维持氮平衡，肠内营养有利于减少肝病患者术后并发症的发生率，口服补充剂减少了腹水的发生率。对于不能通过口服补充剂获取足够营养支持的患者，可以使用短期肠内或者肠外营养。与肠外营养相比，肠内营养更为经济，并且有利于维持肠黏膜结构以及屏障功能，减少感染和机械损伤等并发症；对于不能耐受肠内营养的患者，常需配合肠外营养以达到纠正营养状态的目的。全肠外营养多用于支持无法通过标准肠内途径维持生活的患者，长期使用会导致肝损伤等不良反应。

营养治疗包括肠内、肠外营养和口服补充剂治疗。通常首选肠内营养，包括高碳水化合物、低脂、适量蛋白饮食。营养治疗的主要目的：①补充热量，肝衰竭患者静息能量消耗水平升高。肝衰竭患者至少补充30 kcal/kg·d（或者1.3倍静息能量消耗）。②预防低血糖，肝衰竭患者常有血糖降低，病情越重越容易发生。建议监测血糖，危重症者应每2小时监测1次血糖，持续补充葡萄糖，维持血糖水平在8～10 mmol/L。③补充蛋白质或氨基酸，由于蛋白质大量消耗，建议摄入蛋白质或氨基酸1.2～1.5 g/kg·d。④补充维生素，维生素D<30 ng/mL的患者应补充骨

化二醇4 000 IU/d；若为ALD基础患者，还应注意补充硫胺素及维生素B_{12}。⑤补充微量元素，锌是尿素循环的辅助因子，有利于氨向尿素转化；并且，锌的补充有利于食欲改善，帮助纠正厌食状态。⑥调节免疫，营养支持可调节患者免疫系统，改善机体炎症状态，改善肝衰竭患者预后。常用的免疫营养物质包括白蛋白、谷氨酰胺、精氨酸、ω-3脂肪酸以及抗氧化剂。白蛋白是肝细胞合成的蛋白质，除具有维持血浆胶体渗透压、结合及转运的作用外，近年来的研究显示其还具有抗氧化、调节免疫等重要作用。白蛋白的输注可以通过抑制未甲基化胞嘧啶-鸟嘌呤二核苷酸DNA诱导的细胞因子表达及释放，下调全身炎性反应。ω-3脂肪酸可以减轻肝衰竭患者的内毒素血症和炎症，减少感染的发生，降低病死率。

近年来的研究显示，通过夜间进食碳水化合物或支链氨基酸和早餐适量补充蛋白质，可以减少患者空腹时长，保证营养消耗与供应的平衡。一项研究显示，通过连续14天在夜间提供50 g碳水化合物（200 kcal能量），即可明显改善肝衰竭患者的营养状态。此外，夜间补充支链氨基酸还有利于人血白蛋白的合成。

过去认为肝性脑病患者要给予低蛋白饮食甚至禁止蛋白质的摄入，但长时间的限制蛋白质饮食会使患者肌肉含量减少，造成医源性的营养不良，甚至患者更易出现肝性脑病及其他并发症。在一项随机临床试验中，给予肝性脑病患者1.0～1.5 g/kg植物蛋白的营养干预，发现能够改善患者的神经精神病学表现，并且与未干预组相比，患者发生肝性脑病的风险降低了。所以肝性脑病患者在大便通畅的情况下，无须减少蛋白质摄入，对于病情严重的患者，可酌情减少或短暂限制蛋白质摄入，并根据患者的耐受情况尽快、逐步增加蛋白质摄入至目标值。如果患者对蛋白质"不能耐受"，则应通过口服途径使用植物蛋白或支链氨基酸以保证充足的蛋白质摄入。对于蛋白质的来源，建议选择优质蛋白（如植物蛋白和乳清蛋白），尽量避免动物蛋白质。

（三）护肝治疗

护肝治疗的目的是保护残存肝细胞、促进肝细胞再生。护肝药物包括抗炎护肝药物、肝细胞膜保护剂、解毒保肝药物以及利胆药物等，分别通过抑制炎症反应、解毒、免疫调节、清除活性氧、调节能量代谢、改善肝细胞膜稳定性、完整性及流动性等途径，达到减轻肝脏组织损害、促进肝细胞修复和再生、减轻肝内胆汁淤积、改善肝功能等目的。

不同护肝药物的联合应用有可能起到更理想的抗炎保肝效果，例如抗炎类护肝药和非抗炎类护肝药的联合应用。同时使用的护肝药物种类一般不宜过多，通常选用1～2种，一般最多不超过3种，以免增加肝脏负担；且通常不推荐选用主要成分相同或相似的药物进行联用。用药期间注意定期随访监测，及时调整治疗方案。用药疗程应根据不同病因及病情而定。抗炎类护肝药应注意逐渐减量、维持治疗，然后缓慢停药，以减少或避免病情反复。停药后仍应注意监测病情。

（四）调节微生态治疗

近年来研究发现，肝衰竭患者存在肠道微生态失衡，表现为益生菌减少，肠道有害菌增加。肠道微生态失衡也与肝衰竭的发生发展关系密切。一项 meta 分析结果表明，益生菌可以改善肝性脑病，预防显性肝性脑病的发生。应用肠道微生态制剂治疗，恢复失衡的肠道微生态，减少肠道细菌易位或内毒素血症，已成为肝衰竭治疗的新思路之一。应用肠道微生态制剂治疗也是肝衰竭合并腹腔感染的有效辅助治疗方法。

粪便菌群移植作为一种新的微生态调节治疗，已经被应用于艰难梭菌感染、IBD、MS、肝性脑病等疾病的治疗，并显示出一定的疗效，可用于治疗肝衰竭。近年来的研究显示，粪菌移植可显著改善肝衰竭患者生存率，降低腹腔感染的发生。

（五）调节免疫治疗

糖皮质激素在肝衰竭治疗中的应用尚存在不同意见。非病毒感染性肝衰竭，如AIH及重症酒精性肝炎等，可考虑糖皮质激素治疗，治疗中需密切监测，及时评估疗效与并发症。其他原因所致的肝衰竭前期或早期，若病情发展迅速且无严重感染、出血等并发症者，可使用糖皮质激素治疗。一些研究显示，年龄≤60岁、病程＜2周、肝酶较高（ALT≥1 000 IU/L）、TBil在10～20×ULN、PTA≥30%、MELD＜28分、无明显感染征象、肝性脑病Ⅱ期以下、无肝肾综合征趋势的肝衰竭前期和肝衰竭早期患者更适宜激素治疗。

一些研究显示，胸腺肽α_1单独或联合乌司他丁治疗可能有助于降低合并感染的肝衰竭患者的短期病死率。胸腺肽α_1治疗也有助于降低继发感染发生率。

三、并发症治疗

（一）肝性脑病

肝性脑病是由肝衰竭或门静脉-体循环分流所致的，以代谢紊乱为基础的神经精神系统异常综合征，主要临床表现为认知障碍、行为异常、意识障碍等，重则出现昏迷。肝性脑病的发生机制尚未完全阐明，肝衰竭所致肝脏解毒功能降低，以及门体侧支循环形成或分流术后，来自肠道的氨等有害物质直接进入体循环并至脑组织是导致肝性脑病的主要原因。

首先应去除诱因，如严重感染、出血及电解质紊乱等。口服或高位灌肠乳果糖或拉克替醇，可酸化肠道，促进氨的排出，调节微生态，减少肠源性毒素吸收。视患者内环境情况酌情选择精氨酸、瓜氨酸、门冬氨酸-鸟氨酸等降氨药物，酌情使用支链氨基酸纠正氨基酸失衡，直接或间接降低血氨水平，改善肝性脑病患者精神状态及预后。

肝性脑病Ⅲ～Ⅳ期患者建议气管插管。抽搐患者可酌情使用半衰期短的苯妥英或苯二氮卓类镇静药物，但不建议预防用药。应常规评估患者的颅内压。有颅内压增高者，可给予高渗盐水或者甘露醇治疗；襻利尿剂可与渗透性脱水剂交替使用。低蛋白血症患者，可使用白蛋白治疗提高胶体渗透压，有助于降低颅内压，减轻脑水肿症状。存在难以控制的颅内高压患者还可考虑低温疗法。药物治疗无效时，还可考虑人工肝治疗。

（二）感染

感染既是肝衰竭最常见的并发症之一，也是导致肝衰竭进一步恶化的因素。感染还可以是肝衰竭的诱因，促进肝衰竭的发生。肝衰竭合并感染的临床诊治非常棘手。肝衰竭合并感染以自发性细菌性腹膜炎（spontaneous bacterial peritonitis, SBP）最多见，肺部感染次之，病原体以细菌和真菌为主。局部感染还可能发展为血流感染。

在未获知病原菌及药敏试验结果前，可根据患者的感染部位、发病情况、病原体来源（医院感染或社区感染）、既往抗菌药物用药史及其治疗反应等推测可能的病原体，并结合当地细菌耐药性监测数据，给予抗菌药物经验性治疗。经验性抗感染治疗前需要尽量开展病原体检查，送检合格的微生物标本，在有效的抗感染治疗3天后，评估抗感染治疗疗效，及时调整抗菌治疗方案或评估感染的诊断。获得病原学依据后，将经验性抗感染治疗转化为目标性抗感染治疗。病原微生物培养结果阴性的患者，应根据经验治疗的效果和患者病情进展情况，采取进一步检测明确病原体或调整经验性抗感染治疗方案。

对于肝衰竭合并细菌感染患者，尽量选择对肝脏毒性小的抗菌药物，如选择有肝损伤可能性的药物，需要调整给药剂量。一般β-内酰胺类（青霉素类、大部分头孢菌素、碳青霉烯类）、氨基糖苷类、部分喹诺酮类（左氧氟沙星、环丙沙星）、糖肽类抗菌药物对肝脏损伤小，宜优先选用。对于肝衰竭合并真菌感染患者，棘白菌素类抗真菌药物对肝脏损伤小，对于敏感真菌应首先考虑使用。三唑类药物（氟康唑、伏立康唑等）应根据肝功能情况减量使用，并密切监测肝功能，有条件可开展血药浓度监测。两性霉素B一般需谨慎使用。

肝衰竭合并感染的预防措施包括：①积极治疗原发病，改善肝脏功能。②加强营养支持，稳定内环境，维护肠道正常菌群，改善机体免疫状态。③重视早期诊断。④合理应用抗感染药物，勿滥用激素等免疫抑制剂。肠道选择性脱污染治疗是降低SBP发生风险有前景的治疗策略。利福昔明是非吸收性广谱抗菌药物，可减少小肠细菌量，减少细菌易位，降低肝硬化感染发生率。有研究表明，SBP的发生风险可被降低72%。⑤多环节控制医院感染的发生。

（三）低钠血症与顽固性腹水

低钠血症是肝衰竭常见并发症之一。低钠血症、顽固性腹水与急性肾损伤-肝肾综合征等并发症相互关联、相互影响。水钠潴留所致稀释性低钠血症是其常见原因。托伐普坦作为精氨酸加压素V2受体阻滞剂，可通过选择性阻断集合管主细胞V2受体，促进自由水的排泄，已成为治疗低钠血症及顽固性腹水的新措施。若肝衰竭患者发生顽固性腹水，在给予足量螺内酯与呋塞米联合治疗效果仍差时，可联合应用托伐普坦。合并肾功能不全者还可联用特利加压素。腹腔穿刺放腹水配合输注白蛋白是临床常用的对症治疗方案，有助于缓解患者腹部症状。

（四）急性肾损伤－肝肾综合征

肝肾综合征是发生在严重肝病如失代偿期肝硬化、ALF、CLF患者中以肾损伤为主要表现的一种严重并发症，临床上以血肌酐和尿素氮进行性升高、肾小球滤过率降低、无尿或少尿为主要表现。近年来，国际腹水俱乐部纳入了急性肾损伤的概念，认为Ⅰ型肝肾综合征是发生在严重肝病患者基础上的急性肾损伤，将其定义为急性肾损伤–肝肾综合征。

急性肾损伤–肝肾综合征的发病机制复杂，主要是基于严重肝功能障碍和门静脉高压基础上的内脏血管显著扩张和系统性循环功能障碍，继而肾脏血流减少和肾脏血管强烈收缩使得肾小球滤过率下降、肾功能严重受损。近年来的研究发现，即使在没有内脏小动脉扩张和肾灌注不足的情况下，系统性炎症、微循环功能障碍和损伤肾小管的直接因素也可诱导急性肾损伤–肝肾综合征。

急性肾损伤–肝肾综合征分为3期。1A期：血肌酐比基线增加≥0.3 mg/dL（26.5 μmol/L），且血肌酐<1.5 mg/dL（133 μmol/l）；1B期：血肌酐比基线增加≥0.3 mg/dL（26.5 μmol/L），且血肌酐≥1.5 mg/dL（133 μmol/L）。2期：血肌酐比基线增加2～3倍。3期：血肌酐比基线增加3倍以上，或短期内血肌酐增加≥0.3 mg/dL（26.5 μmol/L），且肌酐水平≥4.0 mg/dL（353.6 μmol/L），或开始肾脏替代治疗。

急性肾损伤－肝肾综合征各期的治疗如下。1期：严密监测，去除风险因素（停用肾毒性药物、血管收缩剂和非甾体类消炎药，减量甚至停用利尿剂和β－受体阻滞剂，增加血浆容量，治疗感染等），对可疑低血容量患者进行扩容治疗（晶体、白蛋白等），合并感染时应立即排查病原学并尽早抗感染治疗。2、3期：纠正肾前性因素并进行鉴别诊断，即停用利尿剂；连续2天静脉输注白蛋白扩容；若患者仍无应答，应注意急性肾损伤－肝肾综合征、原发性急性肾损伤及肾后性急性肾损伤的鉴别诊断。

当急性肾损伤-肝肾综合征经发展至2/3期或经处理后病情仍进展的，无论血清肌酐水平多少，只要符合传统肝肾综合征的定义，就可以诊断肝肾综合征并应用特利加压素、生长抑素或奥曲肽、去甲肾上腺素、血管收缩剂和白蛋白等治疗。常用方案为：①特利加压素（1 mg/4～6 h）联合白蛋白（20～40 g/d），治疗3 d血肌酐下降＜25%，特利加压素可逐步增加至2 mg/4 h。若有效，疗程7～14 d；若无效，停用特利加压素。②去甲肾上腺素（0.5～3.0 mg/h）联合白蛋白（10～20 g/L），与特利加压素效果类似。

多项研究显示，特利加压素联合白蛋白治疗较单用白蛋白治疗能更有效地逆转合并急性肾损伤-肝肾综合征的肝衰竭患者的肾功能，可明显提高患者的生存率。由于发展至急性肾损伤-肝肾综合征的肝衰竭患者的特利加压素无应答率和28天病死率均较高，该类患者应尽早接受肝移植手术治疗。一项研究显示，肝移植手术治疗患者的180天生存率明显高于未肝移植手术患者。因此发生急性肾损伤-肝肾综合征的肝衰竭患者应考虑肝移植手术治疗。

等待肝移植的患者应考虑行肾脏替代治疗，而对于非肝移植等待患者，肾脏替代治疗应个体化。对于出现急性肾损伤的肝衰竭患者，早期肾脏替代治疗可提高生存率。对于急性肾损伤-肝肾综合征患者，肾脏替代治疗主要用于血管收缩剂治疗无效者。当患者出现一般的肾脏替代治疗指征，如严重的电解质或酸碱失衡、容量超负荷等时，亦应考虑肾脏替代治疗。相对于血液透析，连续性肾脏替代治疗（continuous renal replacement therapy, CRRT）有更好的耐受性、心血管系统稳定性，并可缓慢平稳地纠正严重或难治的低钠血症，应优先采用。

（五）出凝血功能异常

肝衰竭常见出凝血功能异常，包括PLT减少、促凝因子和抗凝因子水平降低、纤溶蛋白水平降低，以及内皮细胞来源的促凝因子水平增高等。传统观念认为，肝衰竭相关的出凝血系统改变以出血异常为主，肝衰竭是一种出血性疾病，肝衰竭患者发生的自发性出血归因于血液低凝状态，为此类患者输注血浆和PLT等替代治疗以纠正凝血指标的异常是常见的临床操作，而抗凝治疗通常被认为是禁忌。但实际情况可能并非如此。一项纳入1 770例成人肝衰竭的大样本研究显示，在PT-INR中位数为2.7、PLT中位数为96×10^9/L的肝衰竭患者中，187例（11%）患者出现195人次出血并发症，包括173例患者为自发性出血，22例为术后出血。84%的自发性出血来自上消化道。20例患者发生了颅内出血，其中一半是自发性出血。出血并发症仅为5%病例的直接死亡原因。该研究显示，出血患者的肝外器官损害更常见、更严重，出血并发症与PLT降低有关，但与PT-INR升高无关。

　　人体的出凝血系统非常复杂，包括初级止血、凝血活化和纤维溶解三方面机制。肝衰竭时，这三方面的出凝血系统的不同成分均发生了改变，造成肝脏合成的促凝及抗凝相关因子均处于相对缺乏的状态，同时内皮细胞等释放的促凝因子有所增加，使得出凝血系统重新建立了动态和暂时的平衡，即出凝血系统的"再平衡"。但这种"再平衡"状态较不稳定，易受内外因素的影响而被打破，可能出现出血或血栓形成事件。由于肝衰竭患者的出凝血系统发生了"再平衡"，需要全面细致地评估此类患者的出凝血功能，以便更好地指导精准治疗，避免出血及血栓事件的发生。

　　目前认为，肝衰竭相关自发性出血的原因不是血液低凝状态，而是门静脉高压和局部血管异常。肝衰竭患者在进行高出血风险的有创操作或手术治疗时，血液制品的输注建议以下列阈值作为治疗目标：血红蛋白>70 g/L，PLT>50×10^9/L，纤维蛋白原>1.2 g/L。过量输注血制品可造成输血相关循环过负荷，可能会增加门静脉系统的压力，进而加重门静脉高压相关食管胃底静脉曲张出血的风险。发生大出血时，建议采用目标指导性的出凝血复苏策略，即根据全血黏弹性检测结果，有的放矢地补充所缺失的凝血因子、纤维蛋白原或PLT，并根据是否存在异常纤溶亢进的指标进行精准的抗纤溶治疗。

肝衰竭患者也可发生血栓栓塞性疾病，常见下肢深静脉血栓和门静脉血栓等。研究显示，肝衰竭患者静脉血栓栓塞的发生风险是普通患者的1.7倍，但此类患者接受预防性抗凝治疗的比例却很低。在感染相关肝衰竭患者中，内皮细胞受损及凝血激活和微血栓形成的情况更为常见，常常导致多器官功能衰竭，甚至危及患者的生命。因此，对肝衰竭患者进行恰当的抗凝治疗以预防和治疗微血栓的形成是十分必要的。传统抗凝药物包括低分子肝素和磺达肝癸，可用于肝衰竭患者的抗凝治疗，但需要在密切监测的指导下进行精准的剂量调整，以保证既达到抗凝效果，又不额外增加患者出血的风险。

（六）低血压

肝衰竭常有全身炎症反应综合征和血流动力学异常。肝衰竭患者的血流动力学异常的典型特征为分布异常，表现为心排血量增加、外周和内脏血管舒张、有效血容量减少，大部分患者会因为血容量不足而发生全身系统性低血压。

液体复苏的主要措施包括静脉注射生理盐水和补充白蛋白。白蛋白是血浆渗透压的主要血浆蛋白，不但可以增加血管内容量，而且具有抗氧化、免疫调节和内皮调节功能。肝衰竭时白蛋白生成减少及功能受损，因此，在肝衰竭患者中使用白蛋白较其他危重患者更加合理。建议肝衰竭患者的人血白蛋白较低（<30 g/L）时积极输注白蛋白治疗。液体复苏的目标是平均动脉压目标达到65 mmHg[*]，治疗期间反复进行灌注评估。若为持续性低血压（平均动脉压<60 mmHg），即使血

---

*注：1 mmHg≈0.133 kPa。

容量正常，也应立即使用升压药。去甲肾上腺素是首选的初始升压药，必要时加用血管升压素或降低去甲肾上腺素的用量以达到目标平均动脉压。接受升压药治疗的肝衰竭患者，由于微循环血管的持续性收缩，可能无法可靠地增加外周氧的输送，从而可能继续发生终末器官（神经传导通路末端的一类小器官）功能障碍、组织缺氧和乳酸酸中毒。一些研究显示，血管扩张剂（如依前列醇）可能有助于改善外周氧输送。

（七）肝肺综合征

肝肺综合征是发生于晚期肝病的一种危及生命的严重综合征，通常将其定义为由肺血管扩张所引起的通气/血流比例失调、肺动静脉分流和弥散障碍等动脉氧合障碍，可以概括为一组临床三联征，即慢性肝病或门静脉高压症、低氧血症及肺血管扩张。呼吸困难是其最常见的表现，典型者坐立位加重，平卧位减轻，血气分析结果提示为直立位低氧血症。

长期低流量氧疗不仅可以改善呼吸困难，而且能改善肝功能，改善预后。肝衰竭患者若$PaO_2<80$ mmHg时即应给予氧疗，通过鼻导管或面罩给予低流量氧。呼吸衰竭者应给予加压面罩给氧或者机械通气。

第四节　肝衰竭的人工肝治疗

肝衰竭是临床常见的严重肝病综合征，病情进展快，病死率高。尽管如此，肝衰竭仍具有一定的可逆性。内科综合治疗、人工肝支持系统（简称人工肝）治疗也因此成为肝衰竭除肝移植治疗以外的重要治疗手段。

人工肝是治疗肝衰竭的有效方法之一，其治疗机制是基于肝细胞的强大再生能力，通过一个体外的机械、理化和生物装置，清除各种有害物质，补充必需物质，改善内环境，暂时替代衰竭肝脏的部分功能，为肝细胞再生及肝功能恢复创造条件或等待机会进行肝移植。一项纳入25篇评价人工肝治疗效果的随机对照试验进行的meta分析显示，人工肝治疗能改善肝衰竭患者的短期预后（中等确定性）和肝性脑病（低等确定性），但不增加低血压、出血、PLT减少、导管相关感染等不良事件的发生（低～中等确定性）。

一、适应证

（1）各种原因引起的肝衰竭前、早、中期；晚期肝衰竭患者也可进行治疗，但并发症增多，治疗风险大，患者获益可能减少，临床医生应权衡利弊，慎重进行治疗。

（2）肝衰竭肝移植术前等待肝源患者，肝移植术后出现排异反应或移植肝无功能期患者。

（3）严重胆汁淤积性肝病，经内科治疗效果欠佳者；各种原因引起的严重高胆红素血症者。

（4）其他疾病：如合并严重肝损伤的脓毒症或多器官功能障碍综合征、急性中毒以及难治性重症免疫性疾病、血栓性血小板减少性紫癜、重症肌无力等。

二、禁忌证

人工肝治疗无绝对禁忌证，存在以下相对禁忌证。

（1）严重活动性出血或弥散性血管内凝血者。

（2）对治疗过程中所用血制品或药品如血浆、肝素和鱼精蛋白等严重过敏者。

（3）血流动力学不稳定者。

（4）非稳定期心、脑梗死者。

三、模式选择

除高胆红素血症外，肝衰竭患者在疾病发生发展的不同阶段还可能面临肝性脑病、肾功能不全、重度凝血功能异常、脓毒症与中毒性膨肠、水/电解质/酸碱失衡等多个需要解决的临床问题，建议综合考虑患者疾病状态、人工肝不同模式的优缺点、实际设备与耗材条件、可获得的血浆量等诸多因素，扬长避短，选择最合适的人工肝组合模式，以期取得更好的治疗效果，减少不良反应。

四、并发症

（一）人工肝治疗相关并发症

1. 低血压

低血容量性低血压常见，过敏性休克与血管迷走神经性反应偶见。

2. 过敏

常见，过敏原主要为血液灌流器内成分、血浆、鱼精蛋白等。

3. 枸橼酸蓄积

血浆置换者均发生。枸橼酸来自血浆中的抗凝成分，临床以总钙/离子钙比值≥2.5评估。表现为总钙升高、离子钙降低或正常、阴离子间隙升高，严重者出现代谢性酸中毒。通常为一过性改变。

4. 其他酸碱与电解质紊乱

枸橼酸钠在体内代谢为碳酸氢钠、二氧化碳和水，故可能引起相应的酸碱及电解质紊乱，如代谢性碱中毒。通常为一过性改变。

（二）抗凝相关并发症

1. 局部枸橼酸抗凝

局部枸橼酸抗凝可能导致一过性枸橼酸蓄积、代谢性酸中毒或代谢性碱中毒、低离子钙血症、高总钙血症等。

2. 肝素抗凝

导致凝血功能异常，可能导致过敏、出血、肝素诱导的血小板减少症（heparin-induced thrombocytopenia, HIT）等。

（三）并发症处理

（1）监护：治疗期间及治疗后按照临床常规进行心电监护等监护措施。

（2）低血压：常规补充胶体预防低血容量性低血压。若怀疑过敏性休克，予补液的同时肌注肾上腺素抢救，必要时去甲肾上腺素升压及激素等抗过敏药物治疗。

（3）过敏：做好监测，一旦发现过敏应停止人工肝治疗，予积极抗过敏治疗，严重者应肌注肾上腺素抢救，补液，必要时泵入去甲肾上腺素维持血压。

（4）血管迷走神经性反应：应静推阿托品抢救，必要时补液并泵入去甲肾上腺素维持血压。

（5）枸橼酸蓄积及酸碱与电解质紊乱：密切监测、观察，补充离子钙确保无低离子钙血症发生，若发生严重酸碱及电解质紊乱，予纠正。

（6）肝素相关副作用：人工肝治疗结束常规使用鱼精蛋白中和体内肝素。若发生出血，停用肝素，予鱼精蛋白中和体内肝素，根据出血部位和原因选用相应的止血治疗方案。若发生HIT，停用肝素类药物抗凝，选用其他抗凝药物。

第五节　肝衰竭的肝移植手术治疗

肝移植是治疗各种原因所致的中、晚期肝功能衰竭的最有效方法之一，适用于经积极内科综合治疗和/或人工肝治疗疗效欠佳，疾病未能好转或恢复者。

一、肝衰竭的肝移植手术治疗适应证

各种原因所致的肝衰竭，经积极内科综合治疗和人工肝治疗效果欠佳者。

二、肝衰竭的肝移植手术治疗时机

（1）对于ALF、SALF、CLF患者，MELD是评估肝移植的主要参考指标，MELD在15～40分是肝移植手术的最佳适应证。

（2）对于ACLF，经过积极的内科综合治疗及人工肝治疗后分级为2～3级的患者，如EASL-CLIF-C ACLF评分<64分，建议28天内尽早行肝移植手术。

（3）对于合并HCC患者，应符合肿瘤无大血管侵犯，肿瘤累计直径≤8 cm，或肿瘤累计直径>8 cm、术前AFP≤400 ng/mL且组织学分级为高/中分化等条件。

（4）肝衰竭患者合并以下5项中的任何1项，实行肝移植手术的术后死亡风险相对较大：①年龄>65岁；②MELD>32分；③平均肺动脉压>40 cmH$_2$O；④不易控制的严重感染；⑤严重肾衰竭。

三、肝衰竭的肝移植手术治疗禁忌证

（1）严重的循环衰竭，需要2种及以上血管活性物质维持，且对血管活性物质剂量增加无明显反应。

（2）脑水肿并发脑疝。

（3）严重的呼吸衰竭，需要最大程度的通气支持（吸入氧浓度≥0.8，高呼气末正压通气）或者需要体外膜肺氧合支持。

（4）持续的严重感染，如细菌或真菌引起的败血症，感染性休克，严重的细菌或真菌性腹膜炎，侵袭性真菌感染，活动性肺结核等持续的重症胰腺炎或坏死性胰腺炎等。

（5）营养不良及肌肉萎缩引起的严重的虚弱状态。

四、肝衰竭的肝移植手术治疗并发症

术后并发症包括手术并发症与非手术并发症。手术并发症包括术后出血、胆道梗阻、胆漏及血管并发症等，这些可以通过提高手术规范性与手术技巧减少其发生率。非手术并发症以感染、肝移植相关性脑病和肾衰竭最为常见。

（一）术后感染

肝衰竭患者因术前一般情况通常较差，多存在中至重度营养不良，术中和术后应用大剂量激素以及免疫抑制剂等，术后感染发生率较高。应密切监测术后患者身体状况，及早进行病原学检测，根据培养结果及时调整抗菌药物，尽早从经验性抗感染治疗转为目标性抗感染治疗。

（二）术后肾功能不全

肝移植术后可导致急性肾损伤及慢性肾脏病。

术后急性肾损伤的发生率约为60%，急性肾损伤显著降低移植物的生存率。术后急性肾损伤的治疗：①避免应用可能导致肾损伤的药物，观察尿量变化，监测尿常规及血肌酐。②保证合适的容量以及灌注压。③调整免疫抑制方案：巴利昔单克隆抗体诱导免疫抑制，使用霉酚酸类药物联合钙调磷酸酶抑制剂减量或延迟并减量方案，或者将钙调磷酸酶抑制剂切换成雷帕霉素类药物。

肝移植术后慢性肾脏病的发生率为17%～80%。急性肾损伤是患者

死亡的独立危险因素，影响患者长期生存率。术后慢性肾脏病的治疗原则如下。①避免应用有潜在肾毒性和经肾脏排泄的药物。②积极控制升高的血压、血糖和血脂等代谢异常。③低肾毒性免疫抑制方案：以霉酚酸类药物为基础的钙调磷酸酶抑制剂低剂量方案。

（三）术后神经系统并发症

肝移植术后合并神经系统并发症的发生率较高，尤其术前合并肝性脑病的患者术后神经系统并发症发生率更高。术后神经系统并发症以精神状态异常最常见，包括失眠、抑郁、谵妄、躁狂等。常规通过营养神经类药物和对症处理后大多能逐渐恢复。中央脑桥脱髓鞘是预后最差一种术后神经系统并发症，发生率较高，为5%～10%。中央脑桥脱髓鞘发病原因未明，目前主要认为术前血清钠<125 mmol/L，短时间内血清钠的波动幅度比较大（纠正速率>1～2 mmol/h或者>10 mmol/d），术中液体正平衡，以及术后发生出血性并发症是发生脱髓鞘病变的主要危险因素。首选头部MRI检查作为诊断中央脑桥脱髓鞘的影像学方法。

中央脑桥脱髓鞘尚无特殊治疗，预防渗透压及血钠的急剧变化、谨慎使用环孢素和FK506等可能诱发中央脑桥脱髓鞘的免疫抑制剂是重要的预防措施。一旦发生中央脑桥脱髓鞘，重点是加强并发症的预防与治疗，如肺部感染、压疮及废用性萎缩等。可给予维生素B类、营养神经类药物及使用改善脑组织微循环的药物。可应用大剂量免疫球蛋白以提高患者的免疫力、清除髓鞘毒性物质以及促进髓鞘再生。

第六节　肝衰竭的肝再生治疗

肝衰竭患者病情重，容易继发感染，感染又加重肝衰竭，临床诊治棘手，预后差。尽管肝移植是肝衰竭最有效的治疗方法，但因供体资源和费用等的限制，大多数肝衰竭患者无法获得该项治疗。促进肝再生的治疗策略因此备受关注并逐渐成为治疗肝衰竭的新思路之一。近年来，临床广泛应用于提升粒细胞水平的粒细胞集落刺激因子（granulocyte-colony stimulating factor, G-CSF）被发现具有促进肝再生、改善肝衰竭患者预后的作用。G-CSF因此被逐渐用于治疗肝衰竭患者。

一、肝再生机制

生理状态时，肝细胞的更新是由肝小叶中央静脉附近的具有干细胞特征的 Axin2+ 肝细胞增殖替换衰老肝细胞完成的。肝脏急性轻度受损时，肝细胞的补充主要由 Axin2$^+$ 肝细胞和残存正常肝细胞自我增殖完成。随着肝脏损伤程度的加重和持续时间的延长，Axin2$^+$ 肝细胞和残存正常肝细胞逐渐减少并丧失增殖能力，肝细胞的补充主要由位于肝小叶门静脉附近的混合肝细胞活化再生完成。

肝脏严重受损时，病理特征为肝细胞大量坏死；尽管如此，仍存在肝细胞再生。失代偿期肝硬化患者的肝细胞再生表现为低水平的肝细胞自我增殖及肝祖细胞（liver progenitor cells, LPCs）活化再生；ACLF的肝细胞再生则表现为肝细胞自我增殖受损、LPCs活化再生为主、骨髓造血干细胞（bone marrow hematopoietic stem cells, BM-HSCs）归巢入肝参与肝再生为辅的特点。和正常人及CHB患者相比，ACLF患者外周血CD34$^+$ BM-HSCs水平和比例均明显升高，且这些细胞能表达肝细胞特异性标志物；提示，ACLF患者自身体内存在动员BM-HSCs入血并归巢入肝、向肝细胞分化的机制。以上结果提示，肝衰竭患者体内存在肝内和肝外（骨髓）双重肝细胞再生"自救"机制。

二、粒细胞集落刺激因子治疗肝衰竭的可能作用途径

（一）免疫修复途径

肝衰竭的病理生理特点之一是肝脏局部以及全身性炎症反应、免疫麻痹及紊乱。外周血中性粒细胞数量、表型及功能改变等是肝衰竭的临床表现之一，且和不良预后相关。粒细胞集落刺激因子（G-CSF）的基本作用是促进骨髓粒系母细胞的增殖、分化，促进骨髓成熟粒细胞向外周血释放，激活成熟粒细胞的功能，延长其寿命。研究显示，G-CSF治疗ACLF时，用药1～3天后患者外周血的白细胞和中性粒细胞即明显升高，治疗期间外周血白细胞水平可高达50×10^9/L。在重症酒精性肝炎（severe alcoholic hepatitis, SAH）和失代偿期肝硬化等的研究中也有类似发现。不仅如此，G-CSF治疗还可改善肝衰竭患者中性粒细胞原本降低的跨内皮迁移能力，促进中性粒细胞被募集至感染部位，改善中性粒细胞异常的吞噬和杀伤功能。在对乙酰氨基酚诱导的急性肝损伤和肝衰竭小鼠模型中的研究发现，中性粒细胞具有重要的调节肝内炎症的作用，抑制中性粒细胞向肝内迁移会延缓肝组织的修复。以上研究结果提示，G-CSF治疗能修复肝衰竭患者体内异常的免疫内环境，不仅有利于控制感染并发症，还为肝再生创造良好微环境，促进肝组织修复。

（二）促肝细胞再生途径

刺激BM-HSCs增殖并向外周血释放是G-CSF的基本作用之一。研究显示，G-CSF治疗可明显提升ACLF、SAH和失代偿期肝硬化患者外周血CD34$^+$和CD133$^+$ BM-HSCs数量和比例。不仅如此，G-CSF治疗也可明显提高这些肝衰竭患者肝组织内CD34$^+$细胞比例、肝细胞增殖水平，同时AFP和肝细胞生长因子等肝细胞增殖标志物的表达水平也明显升高。此外，G-CSF治疗可明显提高ACLF和SAH患者肝内LPCs增殖水

平，且很多LPCs能表达G-CSF受体，供G-CSF结合以发挥促进细胞增殖的调控作用。以上研究结果提示，G-CSF治疗能动员BM-HSCs释放入血和归巢入肝，并活化肝内LPCs，通过肝内和肝外（骨髓）双重促肝再生"外援"机制，促进肝组织修复。

（三）抗肝细胞凋亡途径

肝衰竭患者体内肝细胞凋亡明显增加。在D-GalN（D-氨基半乳糖）ALF模型大鼠中的研究发现，G-CSF处理可上调大鼠体内抗凋亡蛋白B细胞淋巴瘤因子2（B-cell lymphoma 2，Bcl-2）的表达，减少凋亡相关蛋白半胱氨酸蛋白水解酶3（caspase-3）的活化，进而延缓并减少肝细胞凋亡。同样，在D-GalN/LPS ALF模型大鼠中的研究也发现了G-CSF处理可减少肝细胞凋亡。这些结果提示，G-CSF治疗可能通过抑制肝衰竭患者体内肝细胞的凋亡途径，保护残存肝细胞数量及功能。

三、粒细胞集落刺激因子治疗肝衰竭的临床效果

（一）重症酒精性肝炎

Singh V、周培和Shasthry SM等在重症酒精性肝炎（SAH）患者中研究了G-CSF治疗的临床效果；SAH的定义为Maddrey判别函数（Maddrey's discriminant function，mDF）评分≥32。

Singh V等的第一项随机对照试验发现，G-CSF治疗（5μg/kg·d皮下注射，每天2次，连用5天）可明显提高SAH患者的90天生存率（78.3%比30.4%，$P=0.001$），明显降低患者的CTP评分、MELD评分和mDF评分（所有的$P<0.05$）。周培等的随机对照试验也发现，G-CSF治疗（5μg/kg·d皮下注射，每天2次，连用7天）可明显提高SAH患者

的90天生存率（83.3%比22.2%，*P*＜0.001），明显降低患者的MELD和mDF评分（所有的*P*＜0.05）。

Singh V等的第二项随机对照试验发现，G-CSF联合或不联合N-乙酰半胱氨酸治疗均能明显改善SAH患者90天生存率（G-CSF单用组比对照组：88.9%比30.0%，*P*=0.001；G-CSF联合N-乙酰半胱氨酸组比对照组：68.4%比30.0%，*P*=0.037），但G-CSF联合N-乙酰半胱氨酸治疗并无进一步改善预后的优势。

Shasthry SM等则进一步在糖皮质激素治疗无效的SAH患者中研究了G-CSF治疗的临床效果；该随机对照试验发现，G-CSF治疗（5μg/kg·d皮下注射，每天1次，连用5天，之后每3天使用1次，使用7次，总共12次）有利于稳定患者的MELD和mDF评分（所有的*P*＜0.05），明显降低感染的发生率（28%比71%，*P*＜0.001），明显改善患者的90天生存率（64.3%比28.6%，*P*=0.04）和180天生存率（57.1%比28.6%，*P*=0.04）。

基于以上研究结果，G-CSF治疗SAH时的适宜患者为存在激素治疗禁忌的SAH患者和糖皮质激素治疗无效的SAH患者。

（二）慢加急性肝衰竭

Duan XZ和许祥等在乙型肝炎相关性慢加急性肝衰竭（ACLF）患者中研究了G-CSF治疗的临床效果。

Duan XZ等纳入的ACLF患者为APASL ACLF标准的患者；该项随机对照试验发现，G-CSF治疗（5μg/kg·d皮下注射，每天1次，连用6天）可明显提高APASL ACLF患者的90天生存率（48.1%比21.4%，*P*=0.018），明显降低随访30天时的CTP评分（*P*=0.041）、随访7天和30天时的MELD评分（*P*=0.004和*P*＜0.001）。

许祥等纳入的ACLF患者为CMA ACLF标准的患者；该项随机对照试验发现，G-CSF治疗（100μg/d皮下注射，每天1次，连用6天，之后每2天使用1次，使用6次，总共12次）可明显提高CMA ACLF患者90天生存率（70.7%比49.3%，log-rank *P*=0.015）。以上研究提示，G-CSF治疗可改善ACLF患者的病情和短期预后。

Garg V和Saha BK等在纳入不同病因组成的APASL ACLF标准的患者（包括ACLF、SAH等）开展的随机对照试验中也发现，G-CSF治疗可改善ACLF患者病情和短期预后。

四、G-CSF治疗的安全性

基于G-CSF用于供体获取BM-HSCs的长期随访研究为其应用提供了大量的安全性数据：G-CSF治疗具有安全性，不会诱发血液系统肿瘤。

G-CSF治疗肝衰竭时，除导致患者白细胞和中性粒细胞水平明显升高外，还可能出现乏力不适、骨关节疼痛、消化道症状、发热等一过性的不良反应。其中乏力或躯体不适发生率最高，在20%～50%的患者中出现；其次为骨关节疼痛，15%～50%患者可能出现轻度的持续性钝痛，多位于腰背骶骨、四肢骨及胸骨；轻度关节痛或头痛分别在10%～20%和5%～10%患者中出现；消化道症状以恶心为主，在10%～15%的患者中发生；而5%～20%患者则会出现畏寒、一过性低热或流感样不适等不良反应；皮疹发生率相对较低，但仍有2%～10%患者会出现。

第七节 肝衰竭治疗的疗效判断

一、疗效指标

（一）主要疗效指标

生存率：4、12、24和48周生存率。

（二）次要疗效指标

（1）症状和体征：乏力、纳差、腹胀、尿少、出血倾向、肝性脑病、感染及腹水等临床症状和体征的变化。

（2）实验室指标：血液生化学检查示TBil、PT-INR、PTA和白蛋白等改变。

二、疗效判断标准

（一）临床治愈

适用于ALF、SALF。临床治愈的判断标准如下。

（1）乏力、纳差、腹胀、尿少、出血倾向和肝性脑病等临床症状消失。

（2）黄疸消退（TBil<2ULN），肝脏大小恢复正常。

（3）肝功能指标基本恢复。

（4）PT-INR、PTA恢复正常。

（二）临床好转

适用于ACLF、CLF。临床好转的判断标准如下。

（1）乏力、纳差、腹胀、出血倾向等临床症状明显好转，肝性脑病消失。

（2）黄疸、腹水等体征明显好转。

（3）肝功能指标明显好转（TBil<5ULN，PTA>40%，PT-INR<1.5）。

（三）临床恶化

适用于各种类型肝衰竭。临床恶化的判断标准如下。

（1）乏力、纳差、腹胀、出血倾向等临床症状及体征加重。

（2）肝功能指标加重。

（3）新发并发症和/或肝外脏器功能衰竭，或原有并发症加重，或病死。

第八节　展　望

随着肝衰竭研究的不断深入，各国学者对肝衰竭，特别是ACLF定义和诊断标准的不断探索和完善，目前在很多方面已达成共识。ACLF是一种独立的临床综合征，具有慢性疾病基础合并急性诱因的双重打击和多器官衰竭的特征，病死率高，早期诊断和治疗对降低ACLF死亡率至关重要。开展全球多中心、前瞻性的研究，基于循证医学证据建立统一的ACLF诊断标准与预后评分系统，探寻肝衰竭早期诊断和预后预测的分子标志物，成为未来的迫切需求。

目前，肝移植手术仍是肝衰竭患者最有效的治疗方式，除此之外，尚缺乏其他特效药物和手段。未来可采用多组学联合分析方法探讨不同病因及诱因下的ACLF人群的共同发病机制与特有发病机制，尽早研发出新的有效治疗方案，制定新的治疗策略，切实降低肝衰竭病死率，降低肝移植需求，减轻患者及社会负担。

（马元吉）

参考文献

[1] 宋景春, 张伟, 张磊, 等. 重症患者凝血功能障碍标准化评估中国专家共识 [J]. 解放军医学杂志, 2022, 47(2): 1–21.

[2] 段钟平, 杨云生. 终末期肝病临床营养指南 [J]. 实用肝脏病杂志, 2022, 22 (5): 624–635.

[3] 中华医学会感染病学分会. 终末期肝病合并感染诊治专家共识 (2021 年版)

[J]. 中华临床感染病杂志 , 2022, 15(1): 1–15.

[4] 中华医学会感染病学分会肝衰竭与人工肝学组 , 中华医学会肝病学分会重型肝病与人工肝学组 . 肝衰竭诊治指南（2018 年版） [J]. 中华肝脏病杂志 , 2019, 27(1): 18–26.

[5] 中华医学会感染病学分会肝衰竭与人工肝学组 . 非生物型人工肝治疗肝衰竭指南（2016 年版）[J]. 中华临床感染病杂志 , 2016, 9(2): 97–103.

[6] 中华医学会肝病学分会重型肝病与人工肝学组 . 人工肝血液净化技术临床应用专家共识（2022 年版）[J]. 临床肝胆病杂志 , 2022, 38(4): 767–775.

[7] 中华医学会神经病学分会神经遗传学组 . 中国肝豆状核变性诊治指南 2021 [J]. 中华神经科杂志 , 2021, 54(4): 310–319.

[8] 马秀英 , 朱玲 , 布冰 , 等 . 血液净化治疗在含鹅膏毒肽蕈类中毒致肝衰竭中的作用 [J]. 中国中西医结合急救杂志 , 2021, 28(6): 763–766.

[9] 中华医学会妇产科学分会产科学组 . 妊娠期急性脂肪肝临床管理指南（2022）[J]. 中华妇产科杂志 , 2022, 57(1): 13–24.

[10] 沈宏辉 , 貌盼勇 . 人类非嗜肝病毒性肝炎研究进展 [J]. 传染病信息 , 2014, 27(2): 122–125.

[11] 古雪 , 李铃 , 敬雨佳 , 等 . 人类非嗜肝病毒所致肝炎患者临床特征的相关性分析 [J]. 中国现代医学杂志 , 2016, 26(6): 27–31.

[12] 吴牧晨 , 孟庆华 . 慢加急性肝衰竭患者的营养评估及临床管理 [J]. 临床肝胆病杂志 , 2021, 37(4): 770–774.

[13] 马元吉 , 杜凌遥 , 唐红 . G–CSF 在终末期肝病治疗中的研究进展 [J]. 肝脏 , 2021, 26(11): 1204–1207.

[14] 盛秋菊 , 丁洋 , 张翀 , 等 . 甲状腺功能亢进症合并肝损伤患者的临床特点分析 [J]. 中华肝脏病杂志 , 2021, 29(10): 967–971.

[15] 王宇明 , 于乐成 . 肝脏炎症及其防治专家共识 [J]. 中国实用内科杂志 , 2014, 34(2): 152–162.

[16] 吕滨月 , 李谦 . 肝衰竭患者的出凝血状态评估策略 [J]. 临床肝胆病杂志 , 2020, 36(4): 928–931.

[17] 中华医学会器官移植学分会围手术期管理学组 . 肝衰竭肝移植围手术期管理中国专家共识（2021 版）[J]. 中华消化外科杂志 , 2021, 20(8): 835–840.

[18] 李妍 , 陆伦根 , 蔡晓波 . 肝肾综合征的治疗进展 [J]. 临床肝胆病杂志 , 2020, 36(11): 2415–2418.

[19] Trebicka J, Bork P, Krag A, et al. Utilizing the gut microbiome in decompensated

cirrhosis and acute-on-chronic liver failure[J]. Nat Rev Gastroenterol Hepatol, 2021, 18(3): 167-180.

[20] Piantanida E, Ippolito S, Gallo D, et al. The interplay between thyroid and liver: implications for clinical practice[J]. J Endocrinol Invest, 2020, 43(7): 885-899.

[21] Buccheri S, Da BL. Hepatorenal Syndrome: Definitions, Diagnosis, and Management[J]. Clin Liver Dis, 2022, 26(2): 181-201.

[22] Fuhrmann V, Krowka M. Hepatopulmonary syndrome[J]. J Hepatol, 2018, 69(3): 744-745.

[23] Kumar P, Rao PN. Hepatopulmonary Syndrome[J]. N Engl J Med, 2020, 382(10): e14.

[24] 杨柳, 邹丽. HELLP 综合征诊治的最新认识 [J]. 中华产科急救电子杂志, 2021, 10(3): 142-146.

[25] Nanchal R, Subramanian R, Karvellas CJ, et al. Guidelines for the Management of Adult Acute and Acute-on-Chronic Liver Failure in the ICU: Cardiovascular, Endocrine, Hematologic, Pulmonary, and Renal Considerations[J]. Crit Care Med, 2020, 48(3): e173-e191.

[26] De Martin E, Coilly A, Chazouillères O, et al. Early liver transplantation for corticosteroid non-responders with acute severe autoimmune hepatitis: The SURFASA score[J]. J Hepatol, 2021, 74(6): 1325-1334.

[27] Wu T, Li J, Shao L, et al. Development of diagnostic criteria and a prognostic score for hepatitis B virus-related acute-on-chronic liver failure[J]. Gut, 2018, 67(12): 2181-2191.

[28] Zheng L, Liu Y, Shang Y, et al. Clinical characteristics and treatment outcomes of acute severe autoimmune hepatitis[J]. BMC Gastroenterol, 2021, 21(1): 93.

[29] Stravitz RT, Ellerbe C, Durkalski V, et al. Bleeding complications in acute liver failure[J]. Hepatology, 2018, 67(5): 1931-1942.

[30] Stravitz RT, Lee WM. Acute liver failure[J]. Lancet, 2019, 394(10201): 869-881.

[31] Kahaly GJ, Bartalena L, Hegedüs L, et al. 2018 European Thyroid Association Guideline for the Management of Graves' Hyperthyroidism[J]. Eur Thyroid J, 2018, 7(4): 167-186.

第八章

疑难胆汁淤积性肝病的诊断与治疗

第一节　概　述

胆汁淤积性肝病是各种原因引起的胆汁合成、跨膜转运和（或）排泄异常引起的肝脏病变。病因涉及感染、免疫损伤、药物毒素、内分泌异常、良恶性浸润、遗传代谢等多个方面，且常有复杂的肝外表现。通过影像学检查甄别肝内外胆汁淤积症，缩窄鉴别诊断范围，结合常见和少（罕）见病因的特征和诊断标准进行全面排查，才能作出准确的诊断。对于疑难胆汁淤积性肝病，尤其是遗传代谢性疾病所致的胆汁淤积症，可通过肝外表现和"预警"指征进行快速识别，综合病理检查、基因检测等结果，明确诊断，为进行精准的治疗提供依据。

第二节　胆汁淤积性肝病的鉴别诊断

一、甄别以胆汁淤积为主要表现的肝损伤类型

肝病患者常以肝酶升高、黄疸、肝衰竭、肝硬化、肝肿大、肝占

位、孤立性血生化指标异常等模式就诊，区分肝损伤类型有助于下一步的病因鉴别。以胆汁淤积为主的肝损伤在临床症状和体征方面，通常表现为乏力、皮肤瘙痒、肝肿大、大便颜色变浅、骨质疏松，伴或不伴黄疸。在血生化指标方面，建议ALP水平＞1.5ULN，GGT水平＞3ULN，可诊断胆汁淤积性肝病。ALP和GGT水平同时升高的临床价值在于确定ALP水平升高的来源，较大程度地排除了非肝源性孤立性血ALP水平升高。但胆汁淤积性肝病的诊断不能局限于ALP和GGT水平同时升高，部分胆汁淤积性肝病可表现为ALP水平轻度升高，而GGT水平正常或降低，如PBC的早期阶段、PFIC（3型除外）、胆汁酸合成缺陷、浸润性疾病等。此时，ALP≥2ULN，R值[（ALT实测值/ALT ULN）/（ALP实测值/ALP ULN）]≤2可将这部分疾病划分至胆汁淤积为主的肝损伤类型。其他生化指标改变，如胆汁酸升高、高胆固醇血症和高直接胆红素血症反映了血清中胆汁成分的潴留。组织学方面，急性和慢性（病程＞6个月）胆汁淤积存在基本病理改变。急性胆汁淤积（胆红素淤积）可见毛细胆管内胆栓，伴或不伴肝细胞和Kupffer细胞淤胆，于肝腺泡3区最为明显，区胆管和段胆管以上的急性大胆管梗阻可见胆汁湖形成和胆汁梗死。慢性胆汁淤积（胆盐淤积）可见汇管区周围肝细胞羽毛样变，Mallory-Denk小体形成，细胞内铜或铜相关蛋白沉积，形成疏松水肿带（"空晕"征），伴纤维化，甚至形成七巧板样肝硬化改变。综合以上特点，识别出胆汁淤积为主的肝损伤类型，下一步再进行具体病因的鉴别诊断。

二、肝外胆汁淤积

胆汁淤积按照发生部位分为肝外胆汁淤积（直径＞100 μm的各级胆管）和肝内胆汁淤积（直径≤100 μm各级胆管和肝细胞）。肝外胆汁淤积通过彩超、CT、MRCP、ERCP或胆道闪烁显像等影像学检查，可发现胆管扩张、狭窄、闭锁、炎症、畸形和占位等病变特征，有效地缩小了鉴别诊断范围。

肝外胆汁淤积的病因相对单一，婴儿胆汁淤积需重点识别胆道闭锁，早期进行Kasai手术治疗，避免或延迟肝移植手术。成人肝外胆汁淤积的最常见病因是胆道结石和恶性肿瘤引起的梗阻（包括肝、胆道、胰腺肿瘤、肝门区淋巴结压迫等），需注意的是，结石病合并的基础疾病容易被漏诊：①溶血性疾病，如地中海贫血、遗传性球形红细胞增多症、镰状细胞病、丙酮酸激酶缺乏症等慢性溶血性疾病，并发急性梗阻或炎症时可表现为胆汁淤积，而平时则表现为网织红细胞计数和比例升高，伴或不伴贫血，红细胞体积分布宽度增大，铁超载，脾肿大和高间接胆红素血症等特征，可被临床识别。②GS，常于青少年时期出现反复发作性黄疸，劳累、饥饿、感染、药物为常见诱因，生化学指标呈高间接胆红素，合并慢性溶血性疾病时，胆道结石症发生率更高。③*ABCB4*基因缺陷病，*ABCB4*基因编码MDR3蛋白，跨膜转运卵磷脂，*ABCB4*基因缺陷时，胆汁中磷脂浓度降低，低磷脂相关胆石症的发生风险增加。*ABCB4*基因缺陷病疾病谱广，且同一家系可有不同的临床表征，因此，直系家属罹患结石病、妊娠期肝内胆汁淤积症、DILI和肝硬化的家族史为该病的重要诊断线索。上述基础疾病相关结石症具有发病年龄小、胆囊切除术后复发、直系家属罹患胆石病等临床特征，可作为"预警"指征。

三、肝内外均可累及的胆汁淤积

免疫、感染、药物、遗传缺陷等多种因素可导致肝内外胆管损伤，不能严格定位为肝外或肝内胆汁淤积，常见病因包括：①PSC。PSC以肝内、外胆管慢性炎症和纤维化为特征，导致多灶性胆管狭窄，狭窄上游胆管继发节段性扩张，典型病例在 MRCP 或 ERCP 上表现为胆管呈串珠样改变；影像学检查不典型或不能排除重叠综合征、恶性肿瘤的病例，推荐行肝组织病理检查进行验证，PSC病理特征主要为中等大小的胆管至大胆管的向心性洋葱皮样纤维化阻塞，亦有小胆管型 PSC，需引起重视。②IgG4-SC。IgG4-SC是IgG4-RD的肝胆损害表现之一，IgG4-RD是一种多器官、多系统受累的进行性炎症伴纤维化和硬化的疾病，60%～90%的患者有多个脏器受累。结合上述特点，肝外表现常成为IgG4-SC鉴别诊断的突破点。最相关的肝外表现为AIP，影像学可表明为胰腺弥漫性（腊肠样）或局灶性肿大，其他腺体如泪腺、唾液腺、颌下腺、甲状腺、垂体等出现肿大或占位及腹膜后纤维化亦支持该病诊断。IgG4-RD 最具特征性的实验室指标为血清 IgG4水平显著升高，但其升高可见于多种疾病，特异性欠佳，因此应尽可能获得影像及组织学病理依据对该病进行诊断。该病的病理特点为组织中可见大量淋巴细胞和浆细胞浸润，伴轮辐状或席纹状纤维化和硬化、闭塞性静脉炎，浸润的IgG4$^+$浆细胞/IgG$^+$浆细胞＞40%，且每高倍镜视野下IgG4$^+$浆细胞＞10个。IgG4-SC对糖皮质激素治疗反应及预后一般优于其他AILD；正确诊断可避免因误诊为胆管和胰腺癌而导致患者接受胰十二指肠切除术等外科手术。③华支睾吸虫病。慢性华支睾吸虫感染可导致弥漫性胆管炎症、肝内胆管扩张、胆管上皮腺瘤样增生，甚至发展为胆汁淤积性肝硬化，合并胆管细胞癌。进食淡水生鱼片的流行病学史能提供诊断依据，多次大便标本或胆汁标本发现虫卵可以确诊。

　　少（罕）见病因往往是疑难胆汁淤积性肝病的重点，包括以下几种。

　　（1）胆管结构异常：胆管扩张症（biliary dilatation;cholan-giectasis, BD）是一种原发性胆管病变，主要表现为肝内、外胆管单发或多发性局部扩张，以腹痛、上腹部包块和黄疸为三大临床主征，20%～60%的 BD患者可出现胆道结石、胰腺炎和癌变等并发症。BD Ⅴ型又称为卡罗利病，以肝内胆管单发或多发性囊状扩张、常合并多发性肾囊肿为特征。卡罗利病分为Ⅰ型和Ⅱ型，Ⅱ型称卡罗利综合征，临床上以肝细胞功能损伤轻、门静脉不扩张、肝大、肝硬度值低与门静脉高压程度重不相匹配为显著特点，呈典型窦前性非硬化性门静脉高压改变。

（2）浸润性疾病：约16%的朗格汉斯细胞组织细胞增多症（Langerhans cell histiocytosis, LCH）患者累及肝脏和（或）脾脏，肝脏受累在影像学上表现为肝大、结节样/囊肿样病变，晚期出现硬化性胆管炎改变，临床表现为进行性加重的胆汁淤积，是继发性硬化性胆管炎的危重和疑难病因之一。肝脏受累的LCH常见于多系统LCH，可通过其他危险器官受累进行早期甄别，最常见的肝外表现为溶骨性病变。中枢性尿崩症、皮疹、淋巴结肿大、脾肿大和蜂窝状肺改变亦为LCH重要的诊断线索。LCH的诊断基于病理活检结果，优选溶骨性病变或皮肤病变进行活检，并通过免疫组化（CD1α、S100和CD207）和电镜检查（Birbeck颗粒）进行证实，疑难的病例常需多部位和多次活检。当临床高度怀疑组织细胞增多症，但病理活检不能确诊LCH时，须注意与LCH同为组织细胞疾病和巨噬-树突细胞系肿瘤L组的埃德海姆-切斯特病（Erdheim-Chester disease, ECD），两者受累器官高度重叠，但ECD的骨骼受累更常表现为长骨对称性骨硬化，组织病理检查可见片状泡沫状组织细胞，免疫组化表达CD68和CD163。

（3）感染性疾病：AIDS及其他形式免疫抑制相关的感染性胆管炎常表现为难以控制的、慢性的机会性感染，晚期可进展为继发性硬化性胆管炎，合并胆管消失，呈进行性加重的胆汁淤积。免疫球蛋白、补体、炎症因子、淋巴细胞亚群等检查可初步筛查，基因检测可发现原发性免疫缺陷的遗传背景，如孟德尔遗传易感分枝杆菌病、白细胞介素2（IL-2）受体α（CD25）缺陷等。

（4）血管性疾病：①缺血性胆管病。大胆管唯一血供来自肝动脉，动静脉疾病（如动脉炎、化疗灌注损伤、动静脉畸形、遗传性毛细血管扩张症等）可引起胆管周围血管<u>丛血</u>流减少，造成缺血性胆管病，临床表现为梗阻性胆汁淤积，影像学表现为肝内外胆管多处狭窄，呈弥漫性不规则或串珠状。②门脉性胆管病变。动静脉与胆管解剖结构毗邻，相互伴行，门静脉高压且静脉侧支循环大量形成时，可能导致胆管狭窄、缺血损伤、纤维瘢痕形成，称门脉性胆管病变，其临床特征同缺血性胆管病，但由于具有显著的门静脉高压，门脉性胆管病变常按门静脉高压损伤类型进行鉴别诊断。

四、从常见病到罕见病，鉴别肝内胆汁淤积

肝内胆汁淤积在慢性肝病中普遍存在，感染（嗜肝和非嗜肝病毒、细菌及寄生虫等）、药物损伤、自身免疫性疾病、酒精中毒、肿瘤和遗传代谢等任何引起肝细胞和胆管细胞损害的因素均可导致肝内胆汁淤积的发生。

常见病因方面，需重点注意PBC和DILI。①PBC呈慢性进行性胆汁淤积，血清中存在AMA、M2型AMA、抗Sp100或gp210 抗体等特异性自身抗体，为重要诊断依据。当临床怀疑PBC，但特异性自身抗体阴性或不能排除重叠综合征时，推荐采用肝组织病理活检进行验证。PBC组织学基本病理改变为非化脓性破坏性胆管炎，小叶间胆管损伤，被密集淋巴组织细胞浸润围绕，呈旺炽性胆管病变。②DILI诊断要点为因果关系和排除其他病因，部分患者存在遗传学因素，如*UGT1A1*、*ABCB11*、*ABCB4*等基因缺陷或HLA系统基因多态性，识别遗传学因素，有利于甄别易感人群，减少DILI的发生。

肝内胆汁淤积少（罕）见病因包括：①免疫损伤。移植物抗宿主病（GVHD）发生于异基因移植术后，是由免疫系统识别异己的功能引发的多器官综合征，主要靶器官为皮肤、胃肠道和肝脏。96%的肝脏受

累患者有皮肤和（或）胃肠道受累，因此特征性皮疹和胃肠道表现常可提示肝损伤为肝脏GVHD，有助于同SOS和继发感染相鉴别。确诊需要行肝组织病理活检，主要的组织学表现为广泛的胆管损伤、胆管上皮细胞变性和脱落及小胆管淋巴细胞浸润。②浸润性疾病。良恶性浸润均可导致肝内胆汁淤积，血液系统恶性肿瘤常因发热、贫血、出血和肝脾淋巴结肿大被识别。良性浸润性疾病如结节病是系统性肉芽肿性疾病，典型病理改变为多发性非干酪样上皮肉芽肿，肝外受累器官主要为肺部和淋巴结。肝脏受累时，非干酪样上皮肉芽肿分布于汇管区和汇管区周围，伴小叶间胆管受损，小淋巴细胞浸润。③物质沉积。淀粉样变性临床表现多样，具有提示意义的临床特征包括肝肿大（常伴无症状、无黄疸的高ALP和GGT血症）、大量蛋白尿、心脏传导异常和（或）心力衰竭、肌肉增大、蜡样皮肤、周围神经病变等。考虑到淀粉样变的可能性，可通过组织病理活检刚果红染色和偏振光显微镜检查进行确诊，再结合免疫组化、免疫固定电泳、流式细胞术、基因检测等检查结果进行淀粉样变性的具体分型。④内分泌异常。以垂体柄阻断综合征为典型，各种激素缺乏可导致新生儿肝内胆汁淤积及成人胆汁淤积性肝硬化，对伴生长发育迟缓、低血糖的患者，应早期进行激素水平检测，识别内分泌异常。⑤遗传代谢性疾病。遗传代谢性疾病所致的肝内胆汁淤积症是鉴别诊断的难点之一，后文将单独进行分析。

五、按γ-谷氨酰转移酶和总胆汁酸水平分类

分析遗传代谢性疾病相关的胆汁淤积，按是否伴γ-谷氨酰转移酶（GGT）和总胆汁酸（TBA）水平升高，胆汁淤积可分为以下4类：①低GGT、TBA正常或下降型。该型见于先天性胆汁酸合成（母核修饰、侧链氧化）障碍，质谱分析结果可发现异常胆酸，基因测序

可进行相互验证。先天性胆汁酸合成障碍早期诊断，并使用胆酸、鹅去氧胆酸等合适的替代治疗方案，部分患者可获得良好的治疗效果。②低GGT、高TBA型。低GGT是遗传代谢性疾病相关胆汁淤积的强烈提示指标。见于胆固醇合成障碍、胆汁酸酰化障碍、除3型外的PFIC和关节挛缩-肾小管功能不全-胆汁淤积综合征（arthrogryposis renal dysfunction cholestasis syndrome，简称为ARC综合征）。随着基因测序和分析能力的发展，越来越多的低GGT型胆汁淤积的致病基因被发现和功能验证。③高GGT、TBA正常或下降型。见于原发性特发性胆汁酸吸收不良，影响环节为胆汁酸肠道转运障碍，减少胆汁酸的肠肝循环。④高GGT、高TBA型。涉及胆汁成分跨膜转运障碍、小叶间胆管缺失、肝胆管板畸形、能量代谢障碍和细胞物质沉积多个方面。其中，阿拉日耶综合征（Alagille syndrome，简称Alagille综合征）为常染色体显性遗传性疾病，肝组织病理突出特点为小叶间胆管缺失，伴特殊面容、骨骼异常、角膜后胚胎环、心血管异常体征和（或）结构异常、肾小管功能损伤等系统性表现。肝肾纤维囊性病变（纤毛病）为一组具有相类似临床特点和病理改变的疾病，致病基因仍在不断发现中。如先天性肝纤维化，这组疾病呈现窦前性非硬化性门静脉高压典型特点，肝脏体积增大，组织病理检查可见不规则、宽大纤维间隔围绕肝结节呈七巧板样结构，纤维间质中见不规则扩张胆管。能量代谢障碍类疾病多于婴幼儿期起病，表现为低血糖、高乳酸血症和代谢性酸中毒，神经系统和肌肉常一同受累。大部分低血糖伴血酮升高，低酮性低血糖强烈提示脂肪酸 β-氧化障碍。细胞和物质沉积类疾病中，卟啉病常表现为光敏性皮疹、症状与体征分离的腹痛（疼痛剧烈而影像学检查无器质性疾病）；溶酶体贮积病具有脾大早于或重于肝大及骨痛的特点；纤维蛋白原贮积病的低纤维蛋白原血症同其他凝血指标不匹配。异常蛋白贮积病种类繁多，正在通过免疫组化、电镜检查、基因测序逐渐被认知。

第三节　胆汁淤积性肝病的治疗分类

一、病因治疗

针对导致胆汁淤积性肝病的不同原因进行有针对性的治疗。

二、药物治疗

（一）熊脱氧胆酸

多数胆汁淤积性肝病可以通过服用熊脱氧胆酸（UDCA）达到这一治疗目标。UDCA可以促进内源性胆酸排泌，改变BA的组成，增加亲水性胆酸的比例，保护肝细胞和胆管细胞免受有毒性胆酸的毒害，阻止疏水性胆酸对线粒体膜的干扰，抑制肝细胞凋亡，显著改善血清肝功能结果的同时可以改善肝组织学特征，阻止肝纤维化、肝硬化、食管静脉曲张的进一步发展，延长患者的生存时间。

（二）牛磺熊脱氧胆酸

牛磺熊脱氧胆酸（TUDCA）是牛磺酸与UDCA的结合形式，为人胆汁中天然存在的亲水性胆汁酸，是UDCA的生理活性形式，参与肠肝循环，在回肠末端通过主动转运方式被吸收利用。口服TUDCA相对于UDCA能被更好地富集，可以更有效地促进胆汁池的亲水性转化，保护肝实质细胞和胆管细胞。

（三）S-腺苷蛋氨酸

S-腺苷蛋氨酸（SAMe）是存在于人体组织的一种生理活性分子，是由SAMe合成酶催化蛋氨酸和ATP而合成的。SAMe在肝脏内通过转甲基作用增加膜磷脂的生物合成，增加膜流动性并增加Na^+-K^+-ATP酶活性，加快胆酸转运；同时通过转巯基作用，增加生成细胞内主要解毒剂谷胱甘肽和半胱氨酸，增加肝细胞的解毒作用和对自由基的保护作用，生成的牛磺酸可与胆酸结合，增加其可溶性。研究发现SAMe可调控肝细胞的生长，对肝细胞的凋亡应答也有一定调控作用，还可抗炎和抗纤维化。此外，很多胆汁淤积性肝病患者普遍存在焦虑和抑郁情绪，SAMe具有情绪调节作用，可以影响多巴胺、去甲肾上腺素及5-羟色胺的代谢，增加神经递质的合成，以缓解慢性疾病患者的情感障碍。

（四） 糖皮质激素和其他免疫抑制剂

糖皮质激素通过阻止细胞因子的产生和黏附分子的表达而限制T淋巴细胞的活化，同时可选择性地抑制B淋巴细胞产生抗体。AZA在体内分解为巯嘌呤，具有嘌呤拮抗作用，能抑制DNA合成，从而抑制淋巴细胞增殖而产生免疫抑制作用。小剂量的AZA即可抑制细胞免疫。在部分胆汁淤积性肝病患者的治疗中，两者联合应用可减少糖皮质激素的用量，增强疗效，减少不良反应。

（五） 经内镜逆行性胰胆管造影和内镜下治疗

诊断性经内镜逆行性胰胆管造影（ERCP）在过去对于怀疑PSC的诊断是标准选择，在仅进行诊断性ERCP检查时，并发症的发生率很低，但当镜下干预，如球囊扩张、内镜下乳头肌切开及支架植入时，其并发症的发生率升高到14%。

（六）肝移植术

肝移植术可显著改善晚期胆汁淤积性肝病患者的生存期。移植指征与其他原因所致肝衰竭相同：生活质量不能耐受的失代偿期肝硬化患者，或由于难治性腹水和SBP、反复静脉曲张破裂出血、肝性脑病或HCC而预期寿命短于1年的患者，应到肝移植中心进行评估。

（七）血液净化治疗

胆汁淤积性肝病在不同程度上存在自身抗体及免疫复合物，与疾病的发生发展有一定的相关性。此外，胆汁淤积导致一些物质在体内蓄积，导致瘙痒等症状，甚至造成神经系统、心脏和肾脏等器官的继发性损伤。利用血液净化技术，清除体内致病物质和有害物质，有可能改善病情或缓解症状。目前应用于胆汁淤积性疾病治疗的人工肝支持手段主要有血浆置换和分子吸附再循环系统（molecular adsorbent recirculating system, MARS）等方法，主要应用于胆汁淤积性肝病患者出现重度黄疸或严重瘙痒症的治疗。瘙痒症是肝内胆汁淤积症的常见表现，严重瘙痒显著影响患者的生活质量。导致瘙痒的原因尚不清楚，可能与胆汁淤积的某些物质在体内蓄积影响了神经传导有关。应用血浆置换、血浆吸附或MARS等血液净化手段，可以明显缓解胆汁淤积的瘙痒症状，对药物治疗无效或药物治疗禁忌的患者可考虑应用。尽管血浆置换能够清除血液循环中的自身抗体和免疫复合物，但没有证据表明血浆置换能改善自身免疫相关的胆汁淤积性疾病的病程和预后。对于出现重度黄疸或肝衰竭的胆汁淤积性肝病，可选择非生物型人工肝或生物型人工肝进行支持，可缓解病情进展或作为肝脏移植的过渡性治疗。

（八）中医中药及其他治疗

胆汁淤积性肝病属于中医黄疸病的范畴。湿热内蕴中焦，熏蒸肝胆，肝失疏泄，胆汁外溢，是其基本病因病机。病位主要在肝胆、脾胃，病久亦可及肾。常用清热利湿、活血化瘀、凉血、化痰等方法，辨证论治是主要原则。

（九）托尼萘酸片

托尼萘酸片是由 α–萘乙酸和对甲基苯甲醇烟酸酯组成的复方制

剂，其作为水相/固相双相胆汁分泌促进药，具有促进生理性胆汁分泌的特点，同时，托尼萘酸片具有良好的抗炎作用，通过减轻汇管区、毛细胆管的炎性水肿，有利于缓解肝内胆汁淤积。

第四节　常见胆汁淤积性肝病的治疗

一、原发性胆汁性胆管炎

原发性胆汁性胆管炎（PBC）是一种慢性胆汁淤积性疾病，病程呈进行性，可延续数十年。不同患者病情进展的速度差异很大。过去十余年间，PBC诊断和处理方面发生了很多变化。更多的患者于早期即被确诊，这些患者有许多对内科治疗反应良好。欧洲和北美因PBC而行肝脏移植的人数正在下降。

（一）诊断

需至少符合以下3条标准中的2条：①存在胆汁淤积的生化学表现，主要为ALP水平升高。②特异性自身抗体阳性，AMA滴度＞1∶100（国内标准），阳性率超过90%；AMA对于诊断PBC的特异性超过95%；M2型AMA（抗PDC-E2）；特异性ANA，抗Sp100或gp210抗体。③组织学改变，典型改变为非化脓性破坏性胆管炎以及小叶间胆管破坏。

需要特别指出的是部分患者AMA阴性，但临床表现、肝脏组织学及自然史基本与典型AMA阳性PBC一致，称之为AMA阴性PBC。这些患者ANA和（或）抗平滑肌抗体几乎均阳性。AMA阳性与阴性人群在组织病理学、免疫学等方面存在轻微差别。线粒体抗原表达于个别AMA阴性及阳性PBC患者胆管上皮细胞的顶侧膜，提示其发病机制相似。AMA阴性PBC的诊断需要肝脏活检证实有PBC典型的胆管损害特点。如果存在肉芽肿则诊断更确切。

（二）治疗

长期研究显示，UDCA 13～15 mg/kg·d是PBC患者的治疗选择。最近的研究证实，接受标准剂量（13～15 mg/kg·d）UDCA正确治疗超过10年的PBC患者在提高长期生存率方面取得了良好效果。

对UDCA应答欠佳的PBC患者的治疗尚在探索之中。有研究者试用阿托伐他汀、莫西普利、MMF、MTX及水飞蓟素等进行治疗，但均为小样本量研究，且疗效尚不确定。2009年EASL的指南建议对UDCA生物化学应答欠佳的无肝硬化（组织学分期1～3期）患者，可考虑给予UDCA联合布地奈德（6～9 mg/d）治疗。此外，有研究表明对于早期的对UDCA应答不佳的PBC患者，联合应用苯扎贝特治疗可以改善胆汁淤积。另一项中国的研究表明联合应用非诺贝特治疗UDCA应答不佳的患者可以改善肝脏生化指标。

CA是一种半合成的初级胆汁酸鹅去氧胆酸的类似物，能够选择性激活胆汁酸核受体FXR。研究提示OCA具有较好的抗胆汁淤积、抗炎症和抗纤维化的作用。相关的临床研究亦已经正式了OCA长期使用的疗效及安全性。不过需要提到的是，有少量的病例报告OCA可导致严重的肝脏失代偿事件，因此在失代偿肝硬化的PBC患者中的应用要谨慎。

二、原发性硬化性胆管炎

原发性硬化性胆管炎（PSC）是一种慢性、胆汁淤积性肝脏疾病。其特点是胆管炎症性、纤维化性过程，肝内外胆管均可受累。此疾病可以导致不规则的胆道毁坏，包括多部位胆道狭窄形成。PSC是一种进展性疾病，最终可以发展到肝硬化和肝功能衰竭。

（一）诊断

诊断标准如下：有 ALP 和 GGT 升高等胆汁淤积生化特征的患者，MRCP、ERCP、经皮肝穿刺胆管造影显示典型的多灶性狭窄和节段性扩张的胆管改变，并除外继发性硬化性胆管炎，即可以诊断PSC。建议对于疑似 PSC 的患者首先行 MRCP，不能确诊时可考虑ERCP。

（二）治疗

目前尚无治疗PSC的有效药物。治疗的主要目标为PSC的相关并发症，包括脂溶性维生素缺乏、骨质疏松、大胆管狭窄、胆管癌。肝移植是终末期PSC唯一有效的治疗手段。目前最大样本量的3项随机安慰剂对照研究，分别使用UDCA 13～15 mg/kg·d、17～23 mg/kg·d和28～30 mg/kg·d，结果表明UDCA可以改善PSC的生化指标，但对于病死率及肝移植率无显著改善。

糖皮质激素和其他免疫抑制剂未显示出对疾病的活动性或PSC结局起到改善作用。小型随机、安慰剂对照或试验性研究曾经对免疫抑制剂的作用作了研究，这些药物包括泼尼松、布地奈德、AZA、CsA、MTX、FK506、己酮可可碱、秋水仙碱及青霉胺等。没有证据表明这些药物有效，所以不推荐用来治疗典型的PSC。合并AIH的PSC成人患者可应用皮质类固醇和其他免疫抑制药物来进行治疗。

胆总管显著狭窄定义为：胆总管狭窄，直径≤1.5 mm，或肝胆管狭窄，直径≤1.0 mm。45%～58%的PSC患者在随访中出现显著狭窄。当胆管存在显著狭窄导致胆管炎、黄疸、瘙痒、右上腹痛或生化指标恶化时，需考虑行内镜治疗。内镜治疗的常用的方法有括约肌切开、导管或球囊扩张、支架置入等。目前尚缺乏临床随机对照研究以评估内镜治疗的疗效，因此，最佳的治疗策略尚存在争议。

经内镜和（或）经皮治疗效果不佳的显著狭窄患者，如果无肝硬化，建议行手术治疗。外科手术常见的术式包括：胆道旁路术（胆肠吻合术）、切除肝外狭窄胆管、肝管空肠Roux-Y吻合术。尽管单纯的胆道旁路术仍在使用，但肝外胆管切除联合肝管空肠Roux-Y吻合术是更好的术式。

肝移植是治疗终末期PSC患者的唯一手段，可以治愈进展性疾病。PSC患者肝移植后五年生存率可达85%，但20%～25%患者在术后5～10年复发。

三、妊娠期内胆汁淤积

（一）诊断

妊娠期内胆汁淤积（intrahepatic cholestasis of pregnancy, ICP）为妊娠期特有疾病，常发生于妊娠中晚期，临床上以皮肤瘙痒，血清学以肝内胆汁淤积的指标异常，病程上以临床表现及生化异常在产后迅速消失或恢复正常为特征。其病因及发病机制尚不明确。ICP发生具有明显的地域性。ICP孕妇产后一般可完全恢复，预后良好，但围产期容易诱发胎儿宫内窘迫、新生儿早产及围产儿死亡。

诊断的基本要点：①起病大多数在妊娠晚期，少数在妊娠中期；②以皮肤瘙痒为主要表现，程度轻重不等，无皮疹，少数孕妇可出现黄疸；③患者全身状况尚可，无明显消化道症状；④可伴肝功能异常，主要是血清ALT、AST轻、中度升高；⑤可伴血清胆红素水平升高，以直接胆红素为主；⑥分娩后瘙痒及黄疸迅速消退，肝功能迅速恢复正常。确诊ICP可根据临床表现结合血清甘胆酸及总胆汁酸2个指标，血甘胆酸升高≥10.75 μmol/L或总胆汁酸升高≥10 μmol/L可诊断ICP。

ICP诊断要求排除其他疾病，包括皮肤疾病、肝胆系统其他疾病，并且通过产后访视复查作出最后诊断。需要排除肝炎病毒、EBV、CMV和ABCB4缺陷症等导致的肝损害，以及自身免疫性慢性活动性肝病。超声检查有助于排除其他严重肝病及肝胆系统结石。

（二）治疗

治疗的目标是缓解瘙痒症状，降低血清总胆汁酸水平，改善肝功能，最终达到延长孕周，改善妊娠结局的目的。药物治疗主要包括以下2种。

美国FDA将UDCA列为妊娠期B级药物，可用于治疗妊娠中晚期ICP患者，67%～80%ICP患者瘙痒减轻、肝功能改善。推荐剂量10～20 mg/kg·d，分3次口服。目前尚未发现UDCA造成人类胎儿毒副作用及围产期远期不良影响的报道，妊娠中晚期使用安全性良好。

SAMe为国家市场监督管理总局批准的用于ICP治疗的药物。国内的荟萃分析表明SAMe可以改善某些妊娠结局，如降低剖宫产率、延长孕周等，还可以改善肝脏生化指标。UDCA标准治疗后瘙痒症状改善不明显，可选择SAMe或联合治疗。推荐剂量为静脉滴注每日1 g，口服每日1～2 g。尚未发现对胎儿的毒副作用和对新生儿的远期不良影响。

在药物治疗的同时，还需注意产科情况。可选择硫酸镁、利托君（ritodrine）或钙通道阻滞剂等积极预防、治疗早产，促进胎儿生长及胎肺发育，使用维生素K_1预防母儿出血。强调治疗过程中加强胎儿监护，把握终止妊娠时机，对降低围生儿病死率具有重要意义。妊娠35周后，若出现病情进展、宫缩不能抑制、胎动异常、胎心率变异消失或应激试验无反应、羊水胎粪污染等，应把握时机，终止妊娠。

四、药物性胆汁淤积性肝病

（一）诊断

药物是引起肝细胞性胆汁淤积的常见原因。药物性肝损伤

（DILI）可分为肝细胞损伤型、胆汁淤积型及混合型，其中20%～25%为胆汁淤积型，特点为ALP＞2ULN或R值（R为ALT/ULN与ALP/ULN的比值）≤2。引起药物性胆汁淤积的常见药物包括血管紧张素转换酶抑制剂、阿莫西林/克拉维酸、氯丙嗪、红霉素、某些中草药等。药物在CYP450等药酶的作用下产生的部分代谢产物可与载体蛋白或核酸结合，形成抗原，通过激发自身免疫反应，造成肝细胞膜Na^+-K^+-ATP酶和毛细胆管膜的Mg^{2+}-ATP酶的活性下降，毛细胆管周围的肌动蛋白纤维受损，影响肝细胞膜的通透性和毛细胆管转运体，导致肝内胆汁酸排泄障碍，损伤肝脏。

　　DILI目前尚无统一的诊断标准。中华医学会消化病学分会肝胆疾病协作组根据急性DILI的主要临床特点，将其诊断线索归纳为：①排除肝损伤的其他病因；②具有急性DILI血清学指标改变的时序特征；③肝损伤符合该药已知的不良反应特征。

　　诊断标准：①有与DILI发病规律相一致的潜伏期；②有停药后异常肝脏指标迅速恢复的临床过程；③必须排除其他病因或疾病所致的肝损伤；④再次用药反应阳性。符合以上诊断标准的①+②+③，或前3项中有2项符合，加上第④项，均可确诊为DILI。

　　排除标准：①不符合DILI的常见潜伏期；②停药后肝脏异常升高指标不能迅速恢复；③有导致肝损伤的其他病因或疾病的临床证据。如具备第③项，且具备第①②项中的任何1项，则认为药物与肝损伤无关。

　　疑似病例：①用药与肝损伤之间存在合理的时序关系，但同时存在可能导致肝损伤的其他病因或疾病状态；②用药与发生肝损伤的时序关系评价没有达到相关性评价的提示水平，但也没有导致肝损伤的其他病因或临床证据。对于疑似病例，应采用国际共识意见的RUCAM量表进行量化评估。

（二）治疗

治疗关键是停用和防止重新给予引起肝损伤的药物、属于同一生化家族的药物（以防止有相关化学结构的药物间的交叉毒性反应），同时应尽快清除和排泄体内药物。保肝药物应尽量简化，应用疗效确切的药物，可选择的药物包括SAMe、UDCA、还原型谷胱甘肽、多烯磷脂酰胆碱等。皮质激素在药物诱导的胆汁淤积性肝病中可考虑使用，特别是那些有免疫高敏感性证据者，但应监测其相关不良反应。对于药物治疗效果欠佳、病情迁延不愈者，可以酌情考虑人工肝支持治疗。

五、 酒精性肝病合并胆汁淤积

（一）诊断

酒精性肝病（ALD）是因长期大量饮酒所致的肝脏疾病，初期常表现为脂肪肝，进而可发展为酒精性肝炎、酒精性肝纤维化和酒精性肝硬化。各型ALD均可发生胆汁淤积。急性酒精性胆汁淤积罕见，酒精性脂肪肝患者也极少发生胆汁淤积。而大约25%慢性ALD合并肝内胆汁淤积，且往往提示预后不良。

（二）治疗

ALD的治疗原则：戒酒和营养支持，减轻ALD的严重程度，改善已存在的继发性营养不良和对症治疗酒精性肝硬化及其并发症。戒酒是ALD最主要的治疗措施，同时应重视营养支持治疗。常规药物治疗可选择多烯磷脂酰胆碱、甘草酸制剂、水飞蓟类。动物实验研究表明SAMe可以减轻酒精引起的线粒体损伤，改善肝功能。临床研究表明SAMe长期治疗可降低酒精性肝硬化患者的病死率，延长生存期或延迟肝移植。

在ALD中研究最广泛的是激素的使用，但要排除严重肝炎，以及并发胰腺炎、消化道出血、肾衰竭或活动性感染的患者。对于合并胆汁淤积的重症病例，推荐使用肾上腺皮质激素治疗，如果使用激素7天内黄疸无消退，提示无应答，应停用激素，避免不良反应发生。AASLD的ALD诊疗指南中推荐的预后评估方法是MDF，MDF=4.6×（患者的PT-对照PT）+TBil（mg/dL）。激素使用的阈值（MDF评分≥32定义为高风险病死率患者）可能存在一个最大限度，超过这个阈值，以减少炎症级联反应为主的内科治疗可能弊大于利。MDF＞54的患者比起不处置的患者，使用激素有更高的病死率。应用激素治疗的剂量和疗程在临床试验中是多变的，AASLD指南建议方案为泼尼松40 mg/d，使用4周，然后减量维持2～4周或者停药。

（王铭）

参考文献

［1］Shiffman RN, Shekelle P, Overhage JM, et al. Standardized reporting of clinical practice guidelines: a proposal from the Conference on Guideline Standardization[J]. Ann Intern Med, 2003, 139(6): 493–498.

［2］Guyatt GH, Oxman AD, Vist GE, et al. GRADE: an emerging consensus on rating quality of evidence and strength of recommendations[J]. Brit Med Journ, 2008, 336(7650): 924–926.

［3］Heathcote EJ. Diagnosis and management of cholestatic liver disease[J]. Clin Gastroenterol Hepatol, 2007, 5(7): 776–782.

［4］European Association for the Study of the Liver. EASL Clinical Practice Guidelines: management of cholestatic liver diseases[J]. J Hepatol, 2009, 51(2): 237–267.

［5］Heathcote EJ. Management of primary biliary cirrhosis. The American Association for the Study of Liver Diseases practice guidelines[J]. Hepatology, 2000, 31(4): 1005–1013.

［6］Invernizzi P, Lleo A, Podda M. Interpreting serological tests in diagnosing autoimmune liver diseases[J]. Semin Liver Dis, 2007, 27(2): 161–172.

［7］Beuers U. Drug insight: Mechanisms and sites of action of ursodeoxycholic acid in cholestasis[J]. Nat Clin Pract GastroenterolHepatol, 2006, 3(6): 318–328.

[8] Invernizzi P, Setchell KD, Crosignani A, et al. Differences in the metabolism and disposition of ursodeoxycholic acid and of its taurineconjugated species in patients with primary biliary cirrhosis[J]. Hepatology, 1999, 29(2): 320–327.

[9] Yang X. S–adenosyl–methionine for the treatment of drug–induced liver disease in 20 patients[J]. World Chin J Digestol, 2001, 9: 807.

[10] Bangarulingam SY, Gossard AA, Petersen BT, et al. Complications of endoscopic retrograde cholangiopancreatography in primary sclerosing cholangitis[J]. Am J Gastroenterol, 2009, 104(4): 855–860.

[11] 中华医学会肝病学分会, 中华医学会消化病学分会, 中华医学会感染病学分会. 胆汁淤积性肝病诊断和治疗共识(2015)[J]. 实用肝脏病杂志, 2016, 19(6): 2–12.

[12] 于乐成, 茅益民, 陈成伟. 药物性肝损伤诊治指南 [J]. 实用肝脏病杂志, 2017, 20(2): 257–274.

[13] Burt AD, Portmann B, Ferrell L. MacSween's Pathology of the liver[M]. 6th edition. Net helands: Elsevier Medicine, 2011.

[14] 肝内胆汁淤积症诊治专家委员会. 肝内胆汁淤积症诊治专家共识 [J]. 中华临床感染病杂志, 2015, 8(5): 402–406.

[15] Christensen RD, Yaish HM, Gallagher PG. A pediatrician's practical guide to diagnosing and treating hereditary spherocytosis in neonates[J]. Pediatrics, 2015, 135(6): 1107–1114.

[16] Bale G, Avanthi US, Padaki NR, et al. Incidence and Risk of Gallstone Disease in Gilbert's Syndrome Patients in Indian Population[J]. J Clin Exp Hepatol, 2018, 8(4): 362–366.

[17] Fricker ZP, Lichtenstein DR. Primary sclerosing cholangitis: a concise review of diagnosis and management[J]. Dig Dis Sci, 2019, 64(3): 632–642.

[18] Stattermayer AF, Halilbasic E, Wrba F, et al. Variants in ABCB4(MDR3) across the spectrum of cholestatic liver diseases in adults[J]. J Hepatol, 2020, 73(3): 651–663.

[19] Perugino CA, Stone JH. IgG4–related disease: an update on pathophysiology and implications for clinical care[J]. Nat Rev Rheumatol, 2020, 16(12): 702–714.

[20] Khosroshahi A, Stone JH. A clinical overview of IgG4–related systemic disease[J]. Curr Opin Rheumatol, 2011, 23(1): 57–66.

［21］Chaiyadet S, Sotillo J, Smout M, et al. Carcinogenic Liver Fluke Secretes Extracellular Vesicles That Promote Cholangiocytes to Adopt a Tumorigenic Phenotype[J]. J Infect Dis, 2015, 212(10): 1636–1645.

［22］董家鸿, 霍枫, 季茹. 胆管扩张症诊断与治疗指南（2017 版）[J]. 中华消化外科杂志, 2017, 16(8): 767–774.

［23］Fu Z, Li H, Arslan ME, et al. Hepatic Langerhans cell histiocytosis: A review[J]. World J Clin Oncol, 2021, 12(5): 335–341.

［24］Gulati N, Allen CE. Langerhans cell histiocytosis: Version 2021[J]. Hematol Oncol, 2021, 39 Suppl 1: 15–23.

［25］Haroche J, Cohen-Aubart F, Amoura Z. Erdheim-Chester disease[J]. Blood, 2020, 135(16): 1311–1318.

［26］Goria O, Archambeaud I, Lemaitre C, et al. Ischemic cholangiopathy: An update[J]. Clin Res Hepatol Gastroenterol, 2020, 44(4): 486–490.

［27］Condat B, Vilgrain V, Asselah T, et al. Portal cavernoma-associated cholangiopathy: A clinical and MR cholangiography coupled with MR portography imaging study[J]. Hepatology, 2003, 37(6): 1302–1308.

［28］Ketelsen D, Vogel W, Bethge W, et al. Enlargement of the common bile duct in patients with acute graft-versus-host disease: what does it mean? [J]. Am J Roentgenol, 2009, 193(3): W181–W185.

［29］Trivieri MG, Spagnolo P, Birnie D, et al. Challenges in Cardiac and Pulmonary Sarcoidosis: JACC State-of-the-Art Review[J]. Am Coll Cardiol, 2020, 76(16): 1878–1901.

［30］中国系统性轻链型淀粉样变性协作组, 国家肾脏疾病临床医学研究中心, 国家血液系统疾病临床医学研究中心. 系统性轻链型淀粉样变性诊断和治疗指南（2021 年修订）[J]. 中华医学杂志, 2021, 101(22): 1646–1656.

［31］李玉川, 谢新宝, 陆怡, 等. 以新生儿胆汁淤积症为首要表现的垂体柄阻断综合征 4 例 [J]. 中国循证儿科杂志, 2018, 13(5): 359–363.

［32］Ayoub MD, Kamath BM. Alagille Syndrome: Diagnostic Challenges and Advances in Management[J]. Diagnostics（Basel）, 2020, 10(11): 907.

［33］Fabris L, Fiorotto R, Spirli C, et al. Pathobiology of inherited biliary diseases: a roadmap to understand acquired liver diseases[J]. NatRev Gastroenterol Hepatol, 2019, 16(8): 497–511.

下篇

第九章
遗传代谢性肝病的基因检测技术

    遗传代谢性肝病是一大类由于遗传性酶缺陷，导致中间代谢通路发生异常，某些代谢产物或胆汁淤积，从而引起肝细胞损伤的疾病。病因复杂，具有广泛的疾病谱，目前能确诊的已有600余种，在不同地区、不同种族中发病率的差异很大。较为常见的遗传代谢性肝病包括：WD、HH、糖原贮积病（glycogen storage disease, GSD）、AATD、遗传性高胆红素血症、遗传性胆汁淤积等。随着医疗水平的提高，过去少见的遗传代谢性肝病就诊人数显著增多，特殊、复杂的病例越来越多，逐渐受到临床医生更多的关注。然而，由于遗传代谢性肝病临床表现多样、疾病谱广泛、个体差异明显，常规病理及影像学等检查难以找到具体的病因，往往需要结合临床症状体征、系谱分析、染色体检查、生化检查和基因诊断等多种手段相互印证方能确诊，本章节主要针对遗传代谢性肝病的基因诊断进行概述。

第一节 分子诊断的发展概述

精准医学是依据患者内在生物学信息以及临床症状和体征，对患者实施关于健康医疗和临床决策的量身定制。目的是降低重大疾病的发病率，死亡率和致残率，使人类生活更健康。2016年3月底，我国成立了国家精准医学战略专家组，提出了国家"十三五"期间精准医学研究和产业发展战略。国家还发布了重点研发精准医学研究项目的申报计划。通过一段时间的努力与进展，我国精准医学蓬勃发展。

精准医学贯穿疾病诊疗全过程，包括对风险的"精确"预测，对疾病的"精确"诊断，对疾病的"精确"分类，对药物的"精确"应用，对疗效的"精确"评估，对预后的"精确"预测等等。精准医学有重要的应用价值和卫生经济意义。通过风险分析，我们可以发现发病易感基因遗传缺陷；通过精准预测，可以实现疾病早期筛查；通过精准预防，可以针对性延缓或中止病程，防止疾病发展；通过精准治疗监测和预后评估，可以预测对药物的可能反应，实现疗效监测和不良事件预警；最终，指导优化治疗选择，实现合理治疗。

随着精准医学的发展，相应的精准医学诊断技术也突飞猛进。分子诊断便是其中一项重要的诊断技术。分子诊断是指利用分子生物学的技术和方法来研究人体内源性或外源性生物大分子的存在、结构或表达调控的变化，从而对临床疾病的预防、诊断、治疗和转归提供信息和决策依据。分子诊断技术自发明之初，便被长期应用于疾病的预警、筛查与早期诊断等工作，是深度贴合精准医学发展需求的一项诊断技术。在大半个世纪的发展中，其技术也在不断更新迭代，随着时代的变迁而变革。

1953年，DNA双螺旋结构的发现，开启了分子生物学时代。1966年体外复制DNA方法的出现，开启了DNA研究时代，人们开始从遗传基因层面，探索疾病的来源和发展。随后，1977年，DNA测序技术建立，开启了解读基因的时代。Sanger测序作为经典的基因测序技术，至今仍然在疾病诊疗中扮演着重要角色。1983年，PCR技术的发明和应用，标志着分子检测时代的到来。1986年，出现了第一台全自动测序仪，进一步推广了PCR技术的应用。于是自1989年，PCR技术开始应用于临床检验医学，真正开启了临床分子诊断的时代。随着技术的革新，1996年，qPCR开始服务于临床检验，临床精准分子诊断的时代来临。随后，自2005年开始，临床分子诊断迎来飞跃性发展：基因芯片系统在国际上通过认证，二代测序技术促进分子诊断高通量化，三代测序进一步推进高通量基因测序技术临床应用，多种技术的两两联合或多种联合更进一步提升了疾病诊疗技术发展进程。

目前分子诊断不仅仅应用于医学领域，也广泛应用于农业、工业、生命科学等多个领域。从基本技术原理看，分子诊断主要分为两类。一类是靶向检测，主要用于检测一种或者多种已知目标。目前临床中常用的实时荧光PCR、多重PCR、基因芯片、微流控芯片等技术，均属于此类。另一类是非靶向检测技术，先读取序列数据，再通过序列比对确定目标。宏基因组测序技术就是非靶向检测的代表。该类技术可以用于检测未知目标，也可以发现和鉴定新目标。例如，新型冠状病毒就是利用宏基因组测序技术检出，并且通过与既往感染病原体基因序列数据库比对，确定为一种新的冠状病毒。以下我们将介绍现有分子诊断技术进展。

一、高精度核酸检测技术

病毒性肝炎是我国引起慢性肝病的重要病因，嗜肝病毒核酸检测在疾病诊断、治疗指征评估、病情与疗效监测中有重要价值。近年来，随着人们对肝病认识的深入，越来越多非嗜肝病毒也被发现可以引起肝损害。非嗜肝病毒的核酸检测自然而然也成为了肝损害病因诊断及诊疗评估的重要工具。目前针对病毒核酸的检测已经进入高精度时代，比起传统病毒核酸检测技术，高精度病毒核酸检测技术的自动化程度不断提升。既往核酸检测需全手工操作，而后逐渐转变为半自动化，目前全自动核酸提取检测系统已大量推广应用于高精度检测。高精度病毒检测技术的检测灵敏度也在不断提升，普通病毒核酸检测下限从传统检测的1 000 IU/mL，目前已经提升到100 IU/mL，并且已大面积应用。然而，高精度核酸检测的检测下限多为15～30 IU/mL，灵敏度更高，部分极高灵敏度的病毒核酸检测的下限甚至可为5～10 IU/mL。除此以外，核酸提取方法也在不断进行简化，从最早的加热煮沸法到后来的离心柱提取，再到更为便捷的常温化学裂解"一步法"，纳米磁珠的加入更进一步提升了常温化学裂解法的效率。

二、数字PCR技术

数字PCR是一种新兴的核酸分子绝对定量技术。其技术原理是，通过微流控的方式，使稀释过后的核酸溶液形成微液滴，然后分散至芯片的微小反应体系中，使得每个反应体系中的核酸分子数少于或等于1个。经过PCR的循环扩增，有1个核酸分子模板的反应模块就会出现荧光信号，没有核酸模板的反应模块不产生信号，通过信号计数，就可以推算出原始溶液的核酸浓度。

数字PCR技术目前已经广泛应用于医学、生物学的各个领域，如拷贝数变异（copy number variant, CNV）的检测、突变位置和数量的检测、丰度较低且背景干扰较多的核酸分子的检测、二代测序数据的验证、miRNA微小表达差异的探索、单细胞基因表达分析等。

三、基因芯片技术

20世纪80年代，学界提出了用杂交法鉴定核酸序列的技术构想。1991年，世界上第一张基因芯片诞生，该芯片基于光刻技术研发，仅仅用于小规模科学研究。3年后，世界上第一颗商业化基因芯片诞生。随后，基因芯片开始快速发展。1997年，美国斯坦福大学的布朗（Brown）实验室完成了世界上第一张全基因组芯片，至今已经有多种芯片应用于生命科学的各个领域。尽管在不断拓展应用，但是现有主流基因芯片的主要应用范围仍然在科研领域，特别是生物医药领域，涵盖了基因表达检测、突变检测、单核苷酸多态性（single nucleotide polymorphisms, SNPs）或基因组多态性分析、基因文库作图、杂交测序等。基因芯片有助于快速寻找到新的功能基因，作为药物作用靶点或是基因调靶点，为开发新的诊疗手段和策略打下基础。

目前基因芯片检测的核心技术包括了核酸等温扩增、微流控设计、实时荧光检测等等。特异性等温扩增技术可以有效避免"非特异性"，微流控设计可以实现不同反应池之间的"零"交叉污染，高灵敏度的实时荧光检测技术可以实现结果的自动判定。

四、多重PCR技术

多重PCR技术是一类针对疾病综合征的病原体或病因检测技术，将可以引起类似临床表现的病因检测步骤复合起来，通过一次检测完成筛查诊断。综合征检测这一概念正是基于多重PCR技术的发展和应用推广开来的。多重PCR技术具有多种优点。首先，通过一次检测即可诊断或者排除多种病原体或病因，可以显著提高诊断效率。其次，仪器多为一体化设计，操作简单，生物安全性也进一步被提高。再次，多重PCR技术的检测设备可以在普通实验室应用，也可以进行床旁检测，使该技术可以进一步推广到基层医疗卫生机构。更重要的是，多重检测不需要批量检测，可以做到样本随到随做，显著缩短样本的周转时间。

多重PCR的技术原理是，通过扩增曲线和溶解曲线的不同分别在不同的荧光信号通道采集目标信号，可以实现单通道多重检测，无须多管，大大减少检测成本，提高标本的利用率和检测效率。目前已经有多种多重PCR检测多联检被批准应用于呼吸道病原体的检测，包括病毒、细菌等主要感染病原体。多联检的组合可根据临床需求自由搭配，目前在病原检测外的扩展应用正在不断研发推广。

在多重PCR的基础上叠加巢式扩增，形成多重巢式荧光PCR，即可大大增加检测靶标的种类，可以在一次检测中同时覆盖细菌、真菌、病毒、寄生虫等两种或多种病原体，甚至可以同时覆盖耐药基因检测。多重巢式荧光PCR拓展了在感染性疾病中的应用场景。该思路在未来的检测技术发展中或可应用于感染相关肝损害的联合检测。

五、全自动PCR检测系统

全自动PCR检测系统作为一种操作门槛低、便捷的分子检测系统，目前已经广泛应用于各级医疗机构、各类研究所、出入境检疫、食品加工等。人性化操作是全自动PCR的明显优势，但是低准入门槛也容易导致污染问题，因此目前大部分全自动PCR检测系统均采用试剂盒集成PCR反应体系，来避免操作人员和操作环境的污染问题。

六、移动分子诊断系统

移动分子诊断系统的功能集成、操作便捷、小巧灵活等优势极好地解决了检测技术的下沉问题，应用场景更加广泛。在临床医疗上，其可以从医院ICU、手术室、急诊，下沉延伸至社区医疗点、基层卫生院等。在健康管理方面，移动分子诊断系统可以应用于体检中心、家庭自检等。在突发疫情处理、灾害医学救援、生化排险、战地医疗房间，其也能发挥作用。

七、宏基因组学技术

宏基因组学通常是指针对感染性疾病进行检测。了解宏基因组的概念，首先需要了解什么是"生境"。生境是一个生态学中的环境概念，指生物的个体、种群或群落生活地域的环境，包括了必须的生存条件和其他对生物起作用的生态因素。

宏基因是以特定的生境（针对病原微生物，则是病灶部位）的整个微生物群落作为研究对象，无须培养，直接从环境样本中提取全部微生物的DNA和/或RNA，构建宏基因组文库，利用基因组学的研究策略研究目标样本中所包含的全部微生物的遗传组成和群落功能，其中对病原体鉴定需要达到"种"的水平。

宏基因组学技术可应用于不明原因肝病的诊断和鉴别诊断，但通常不作为常规检测手段。该技术在考虑感染性病原体引起的肝损害，病因无法明确时，可进行进一步的诊断和鉴别。必要时需要结合肝活检，获取局部组织样本配合检测，故而在应用时需考虑有创性问题。

综上所述，分子诊断技术应用领域不断拓宽，技术手段不断革新，除了在乙肝、丙肝等传统传染病的防治、HCC的早期诊断、遗传突变的筛查之外，必将逐渐覆盖全民健康，覆盖全生命周期，覆盖不同人群，在更多的诊疗场景发挥作用。

第二节 遗传代谢性肝病的基因诊断概述

一、疑难肝病概述

肝脏疾病是威胁人类健康的一类重要疾病，我国也是世界上肝脏疾病高发的国家之一。多种肝病的临床表现具有相似性，多数非病毒性肝病缺乏特异性标志物，许多肝病无特征性影像学改变，这些给临床诊断带来困难。疑难、复杂肝病不是一个独立的临床诊断，疑难肝病是指既往较少见到或应用常规方法难以诊断的肝病，而复杂肝病是指多种因素重叠、造成临床表现复杂而难以诊断的肝病。医学科学的飞速发展，虽极大地提高了我们对肝病的诊断和治疗水平，但仍有约10%的疑难肝病经过各种常规检查仍无法明确诊断。因此，认识并诊断疑难肝病，对于提高临床诊治水平十分必要。

（一）肝病的分类

从病因上区分，临床上可见的肝病类型包括：感染性肝病、遗传及代谢性肝病、AILD、DILI、胆管性肝病、血管性肝病、肉芽肿性肝病、肿瘤性肝病，以及继发于其他系统性疾病的继发性肝病等。其中，每一类型中又有多个亚类别，例如：根据病原体不同，感染性肝病又分为病毒性肝炎，非嗜肝病毒肝炎，细菌性肝脓肿等细菌感染性肝病，阿米巴肝脓肿等寄生虫感染性肝病，除此以外，真菌、结核分枝杆菌、非结核分枝杆菌等各种类型的病原体均可以引起肝脏损害，导致相关的感染性肝病。在遗传及代谢性肝病中，又区分了ALD、NAFLD和遗传代谢性肝病等等。既往ALD之外的与IR和遗传易感相关的代谢应激性肝损害被称为NAFLD。随着对发病机制认识的深入，现在统一称为代谢相关脂肪性肝病（MAFLD）。MAFLD作为新的病名是2020年3月由国际专家组成的专家小组提出的，新的疾病名称代表MAFLD的诊断是基于代谢功能障碍这一关键驱动因素的"肯定性"诊断标准，无须考虑饮酒或其他伴随的肝脏疾病因素。遗传代谢性肝病是因为遗传缺陷，导致某种酶或其辅因子缺如或异常，引起特定代谢物蓄积或缺乏，以肝功能受损为主要表现的一系列肝病，大多呈常染色体隐性遗传，包括了WD、遗传性高胆红素血症、HH等等。AILD根据其病理生理机制的不同，区分为AIH、PBC、PSC等。其他类型的肝病同样也包含了不同病因（表9-1）。由于不同疾病诱发的肝损害其临床表现、诊疗方法、预后都有明显差异，明确诊断才能更进一步进行精准治疗。

表 9-1   肝病的分类及常见病因

分类	常见病因
感染性疾病	肝炎病毒、其他嗜肝病毒、非病毒性感染
遗传及代谢性疾病	非酒精性脂肪性肝病、酒精性肝病、肝豆状核变性、遗传性高胆红素血症、铁过载、α_1-抗胰蛋白酶缺乏、囊性纤维化等
自身免疫性肝病	自身免疫性肝炎、原发性胆汁性胆管炎、原发性硬化性胆管炎、免疫球蛋白G4相关硬化性胆管炎
药物性肝损害	急性/慢性药物性肝损害
胆管性病变	胆汁淤积性肝病、胆管病变等
血管性病变	巴德-基亚里综合征、门静脉海绵样变等
肉芽肿性疾病	结核、药物反应
肿瘤性病变	肝细胞癌、转移性肿瘤
系统性疾病累及肝脏	肝卟啉病、淀粉样变、血液系统疾病等

（二）遗传代谢性肝病的分类

在疑难、复杂肝病的诊断中，遗传代谢性肝病常常给诊疗造成困扰。目前已知命名的遗传病有21 000多种，其中90%以上的疾病是常染色体隐性遗传病。临床上常见的有600余种。隐性遗传是指夫妻双方都携带致病基因，就可能把两人共同的遗传缺陷传给孩子，导致遗传代谢病。父母一方携带致病基因，那孩子有50%可能性携带致病基因，只是携带不一定发病。目前我国遗传代谢性肝病的诊疗现状是：种类繁多，发病率低，但全国人口基数庞大，实际患者数并不少；发病机制不清，基因突变谱不明；临床诊断困难，漏诊误诊较多；有效治疗手段少，治疗欠规范；国内研究以个案报道为主，缺乏系统性的研究及随访观察。

根据发病年龄，遗传代谢性肝病分为儿童型与青少年/成人型；根据肝损伤类型，分为肝细胞损伤为主型、高胆红素血症为主型和胆汁淤积为主型；根据临床病理表现，又分为胆汁淤积型、代谢物贮积型、脂肪变性型、肝细胞型、肝硬化型、肿瘤型；按照代谢物质类型分类，分为金属离子型、糖代谢型、脂代谢型和氨基酸代谢型。其中，按照代谢物质类型分类对临床治疗有重要的指导意义。针对性地调控代谢物质的水平，可以帮助延缓疾病进展，改善预后。

遗传代谢性肝病的临床表现为多样性，常常出现无特征性的肝脏损伤症状，包括黄疸、凝血异常、肝脾大、肝硬化等。随着疾病的进展可以出现多脏器损伤，包括神经、视力、听力、肾脏、心脏、骨骼、皮肤黏膜等等。各种脏器的损伤中以神经系统多见，出现惊厥、精神行为异常、智力减退、意识障碍等。儿童常常有生长发育迟缓等全身表现。

遗传代谢性肝病对儿童危害最大，儿童非病毒性肝损害中，遗传代谢性肝病是头号病因，极易造成儿童死亡或残疾。根据我国某大型三甲医院的统计数据显示：GS、WD、DSJ在儿童发患者数中排名前三。遗传代谢性肝病的诊断依赖特殊的检测技术，例如：血、尿氨基酸分析、肝脏病理组织学、基因检测等，大部分疾病都需要终身治疗或进行肝移植。

阐明遗传代谢性肝病的病因不仅有利于疾病本身的诊断和个性化治疗，更进一步促进了对疾病状态下肝脏病理生理功能的认识，也提供了研发潜在治疗靶点的可能。例如，近些年来在遗传因素引起的新生儿肝内胆汁淤积症（neonatal intrahepatic cholestasis caused by citrin deficiency, NICCD）中，通过区分病因，并针对不明病因给予针对性治疗，大大改善了患者的预后。PFIC Ⅰ型和Ⅱ型的患者，往往具有明确的胆汁酸合成缺陷，用初级胆汁酸进行替代治疗，可以使患者长期无症状。

二、遗传代谢性肝病的基因诊断基础

遗传病是受精卵或母体受到遗传或环境的影响，引起下一代遗传物质改变，从而形成的先天疾病，可分为染色体病、单基因遗传病、多基因遗传病、线粒体遗传病和体细胞遗传病五大类。多数遗传代谢性肝病为单基因遗传病。单基因遗传病是指存在于生殖细胞或受精卵中的突变基因，按一定方式在上下代之间进行传递，其所携带的突变遗传信息经过表达则可形成具有一定异常性状的疾病。单基因遗传病的发生主要受一对突变等位基因的控制，遵循孟德尔遗传规律传递遗传物质。根据决定疾病基因所在染色体不同（常染色体或性染色体），以及疾病基因性质的不同（显性或隐形），可将人类单基因遗传分为3种主要的遗传方式：①常染色体遗传，包括常染色体显性遗传和常染色体隐性遗传；②X连锁遗传（X-linked inheritance），包括X连锁显性遗传和X连锁隐性遗传；③Y连锁遗传。基因突变类型包括单个碱基的替换、缺失或插入；也可出现多个碱基的变化，如大小不同片段的缺失和插入。

点突变（point mutation）是指一个碱基被另一个碱基所替代，是最常见的突变，包括同义突变（same sense mutation）、错义突变（missense mutation）、无义突变（nonsense mutation）、终止密码突变（terminator codon mutation）。同义突变是指碱基替换后，一个密码子变成另一个密码子，但所编码的氨基酸没有改变，因此蛋白质的功能不受到影响。错义突变是指碱基替换后mRNA的密码子变成编码另一个氨基酸的密码子，改变了氨基酸序列，从而影响了蛋白质的功能。无义突变是指碱基替换后，编码氨基酸的密码子变为不编码任何氨基酸的终止密码子（UAG、UAA、UGA），使多肽链的合成提前终止，肽链长度缩短，而成为无活性的多肽片段。终止密码突变是指由于碱基替换的发生，使得DNA分子中某一终止密码变成了具有氨基酸编码功能的遗传密码子，使本应终止延伸的多肽链继续合成，最终形成功能异常的蛋白质分子。而由基因组上单个核苷酸改变而引起的DNA序列多态性称为SNPs，包括碱基的转换、颠换以及单碱基的插入、缺失等，这也是遗传代谢性肝病的最主要突变种类。移码突变（frame shift mutation），是由插入或缺失（insertions or deletions, InDels）造成，是指在DNA编码序列中插入或丢失一个或几个碱基，造成插入点或缺失点下游的DNA编码框架全部改变，导致突变点以后的氨基酸序列都发生改变。能够发生移码突变的遗传代谢性肝病包括Ⅰ型GSD、原发性肉碱缺乏症（primary carnitine deficiency, PCD）、PFIC等。CNV属于基因组结构变异（structural variation, CV），是染色体物质的缺失或重复，大小从一千碱基（1kb）到数兆碱基（Mb）不等，最大的CNV会导致整个染色体的丢失或增加。根据其大小可分为显微水平和亚显微水平。显微水平的基因组结构变异主要是指显微镜下可见的染色体畸变；亚微水平变异是指DNA片段长度在1 kb～3 Mb的基因组结构变异。

基因突变可对蛋白质的功能产生不同的影响，主要包括功能丢失、功能获得、新特性获得以及异时表达或异位表达。功能丢失性突变是遗传代谢性肝病的最常见突变形式，编码区或调控区的突变多数都会导致蛋白质失去正常功能或表达水平。同时，由于突变蛋白的稳定性较差，也会使其在细胞内的含量下降。因此对该类疾病，临床上可以通过检测患者相应蛋白质的表达水平辅助诊断。功能获得性突变是指在某些情况下，突变也可能因使突变蛋白结构改变并且活性增强而改变机体的生化表型；或使蛋白质的调节区域发生突变，促进该蛋白质的合成数量增加，活性也相应增强。新特性获得突变指突变使蛋白质产生新的特性并导致疾病发生。异时或异位表达是指基因突变导致基因在错误的时间或地点进行表达，在遗传代谢性肝病中较为罕见。

第三节 疑难肝病基因检测的价值

疑难肝病的诊断除了依据常规病史、查体、实验室检查、影像学检查外，精确的肝脏病理学检查以及分子生物学检测至关重要，因此建立疑难肝病的病理及分子诊断平台是构建疑难肝病诊疗体系的核心。疑难肝病的病理诊断平台的建设主要包括自动病理组织脱水机、生物组织包埋机、全自动病理组织切片机、全自动多功能组织病理检测系统、非染色肝纤维化数字病理扫描系统及肝纤维化量化评估数字病理分析系统。疑难肝病的分子诊断平台的建设主要包括全自动荧光qPCR分析仪、二代高通量测序仪等等，所以分子诊断的核心是DNA检测（基因检测）。基因是有遗传信息的DNA序列，基因检测是利用血液、体液或组织标本，通过探测基因或基因多态性的存在，分析基因的存在、类型和缺陷及其表达功能是否正常的一种方法。基因检测按照检测对象可以被分类为：针对已知的序列改变进行的检测，针对较大的结构性变异的检测，识别未提前选定的突变的检测。针对已知的序列改变进行的检测具有靶向性，仅用于提前选定的一定数量的序列改变。位点选择取决于与临床表型的关联，基因改变可能位于单基因内，也可跨多个基因，检测数量可以从单个突变到多个突变。针对较大的结构性变异的检测有助于分析综合性质的表型，通常与染色体水平的异常相关，并非与单个外显子或者基因水平相关。针对未提前选定的突变进行的检测旨在发现突变，靶向已知突变呈异质性分布的基因，靶向检测基因组中更大的片段。

在基因检测时代，随着全基因测序时代生物信息学技术空前发展，学界认为所有疾病的发生过程都可能与基因相关，人类疾病谱也被重新划分。根据人类疾病与基因的关系，疾病可以被分为单基因病、多基因病与获得性基因病。单基因病指某一特定基因发生改变致病，如多指症、白化病、早老症等。多基因病发生常涉及两个以上基因结构表达改变，如糖尿病、高血压、哮喘等。获得性基因病是由外来基因入侵宿主导致，如感染性疾病就是获得性基因病。遗传代谢性疾病是酶或者辅因子的缺陷和异常，导致特定代谢物的缺陷或累积而致的疾病。婴儿、儿童、成人出现常规检查无法明确的代谢异常时，应考虑遗传代谢性疾病的可能。患者预后取决于早期识别、早期诊断、早期治疗。诊断的延迟会导致严重的代谢紊乱，进行性的器官功能损伤，甚至死亡。当损害的靶器官在肝脏时，即发生遗传代谢性肝病。遗传代谢性疾病常常是单基因或多基因病，故而遗传代谢性肝病也有相应的致病基础基因位点。

一、基因检测价值概述

合理应用基因检测，识别致病基础基因位点，可以有效避免有创性检查或者治疗操作。除了线粒体DNA突变引起的肝病之外，绝大多数遗传代谢性肝病是DNA异常引起的疾病，多表现为常染色体隐性遗传模式，少数DNA异常引起的疾病可以表现为常染色体显性遗传或X连锁伴性遗传。随着分子诊断研究的发展，越来越多可以导致遗传代谢性肝病的突变位点被发现，使得基因检测成为遗传代谢性肝病诊断的常用检测手段。基因检测可以为诊断提供金标准，对阐明遗传代谢性肝病的病因具有重要的临床价值，不仅仅有利于遗传性疾病本身的诊断和个性化治疗，更进一步促进了对肝脏的生理功能的认识，促进对其他非遗传性疾病过程中肝脏损伤发生机制的理解，并提供了潜在的治疗靶点，为预后及遗传咨询等提供必不可少的信息。因此，基因诊断可指导遗传代谢性肝病患者治疗、预后评估及遗传咨询等，服务于患者全程管理。

二、 基因检测与诊断

在世界范围内，已经有许多肝病相关的致病基因被发现和认识。例如citrin作为一种线粒体内钙结合天冬氨酸/谷氨酸载体蛋白，在尿素合成以及还原型烟酰胺腺嘌呤二核苷酸（NADH）的转运中发挥重要作用。希特林缺陷病（citrin deficiency，又称为citrin缺陷病）包含成人发作Ⅱ型瓜氨酸血症（CTLN2）及citrin缺乏所致NICCD两种不同临床表型，其基因突变定位于染色体7q21.3的*SLC25A13*。通过该位点的基因检测，结合临床表现，可以完成疾病的精准诊断。下面列举了部分常见遗传代谢性肝病相关的基因突变位点（表9-2）。

表9-2　部分遗传代谢性肝病相关基因突变位点

疾病	突变
进行性家族性肝内胆汁淤积1型	定位于染色体18q21的*ATP8B1*基因突变
进行性家族性肝内胆汁淤积2型	定位于染色体2q24的*ABCB11*基因突变

续表

疾病	突变
进行性家族性肝内胆汁淤积3型	定位于染色体7q21.1的*ABCB4*基因突变
阿拉日耶综合征	定位于染色体20p12的*JAG1*基因突变
希特林缺陷病	定位于染色体7q21.3的*SLC25A13*基因突变
胆汁酸合成缺陷病	*HSD3B7*、*AKR1D1*、*CYP7B1*等基因突变
各种线粒体肝病	*MPV17*、*DGOUK*、*PLOGTKZ*等基因突变

三、基因检测与有创操作

　　肝穿刺活检是疑难肝病诊断的常用手段，但存在出血、取样误差等相关风险。针对突变基因明确的遗传代谢性肝病，合理利用基因诊断可以避免肝穿刺活检。Alagille综合征是小叶内胆管缺乏引起包括慢性淤胆在内的一系列临床症状，诊断依靠临床特征和肝脏病理检查，90%以上的Alagille综合征由*JAG1*基因突变引起。曾有Alagille综合征患儿被作为胆道闭锁进行腹腔镜胆道造影检查，甚至也有误诊为胆道闭锁后进行Kasai手术（肝门肠吻合术）治疗的案例。通过基因诊断则可以有效避免此类有创性操作。

四、基因检测与治疗随访

　　遗传代谢性肝病很难临床治愈，患者诊断后往往需要接受针对性的治疗并进行长期随访，基因诊断则有助于制订进一步的治疗和随访计划。以PFIC为例，PFIC 1型及PFIC 2型临床表型相似。然而，1型患儿肝移植易出现严重病变，可能发生耳聋，不适合肝移植，因此需要定期检查，观察有无听力障碍发生。2型患儿很少会出现肝外病变，但HCC发生率非常高，应尽早做肝移植。此外，某些线粒体疾病会累及全身

各个脏器，但可以肝病为首发表现，这部分患者如进行肝移植，最终
会因严重神经系统症状导致死亡。基因诊断可避免该类不必要的肝移
植手术。

五、基因检测与遗传咨询

遗传代谢性肝病可以表现为常染色体隐性遗传模式、常染色体显
性遗传或X连锁伴性遗传模式。遗传性胆汁淤积症多数为常染色体隐
性遗传病，患儿兄弟姐妹有25%发病、50%携带致病突变的可能性。那
么，对患儿的无症状兄弟姐妹进行致病基因检测就非常重要，有助于早
期发现、早期治疗。通过检测识别出致病基因，还可以对家庭提供详尽
的遗传咨询服务。基因检测在指导优生优育中也发挥着重要作用。通过
检测羊水脱落细胞或胎盘绒毛膜细胞的基因突变对胎儿进行产前诊断，
可以明确胎儿基因型，并且视突变的严重程度可以选择是否终止妊娠。

第四节　疑难肝病基因诊断方式的选择

一、基因诊断的方法

基因诊断（gene diagnosis）又称分子诊断，是指利用分子生物学技
术，直接检测体内DNA或RNA在结构或表达水平上的变化，从而对疾
病作出诊断。基因诊断直接从基因型推断表型，越过产物（酶与蛋白
质）而直接检测基因，不仅可以对遗传病患者作出直接的临症诊断，
还可以在发病前作出症状前诊断，也可以对有遗传病风险的胎儿/胚胎
作出产前/植入前诊断。基因检测常用的方案包括单基因诊断、外显子
组测序、多基因集合（panel）、全基因组测序等；常使用的技术手段
包括限制性片段长度多态性（restriction fragment length polymorphism,

RFLP）、PCR、DNA测序等。

（一）基因检测方案及选择

大部分遗传代谢性肝病为常染色体隐性遗传代谢病，对于具有明确致病基因及致病突变的疾病，可首先进行单基因诊断，若仅检出一个突变或没有检测到突变，下一步可进行基因靶向缺失/重复分析，以检测外显子和全基因组的缺失或重复，也可考虑包含关键致病基因和其他与鉴别诊断相关基因的基因组panel分析；对于难以确定病因，但考虑可能涉及遗传物质改变的个体，可选择全外显子组测序或全基因组检测。

1.单基因诊断

通过对受检者的某一特定基因（DNA）或其转录物（mRNA）进行分析，以检测小的基因内缺失/插入、错义、无义和剪接位点突变等，对于致病基因明确的单基因遗传病的诊断有重要意义。当单基因诊断无法检出突变，或对于常染色体隐性遗传病仅检测到一个等位基因突变时，需进一步进行外显子组或基因组panel检测，以检测外显子和全基因组的缺失或重复。

2.外显子组测序

人类外显子组包括所有编码核DNA序列，大约有180 000个外显子被转录成成熟的RNA，虽然外显子组仅占人类基因组的1%～2%，但仍包含大多数目前公认的致病变异。外显子组测序能够识别和分析基因组中所有蛋白质编码核基因的序列。

全外显子组测序是一种利用序列捕获技术，将人类基因组的全外显子区域及重要调控功能的非转录区域捕获并富集后进行高通量基因测序的方法，能够检出SNP、InDels和CNV，应用于症状不典型、表型复杂、难以诊断的疾病。当高度怀疑卫星基因致病，或需筛选致病新基因时，也可应用该技术。当有明确致病性基因报道时，可选择相应外显子进行测序，以节约成本。

3.临床基因组测序

人类基因组包括所有编码和非编码核及线粒体DNA序列，核DNA编码了人类超20 000个基因中的大部分；线粒体DNA编码37个基因。构成人类基因组的超过32亿个碱基对中的大多数是重复的DNA或非编码序列，包括非编码RNA。基因组测序能够识别和分析所有编码和非编码核DNA序列，但其中线粒体测序通常作为单独的基因组测序项目。基因组测序可以识别编码区之外的变异，但通常仍无法确定这些变异的致病性。通过基因组测序鉴定出的大多数已确认的致病变异仍在外显子内，其成本高于外显子组测序，但两种检测方法的诊断效用相似。

人类全基因组测序是利用高通量测序技术对个体或群体进行全基因组测序，发现序列或结构变异等信息，通过这种方法可寻找大量的SNP、InDels、CNV以及SV等变异信息，全面获取包括编码区和非编码区的遗传信息，发现疾病的致病基因和突变，解析疾病的发病机制。

疾病panel基因组测序是在疾病诊断方向较为明确的情况下，针对表达蛋白的特定疾病相关的区域进行基因组测序的一种方法，一般包含30～300个基因。选取与患者发病和病情进展相关的基因或最常见的突变基因组成基因panel，根据想要分析的疾病或表型不同，其基因组合也不相同。该方法适用于诊断相对明确，但致病基因较多的病例。如果使用靶向疾病panel没有找到疾病相关的变异，可转向外显子组测序，更大范围去确定有可能的变异。

4.染色体微阵列

染色体微阵列（chromosomal microarray, CMA）是一种用于检测CNV的分子遗传学测试。根据CNVs的大小和基因组位置，缺失或重复可能包含零个、一个或多个基因。CNVs可能是良性的、致病的，或具有不确定的临床意义。CMA可设计用于识别整个基因组或基因组目标区域中的缺失和重复。该检测被推荐作为发育迟缓、多发畸形或不明原因智力落后患者的一线测试，在遗传代谢性肝病中使用有限。

（二）基因检测技术

分子遗传学诊断包括用于确定遗传病的分子基础的各种技术，包括：检测特定致病变体的基因分型，检测涉及一个或多个基因测序，检测涉及一个或多个基因的拷贝数变体的扩增或杂交方法（如qPCR、阵列比较基因组杂交、多重连接探针扩增技术），检测影响基因的表观遗传变化的甲基化特定技术，以及一代及二代测序。

1.限制性片段长度多态性

限制性片段长度多态性（RFLP）。DNA顺序上发生变化而出现或丢失某一限制性内切酶位点，使酶切产生的片段长度和数量发生变化称为RFLP。任何一个基因内切的片段的缺失、插入以及基因重排，即使不影响到限制性内切酶位点的丢失或获得，也很可能引起限制性内切酶图谱的变化，使限制性内切酶酶切片段的大小和数量发生变化，因而这类基因突变可以通过限制性内切酶酶切或结合基因探针杂交的方法将突变找出。

2.聚合酶链反应及相关技术

聚合酶链反应（PCR）。通过变性、退火、延伸的循环周期，使特定的基因或DNA片段在短短的2～3个小时内扩增数十万至百万倍，大大缩短诊断时间。PCR常结合其他技术进行遗传病的诊断。以PCR为基础的相关技术有多种，比如巢式PCR（nested PCR）、多重PCR、PCR等位基因特异性寡核苷酸杂交（PCR/ASO）、PCR-单链构象多态性（PCR-SSCP）、PCR产物变性梯度凝胶电泳（PCR-DGGE）等。

3.DNA测序

生物个体的核酸序列蕴藏着其全部遗传信息，对人体基因组和转录组进行测序，是目前了解人类疾病遗传学基础和实施分子诊断最重要的方法，DNA序列测定是基因突变检测的金标准，适用于已知和未知突变检测，不仅可确定突变的部位，还可确定突变的性质。在遗传代谢性肝病的基因诊断中，最常用的诊断方式包括：第一代测序技术、第二代DNA测序技术。第三代测序技术正处于研发阶段，尚不成熟。

第一代测序技术又称为Sanger测序法，由Frederick Sanger和Walter Gilbert在1975年发明，基本原理是DNA链中的核苷酸以3'，5'-磷酸二酯键相链接。DNA合成过程中，DNA多聚酶催化2'-脱氧核苷三磷酸（dNTP）与DNA链的5'-磷酸基团链接形成3'，5'-磷酸二酯键，使DNA链延伸。在Sanger测序体系中，掺入了2'，5'-双脱氧核苷三磷酸（ddNTP），当ddNTP位于链延伸末端时，由于它没有3'-OH，不能再与其他脱氧核苷酸形成3'，5'-磷酸二酯键，DNA合成便终止。如果末端是一个ddATP，则新生链的末端是A。因此通过掺入ddTTP、ddCTP、ddGTP，使新生链的末端分别为T、C、G。目前Sanger测序法已经实现自动化，采用四色荧光染料代替放射性核素对ddNTP的标记，使用毛细管电泳分离DNA片段，在毛细管电泳中，由于DNA分子大小不同，其在毛细管电泳中的迁移率也不同。当每个DNA分子通过毛细管读数窗口段时，激光检测器窗口中的CCD（charge-coupled device）摄影机检测器就对荧光分子逐个检测，分析软件自动将不同荧光转变为DNA序列，从而完成DNA测序。第一代测序技术的优点是阅读DNA片段长，精确度高，但测序成本高，且通量低。

第二代测序技术（the next-generation sequencing, NGS）是指非Sanger高通量DNA测序技术，可同时对数千万或数十亿的DNA片段进行测序分析，免去Sanger测序中的DNA片段克隆，产生宏量序列信息，进一步简化DNA序列分析程序，降低分析成本，加快分析速度。目前主要用于大规模的核酸测序。根据模板的不同，NGS应用可分为全基因组测

序、目标序列测序、转录组测序、甲基化测序等。NGS的技术平台主要
包括Roche 454测序平台、Illumina HiSeq测序平台、Applied Biosystems
SOLID测序平台，以及IonTorrent Proton-PGM测序平台。

第三代测序技术也称为从头测序技术，即单分子实时DNA测序。
基本原理是dNTP用荧光标记，显微镜实时记录荧光的强度变化。当荧
光标记的dNTP被掺入DNA链时，它的荧光同时在DNA链上被探测到。
当它与DNA链形成化学键时，荧光基团就会被DNA聚合酶切除而荧光
消失。这种荧光标记的脱氧核苷酸不会影响DNA聚合酶的活性，并且
在荧光基团被切除后，合成的DNA链和天然的DNA链完全相同。目前常
用的第三代测序技术有Helicos的单分子测序技术、PacBio公司的单分子
实时（single molecule real time, SMRT）DNA测序技术和蛋白纳米孔测序
技术等。第三代测序技术快速、精确，并且能直接测甲基化DNA和RNA
序列，但目前该技术在遗传代谢性肝病的应用中尚不成熟。

4.DNA芯片

DNA芯片（DNA chip）是一种基于DNA杂交的核酸检测技术，将上
万种寡核苷酸或DNA样品密集排列在玻片、硅片或尼龙膜等固相支持
物上，通过激光共聚焦荧光显微镜获取信息，电脑系统分析处理所得
资料。一次微排列可对上千种甚至更多基因的表达水平、突变和多态
性进行快速、准确地检测。DNA芯片技术是一种高效准确的DNA序列
分析技术，常应用于已知突变检测，若致病基因位点多，可利用基因芯
片技术一次性检测多个致病基因的已知突变。

5.变性高效液相色谱法

变性高效液相色谱法（denaturing high performance liquid
chromatography, DHPLC）是一种针对可能的未知SNPs和突变的筛查技
术。近年来应用DHPLC技术对一些遗传病开展了基因诊断或突变
筛查。

二、疑难肝病基因诊断方式的选择策略

基因诊断的方式需要根据具体病情，针对可疑疾病、可疑基因、可疑突变进行相应检测。尤其在基因检测刚处于起步阶段的地区，由于医疗资源有限，抑或是检测价格昂贵，均需要做到有的放矢。在策略上，首先需要根据可能的疾病选择检测目标。如果考虑特定的疾病或者是特定的基因突变，例如Alagille综合征、NICCD、ARC综合征，需要检测序列异常；涉及多个基因序列的疾病，更需要逐一排查。如果是考虑线粒体功能障碍、线粒体DNA的耗竭以及基因内含子或外显子缺失，则需要检测DNA拷贝数是否异常。

在选择好预定的检测目标后，则需要选择检测技术。检测DNA拷贝数异常，可以选择实时荧光定量技术、基于微阵列比较基因组杂交技术、基于寡核苷酸的微阵列技术以及多重连接依赖式探针扩增技术。检测基因序列异常，可以选择单个基因测序、一组基因测序、全外显子组测序或者是全基因组测序等。

比较基因组杂交技术是一种可以检测DNA拷贝数异常的常用技术。它可以用于检测所有染色体上较小区域的DNA扩增和缺失情况，范围覆盖整条染色体。其技术原理是将患者（或目标）的基因组组成（或DNA）与一名或多名正常个体进行比较，但是其分辨率通常较低。微阵列技术是比较基因组杂交技术的改良技术，提升了检测分辨率，可以完成SNP的检测。SNP芯片可用于基因组的不同区域，甚或是在拷贝数正常的全部染色体中，确定是否存在杂合性缺失。

检测突变最直接的方法是测序。在具有引物和双脱氧核苷酸链终止子的情况下扩增待检DNA序列，并用荧光标记引物或DNA链终止子。DNA序列在自动测序仪内进行电泳时，激光束会激发荧光标记的核苷酸产生信号，最终编译成DNA序列。测序技术的优点是可以准确

识别目标序列上的所有DNA变异，不仅仅包含了检测已知突变，也包含了识别未知突变，进一步增加了对疾病突变谱和基因型—表型相关性的理解。但是测序技术也存在相应的缺点，如测序通常比较昂贵，而且需要选择目标序列，其结果还受到检测样本质量的影响。全基因组测序近年来应用得更为广泛，其优势是可以检测整个基因组的突变，而不需要去刻意选择目标基因或染色体区域，高通量技术的改进将会继续降低成本。但是高通量检测也存在自身的问题，高通量检测的目标更加宽泛，导致其可能检测出较多意义未明的变异（variants of unknown significance, VUS），而VUS的临床意义则需要进一步探索。当然，全基因组测序和VUS的发现对未来医学的发展也有积极的推动意义，如可以对基因进行突变筛查，发现新的序列变异类型再确定其致病性。从而在具有等位基因异质性的疾病中，找出致病突变。在试剂的临床应用中，可以通过对预计并未携带相同等位基因变异的大量正常对照个体进行筛查，确定所筛查突变的致病性；比较同一家族中受累个体和未受累个体的DNA序列，确定所筛查突变的致病性。然而需要指出的是，类似突变的聚集，并不一定代表真正的病因，还需要进一步的功能研究确认其在遗传代谢性疾病中的作用。

遗传代谢性肝病的诊断需结合临床症状、体征、实验室检查、影像学及病理结果，而基因诊断技术特点是早期、无创、快速，可作为一种重要的辅助诊断方法。目前已经有较多检测机构开始提供完善的检测服务。以黄疸为例，针对不同类别的黄疸病因，已经有超过100个基因突变位点可以被检测（表9-3），为临床诊疗提供了更加精准的支撑证据。

表 9-3　黄疸相关突变基因位点

黄疸类型	病因	检测基因
溶血性黄疸	地中海贫血	*HBB*
	丙酮酸激酶缺乏症	*PKLR*
	葡萄糖-6-磷酸脱氢酶缺乏症	*G6PD*
	遗传性球形红细胞增多症	*SLC4A1*、*ANK1*、*SPTB*
	血栓性血小板减少性紫癜	*ADAMTS13*
	双磷酸甘油酸变位酶缺乏	*BPGM*
	纯红细胞再生障碍性贫血	*C15orf41*、*CDAN1*、*COX412*、*SEC23B*
肝细胞性黄疸	吉尔伯特综合征	*UGT1A1*
	先天性甲状腺功能减退征	*GLIS3*
阻塞性黄疸	胆道闭锁	*GPC1*、*JAG1*
	新生儿肝内胆汁淤积症	*SLC2*、*5A13*
	进行性家族性肝内胆汁淤积	*ATP8B1*、*ABCB11*、*ABCB4*
	阿拉日耶综合征	*JAG1*、*NOTCH*
	半乳糖血症	*GALT*、*GALE*
	α₁-抗胰蛋白酶缺乏症	*SERPINA1*
	新生儿鱼鳞病及胆管炎/原发性硬化性胆管炎	*CLDN1*、*CFTR/ABCC7*、*GPBAR1*、*MST1*
	尼曼-匹克病	*SMPD1*、*NPC1*、*NPC2*
	关节挛缩-肾小管功能不全-胆汁淤积综合征	*VPS33B*、*VIPAS39*
	史-莱-奥综合征	*DHCR7*
	先天性胆汁酸合成障碍	*HSD3B7*、*AKR1D1*、*CYP7B1*、*AMACR*
	高甲硫氨酸血症	*ADK*
	遗传性果糖不耐受症	*ALDOB*
	GRACILE综合征	*BCS1L*
	亚急性坏死性脑脊髓病	*PDHA1*
	戊二酸血症	*ETFA*、*ETFB*、*ETFDH*
	氨酰基脯氨酸二肽酶缺乏症	*PEX*
	青少年型肾消耗病	*NPHP1*

续表

黄疸类型	病因	检测基因
其他类型黄疸	淀粉样变性	*APOA1*、*FGA*、*LYZ*
	肝脑型线粒体DNA缺失综合征	*DGUOK*
	氧化磷酸化不足	*EARS2*、*GFM1*
	无纤维蛋白原血症	*FGA*
	先天性高胰岛素低血糖症	*INSR*
	混合型高脂血症	*LPL*
	垂体激素缺乏症	*POU1F1*
	Aicardi-Goutières综合征	*TREX1*

遗传代谢性肝病临床表现往往错综复杂，起病也通常比较隐匿。因此，当患者因不明原因肝病就诊时，在排除了病毒、免疫、酒精、药物、脂肪变等常见病因后需考虑该病。诊疗过程中应仔细询问患者病史、体征、临床表现及家族史，将临床线索结合实验室检查，必要时行肝穿刺活组织检查、基因分析来明确诊断，做到及时发现、及时诊断、及时治疗，改善患者预后。尤其值得注意的是，遗传代谢性肝病并非儿童专属的疾病，有些疾病比较隐匿，可以从儿童期缓慢发病延续至成年，而另一些疾病可在成年时才发病。常染色体隐性遗传的疾病可以在家族中携带而不发病，所以没有家族史的患者也不能完全排除遗传代谢性疾病可能。根据年龄、症状、体征、肝损伤类型等临床特征，对可能疾病作出初步判断，再针对性选择进一步检查。遗传代谢性肝病最终应在综合临床资料、病理特征、特殊检查、基因检测等基础上作出诊断。

特别需要强调的是，由于遗传代谢性肝病多属于罕见病，患病率低且往往缺乏具有病因诊断价值的临床表现，而进一步检查，尤其是特殊的基因检测需要在熟悉临床特征的基础上才能正确选择。因此，为了避免漏诊和误诊，对临床医生的技能提出了更高要求。

第五节　常见遗传代谢性肝病的基因诊断要点

一、糖代谢异常

糖原贮积病（GSD）是一类基因缺陷导致在糖原合成或水解过程中酶缺乏或活性降低，引起机体能量代谢障碍和糖原在组织中过多沉积的遗传性糖代谢疾病，以肝大、空腹酮症低血糖、血脂及尿酸异常为特点，可有肌肉及肾脏病变。依据缺陷酶或转运体的不同可分为十几个类型，累及肝脏的GSD主要有：Ⅰ、Ⅲ、Ⅳ、Ⅵ、Ⅸ型。

Ⅰ型GSD（GSD-Ⅰ）以常染色体隐性方式遗传，分为GSD-Ⅰa和GSD-Ⅰb两型，分别为葡萄糖-6-磷酸酶（glucose-6-phosphatase, G6Pase）基因（*G6PC*）变异导致G6Pase催化活性缺失和G6Pase转运蛋白*SLC37A4*基因缺陷引起。G6Pase与葡萄糖-6-磷酸（G6P）转运蛋白（SLC37A4/G6PT）通过催化糖原分解和糖异生的终末步骤形成负责葡萄糖生产的复合分子，以上两种蛋白的活性缺乏会导致G6P不能通过正常转化为葡萄糖，从而导致肝、肾和肠黏膜中糖原和脂肪的过度积累。如果怀疑GSD-Ⅰ，分子诊断首选突变分析，通过对*G6PC*和*SLC37A4*基因进行基因测序可确诊。目前*G6PC*基因已报道86个致病突变，*SLC37A4*基因已报道82个致病突变，鉴定的突变包括错义和无义突变、导致移码的小缺失和插入、剪接位点突变和较为罕见的基因重排。我国常见的一些突变包括*G6PC*的c.248G＞A（p.Arg83His）、c.648G＞T（p.Tyr202Ter）等。

Ⅲ型GSD（GSD-Ⅲ）以常染色体隐性方式遗传，以肝脏、心肌和骨骼肌的受累程度不一为临床特征。GSD-Ⅲa是最常见的亚型，约占GSD-Ⅲ型患者中的85%，表现为肝脏和肌肉受累；GSD-Ⅲb仅累及肝脏。在婴儿期和儿童早期，肝脏受累表现为肝肿大和发育迟缓，伴有空腹酮症低血糖、高脂血症和肝转氨酶升高。在青春期和成年期，肝病表现变得不那么突出，大多数人出现心脏肥大和/或心肌病表现。GSD-Ⅲ患者存在双等位基因*AGL*的致病变异，可导致糖原脱支酶合成受限，从而妨碍糖原的分解。糖原由多个葡萄糖分子组成，一些葡萄糖分子以直线相连，另一些则分支并形成侧链，糖原的分支结构使其更易于储存，而糖原脱支酶参与这些侧链的分解。对于怀疑GSD-Ⅲ疾病的个体，可首先针对*AGL*进行基因突变分析，常见的变异位点包括*AGL*的c.16C＞T（p.Gln6Ter）、c.1222C＞T（p.Arg408Ter）、c.2039G＞A（p.Trp680Ter）等。

Ⅳ型GSD（GSD-Ⅳ）也称为Andersen disease，以常染色体隐性方式遗传，患者存在糖原分支酶（glycogen branching enzyme, GBE）双等位基因致病变异，从而引起GBE活性降低，这种酶参与糖原合成的最后一步，参与糖原侧链的形成，侧链分支的增加是增加糖原分子的溶解度的关键条件。GBE活性降低会引起异常糖原在肝脏、肌肉中的蓄积。

Ⅵ型GSD（GSD-Ⅳ）也称为Hers disease，以常染色体隐性方式遗传，是一种由于缺乏肝糖原磷酸化酶而影响肝糖原分解的疾病。患者由于存在*PYGL*双等位基因的致病变异，使肝糖原磷酸化酶合成障碍，引起肝糖原分解为葡萄糖-1-磷酸的过程受阻，从而导致肝糖原在肝脏内的贮积。

Ⅸ型GSD（GSD-Ⅸ）是一组以酶磷酸化激酶缺乏为特征的疾病，根据基因突变的差异，可分为Ⅸa、Ⅸb、Ⅸc、Ⅸd至少四种亚型，分别为*PHKA2*、*PHKB*、*PHKG2*以及*PHKA1*基因突变引起糖原无法正常分解，其中Ⅸd亚型（*PHAK1*基因变异）不影响肝脏。GSD-Ⅸ的肝脏形式以X连锁（Ⅸa型）或常染色体隐性遗传方式（Ⅸb和Ⅸc型）遗传。

二、氨基酸代谢异常

遗传性酪氨酸血症（hereditary tyrosinemia, HT）是酪氨酸分解通路上酶的缺陷导致血液中酪氨酸增高所致，临床以神经系统损害为主，少数可出现肝脏表现，根据酶缺陷种类不同分为HT-Ⅰ、HT-Ⅱ、HT-Ⅲ三个亚型，其中HT-1报道的肝脏表现更为多见。

HT-Ⅰ是延胡索酰乙酰乙酸水解酶FAH缺陷所致的一种常染色体隐性遗传代谢病。FAH是酪氨酸分解代谢途径中的终末酶，可将酪氨酸代谢生成的FAA最终分解成延胡索酸和乙酰乙酸，参与糖和脂肪酸代谢。FAH基因定位于常染色体15q23～q25，包含14个外显子，主要表达于肝脏和肾脏。FAH突变引起FAH缺陷，使酪氨酸分解代谢受阻，FAA及其前体物质在细胞质内蓄积，引起肝脏和肾脏的一系列临床症状。临床采用串联质谱检测琥珀酸丙酮进行诊断，除此之外，分子遗传学检测也是明确HT-1诊断的可靠方法，目前已报道的FAH基因致病突变100余种，不同种族的热点突变不同，其中c.1062+5G＞A（IVS12 + 5G＞A）和c.554-1G＞T（IVS6-1G＞T）广泛分布于不同种族患者，根据目前国内报道的患者基因突变分析结果，c.455G＞A和c.1027G＞A可能为我国HT-Ⅰ患者的热点突变。

三、铁代谢异常

细胞内的铁以不溶于水且无生物活性的三价铁状态储存在铁蛋白中，而铁蛋白主要储存在肝脏。在铁过载状态下，会通过氧化应激反应、肝胆固醇合成增加、DNA氧化损害、蛋白质损伤以及内质网应激等途径引起肝损伤。能够引起铁代谢异常的遗传代谢性肝病主要包括遗传性血色病和先天性无铜蓝蛋白血症。

（一）遗传性血色病

遗传性血色病（HH）是由铁代谢相关基因突变引起体内铁吸收过多的铁代谢障碍性疾病，过量铁沉积在肝、胰、心脏等器官，从而导致皮肤色素沉着、肝硬化、糖尿病、转铁蛋白饱和度及血清铁蛋白升高、肝铁含量增高，并可引起HCC、心肌病等一系列严重并发症。各型HH致病机制均涉及铁调素异常，根据基因变异类型的不同，可将HH分为4个类型：HH-1（HFE遗传性血色病，为*HFE*基因变异）、HH-2（青少年型血色病，为*HAMP/HJV*基因变异）、HH-3（TfR2血色病，为*TfR2*基因变异）、HH-4（*SLC40A1*基因变异）。

HH-1又称为HFE遗传性血色病，是*HFE*基因突变影响铁调素信号通路，导致铁调素分泌减少，使循环铁池铁吸收持续增加，最终导致铁过量的常染色体隐性遗传性疾病。高加索人种数据显示，确诊HFE遗传性血色病发病患者通常有该基因纯合突变或复合杂合突变，其中约95%存在纯合C282Y突变，其余5%～10%存在H63D突变。但存在C282Y突变不一定伴有临床表现，单纯存在H63D突变无临床表现，仅部分C282Y和H63D的复合杂合子患者可出现较严重的临床表现，提示该基因外显率不全。在怀疑HFE遗传性血色病时，可先进行靶向分析，得到阴性结果后可继续对*HFE*进行基因序列分析，若发现一个或未发现致病性变异时，则进行基因靶向缺失/重复分析。而*HFE*突变在亚洲人群中携带率极低。

HH-2又称为青少年血色病，为非*HFE*基因突变导致的血色病亚型，包括了两种型别，分别由不同基因突变导致，均为常染色体隐性遗传性代谢病。1999年发现1q21区域为2A型血色病的致病区域，随后又发现了非1q致病的另一型，被称为2B型血色病，具有更重的临床症状。2A型血色病为*HFE2*基因突变导致。2004年希腊学者通过家系重组间隔区域的对比研究发现，其蛋白质产物为铁调素调节（hemojuvelin，HJV）蛋白。该基因表达谱与铁调素相似，主要表达于肝脏、心脏以及骨骼肌。HJV蛋白实际上是骨形态发生蛋白（bone morphogenetic protein，BMP）协同受体，能够增强BMP/SMAD信号传导通路，调节铁调素的表达，HJV蛋白变异导致该功能显著下调。p.Gly320Val变异是迄今为止报道最普遍的致病变异，研究发现，我国患者发病相对较晚，不一定出现肝外症状；华裔个体中最常见的致病变异是p.Cys321Ter；p.Gln312Ter（在中国血统的个体中也有报道）和p.Asp249His是日本患者的主要致病变异。2B型血色病的致病基因是编码铁调素的*HAMP*基因，国内数据尚未发现*HAMP*编码区突变阳性患者。然而考虑到该基因在铁代谢中的核心地位，一旦出现问题，直接影响早期胚胎发育，理论上很难出现成年携带者，因此面对低年龄、症状较严重患者，如伴发心脏、胰腺疾病时仍不能排除此型。在分子遗传学检测中鉴定出*HJV*或*HAMP*的双等位基因致病变异，是确诊青少年血色病的重要手段。

HH-3又称为TfR2血色病，为常染色体隐性遗传，致病基因为*TfR2*，位于7q22区域，编码转铁蛋白受体2，主要表达于肝细胞和红细胞。意大利都灵大学研究人员发现*TfR2*纯合致病突变Y250X。在*TfR2*纯合突变基础上，若同时存在*HFE*的复合杂合突变，则临床表现接近较严重的HH-2。对我国血色病患者的*TfR2*基因进行测序，发现*TfR2*编码区、非编码区突变以杂合为主，并没有出现与意大利患者相同的纯合突变。TfR2血色病的外显率低于100%，一些具有*TfR2*基因致病变异的人可能永远不会出现与疾病相关的症状，这可能受环境因素影响。目前TfR2血色病的分子遗传学检测包括删除/重复分析、外显子的序列分析、编码区序列分析以及靶向变异分析等。

HH-4又称为铁转运蛋白病，为常染色体显性遗传，致病基因为铁转运蛋白编码基因*SLC40A1*，该基因位于2q32.2。铁转运蛋白能够从肠、肝、脾、肾细胞以及网状内皮巨噬细胞中输出铁，*SLC40A1*突变可导致产生的铁转运蛋白功能丧失或功能增加，依据其突变性质，学界将该疾病分为功能获得型和功能缺失型两类。*SLC40A1*缺失型突变会导致功能缺失型运铁素病，最早被报道于2001年，由于铁向外运输受阻，铁主要分布在组织巨噬细胞中，血清铁、转铁蛋白饱和度低。已知的30余种致病突变，常见的如A77D，该位点位于铁外输关键区域，铁调素水平较高。我国仅见1例女性病例报道，*SLC40A1*测序发现IVS3+10剪切位点杂合突变，转录水平下降。目前我国无A77D或其他功能缺失型的*SLC40A1*报道。而*SLC40A1*功能获得型突变造成铁调素抵抗，导致转铁蛋白饱和度升高，器官实质铁过载，铁主要沉积在肝细胞中，而巨噬细胞缺铁。已知致病突变包括N144H、C326S，由于326位氨基酸与铁调素直接作用，因此临床表现较重，发病较早，体内铁调素表达水平较高。Y333H突变在我国人群中外显率不全，仍需进一步验证是否为功能获得型。该疾病诊断必须通过突变的*SLC40A1*基因检测来确定。在HH-4患者中发现了超过39个*SLC40A1*基因突变。

　　我国的血色病致病分子谱与高加索人种存在显著不同，外显率、遗传方式亦存在差异。*HFE2*、*SLC40A1*是我国人群中主要的致病基因，虽然*TfR2*非编码区罕见突变对疾病严重程度的影响有限，但在北方地区可能需要考虑对*TfR2*编码区进行监测。

（二）先天性无铜蓝蛋白血症

　　先天性无铜蓝蛋白血症（aceruloplasminemia）临床表现为大脑和内脏中的铁累积、低铜蓝蛋白、糖尿病、视网膜退行性变及进行性神经系统损伤，是铜蓝蛋白编码基因*CP*功能缺失突变导致，呈常染色体隐性方式遗传，临床较少见。铜蓝蛋白主要在巨噬细胞表面参与铁代谢活动，其主要作用是将Fe^{2+}氧化为Fe^{3+}，随后铁才能与转铁蛋白结合完成铁运输。*CP*有一个转录本主要表达在星形胶质细胞中，表达蛋白为GPI-ceruloplasmin，该蛋白主要参与脑部的铁外输。该病通过分子遗传学检测*CP*中的双等位基因致病变异。目前已在不同人群的60多个受影响家系中鉴定出70余种*CP*致病变异。

四、铜代谢异常

肝豆状核变性（WD）是铜转运ATP酶β（ATPase copper transporting beta, ATP7B）基因突变而导致的铜代谢障碍性疾病，主要表现为肝脏和/或神经系统受累，肝铜含量增高，并可出现眼部异常、溶血、肾脏损伤、骨关节异常等多种临床表现，生化常有ALP及尿酸（UA）偏低或下降。WD是一种常染色体隐性遗传性疾病，致病基因*ATP7B*定位于13号染色体长臂（13q14.3），包含21个外显子。生理情况下，*ATP7B*基因编码一种铜转运ATP酶β（ATP7B蛋白），参与铜的跨膜转运，ATP7B蛋白一方面转运铜至反高尔基体网络并与铜蓝蛋白前体结合，形成功能性的全铜蓝蛋白入血；另一方面转运铜至胆汁以便排泄。ATP7B蛋白主要在肝脏表达，当*ATP7B*基因突变导致ATP7B蛋白对铜的转运功能障碍时，铜在肝脏过量沉积，引起肝细胞线粒体氧化应激反应，并对脂质、蛋白质、DNA和RNA等造成损伤，导致肝细胞损伤、肝脏脂肪变性；铜还可激活肝星状细胞，加速肝纤维化进程。当铜超过了肝脏储存容量，就会以游离铜形式进入血液，并在脑部、肾脏、角膜、关节以及肠道等部位过量沉积，产生肝脏外的铜毒性，引起相应的临床表现。截至2020年4月，人类基因数据库（www.hgmd.cf.ac.uk）已免费公开了877个*ATP7B*基因突变位点，其中794个在WD发病中具有明确致病作用。亚洲人群的常见突变为p.Arg778Leu，突变频率为34%～38%。我国WD 患者有4个高频致病突变p.Arg778Leu、p.Pro992Leu、p.Ala874Val和p.Thr935Met，占所有致病突变的50%～60%；相对常见的致病突变还有p.Ile1148Thr、p.Gly943Asp、p.Gln511X、p.Arg919Gly、p.Asn1270Ser、p.Arg778Gln 等。基因突变以错义突变为主，主要为纯合突变以及复合杂合突变，少部分患者只找到单一杂合突变。目前直接序列分析是识别*ATP7B*突变最准确的方法，在临床上的应用越来越多。对于临床表现不典型而又高度疑诊患者，可先行*ATP7B*基因的热点突变检测，无阳性发现者应筛查*ATP7B*基因全长编码区及其侧翼序列，发现2个等位基因致病突变具有确诊价值。

五、脂肪酸β氧化障碍

脂肪是人体重要的能量来源，体内存储的脂肪经过脂裂解过程被分解为脂肪酸和甘油。脂肪酸是一类长链烃羧酸，借由β氧化过程分解后能提供最多能量，合成最多ATP。对不同长度链的脂肪酸完全分解代谢需要酰基脱氢酶、水解酶、羟酰基脱氢酶和分解酶4种酶的参与，分解代谢极长链、长链、中链和短链脂肪酸。当脂肪酸β氧化过程所需的酶缺乏或缺陷，会引起以空腹酮症低血糖，血游离肉碱及酰基肉碱异常，脂肪肝伴有肌肉损伤为特点的代谢性疾病，所有脂肪酸代谢障碍均为常染色体隐性遗传。典型的涉及肝脏损伤的脂肪酸β氧化障碍包括PCD（*SLC22A5*突变）、肉碱棕榈酰转移酶（carnitine palmitoyltransferase, CPT）Ⅰ缺乏症（*CPT1A*变异）、CPTⅡ缺乏症（*CPT2*变异）、肉碱酰基肉碱移位酶缺乏症（*SLC25A20*变异）。

（一）原发性肉碱缺乏症

原发性肉碱缺乏症（PCD），又称肉碱转运障碍或肉碱摄取障碍，是细胞膜上与肉碱高亲和力的肉碱转运蛋白OCTN2编码基因*SLC22A5*突变所致的一种脂肪酸β氧化代谢病。功能性OCTN2的缺乏会引起组织肉碱转运减少，细胞内肉碱积累减少，血浆肉碱水平降低，从而导致脂肪酸氧化缺陷。脂肪组织释放的脂肪会在肝脏、骨骼肌和心脏中积聚，导致肝脏脂肪变性和肌病。通过分子遗传学检测*SLC22A5*中的2个等位基因致病突变是确诊PCD的重要方法。*SLC22A5*中的无义和移码突变常与成纤维细胞中的肉碱转运减少相关；错义突变和框内缺失可能导致蛋白质保留残留的肉碱转运活性，在无症状个体中更普遍。目前已报告了180多种致病变异，包括错义变异、无义变异、剪切位点变异、插入和小缺失；人类基因突变数据库中描述了6个涉及*SLC22A5*的大缺失。

（二）肉碱棕榈酰转移酶系统缺陷

肉碱棕榈酰转移酶（CPT）系统与酰基辅酶A合成酶、肉碱-酰基肉碱转位酶共同介导长链脂肪酸进入线粒体基质进行β氧化。

CPT Ⅰ缺乏症是CPT1A的编码基因*CPT1A*突变所致的一种长链脂肪酸氧化障碍，未分解的脂肪不能用作能量，脂肪分解过程中的副产物会累积在体内，引起低血糖、肝酶异常、高氨血症等，临床上甚至可能出现妊娠期急性脂肪肝、肝功能衰竭、新生儿肝性脑病等。该病可通过检测*CPT1A*中的双等位基因致病变异帮助确诊，或在分子遗传学检测不确定时发现培养的皮肤成纤维细胞的CPT Ⅰ酶活性降低而确定。主要的变异位点为p.Pro479Leu，该位点以外的变异在人群中较为罕见。

　　CPT Ⅱ缺乏症是由于编码CPT Ⅱ的*CPT2*发生致病突变引起的一种长链脂肪酸氧化障碍，临床有三种形式，新生儿型、婴儿肝–心–肌肉型、肌病型，从婴儿期到成年期均有可能发病。CPT Ⅱ缺乏症的诊断是通过发现肌肉中CPT酶活性降低或通过分子遗传学检测发现*CPT2*中的双等位基因致病（或可能致病）变异来确诊。目前已鉴定出超过90种*CPT2*致病变异，预计大多数会产生氨基酸取代或小缺失。

　　肉碱–酰基肉碱转位酶（carnitine–acylcarnitine translocase, CACT）缺乏症是由于*SLC25A20*基因变异使CACT缺乏，而引起长链脂肪酰基肉碱跨线粒体内膜的转移障碍和后续的长链脂肪酸β–氧化缺陷，从而导致酮症低血糖、转氨酶异常、高氨血症、肝功能障碍伴肝肿大、横纹肌溶解、心律失常等临床表现。通过鉴定*SLC25A20*中的双等位基因致病变异，或在某些情况下通过鉴定皮肤成纤维细胞中CACT酶的活性可确诊CACT缺乏症。迄今仅报告了100多例CACT缺乏症患者，描述了新生儿型和迟发型两种临床表型。c.199-10T＞G致病变异是最常见的致病变异，也是东亚和东南亚血统的个体中观察到的最常见的致病变异。

（三）脱氢酶系统缺陷

　　短链酰基辅酶A脱氢酶缺乏症（short chain acyl–CoA dehydrogenase deficiency, SCADD）是*ACAD*基因变异引起短链特异性酰基辅酶A脱氢酶产生蛋白质错误折叠，从而导致SCAD酶的活性丧失，最终引起代谢性酸中毒、发育迟缓、酮症低血糖等临床表现。当临床和其他实验室结果提示SCADD诊断时，分子遗传学检测可先进行序列分析，若临床需要且仅发现一种或未发现致病性变异，则可考虑进行基因靶向缺失/重复分析。迄今为止，已报道至少70种*ACAD*致病性变异，其中大部分是错义的，还没有关于*ACAD*的大量缺失或复杂重排的报道。c.511C＞T、 c.625G＞A变异以及c.319C＞T是导致错误折叠蛋白质在线粒体内聚集的错义变异，表明这种蛋白质聚集本身可能具有细胞毒性，其中错义变异c.511C＞T和c.625G＞A在普通人群中比较常见。

中链酰基辅酶A脱氢酶缺乏症（medium chain acyl-CoA dehydrogenase deficiency, MCADD）是ACADM基因异常导致中链酰基辅酶A脱氢酶（MCAD）功能缺陷，造成能量生成减少和毒性代谢产物蓄积。亚洲人群的患病率相对较低，我国南方人群MCADD患病率为1：222 902。MCADD可通过基因检测发现ACADM等位基因致病性突变而确诊。迄今为止已报道了160余种突变位点，以错义突变为主。北欧人群最常见的突变是位于11号外显子的c.985A＞G（p.K304E）和c.199T＞C（p.Y42H）；日本、韩国人群有449-452del4（p.T150Rfs*4）突变位点报道；对我国患儿的研究显示，ACADM突变以错义突变为主，多数散发，p.T150Rfs*4为我国人群热点突变。

长链羟酰基辅酶A脱氢酶（long-chain hydroxyacyl-CoA dehydrogenase, LCHAD）缺乏症是编码长链3-羟酰基辅酶A脱氢酶的HADHA基因突变，导致线粒体长链脂肪代谢障碍，能量生成障碍，引起脑、心脏、肝脏、骨骼肌等大量消耗能量的重要器官受损。HADHA基因检出双等位基因突变可明确诊断。HADHA基因突变是确诊LCHAD缺乏症的重要依据，若HADHA的序列分析仅发现一种致病变异，则进行基因靶向缺失/重复分析以检测基因内的缺失或重复。纯合的c.1528G＞C变异与LCHAD缺陷有关，大多数患有LCHAD缺乏症的个体至少带有一个这种变异的等位基因。

极长链酰基辅酶A脱氢酶（very long-chain acyl-CoA dehydrogenase, VLCAD）缺乏症是一种由于ACADVL基因突变引起线粒体长链脂肪酸β-氧化障碍性疾病，新生儿到成年均可发病，以心脏、肝脏、骨骼肌及脑损害为主。VLCAD是长链酰基肉碱β氧化的第一步关键酶，其功能缺陷可导致长链脂肪酸β氧化障碍、能量缺乏及长链酰基肉碱蓄积，引起细胞膜和线粒体结构与功能障碍。我国人群患病率为1/236 655～1/70 424，欧美国家的患病率为1/100 000～1/30 000。*ACADVL*基因突变是确诊VLCAD缺乏症的重要依据，*ACADVL*基因复合杂合突变或纯合突变可明确诊断；对于只检测到一个*ACADVL*基因突变者，可进一步采用多重连接探针扩增技术检出微缺失或微重复突变，或利用肝脏、肌肉组织来源的DNA进行测序分析，提高基因诊断率。目前已报道的*ACADVL*基因突变型超过260个，以错义突变为主，82%的肝病型为错义突变或单个氨基酸缺失，其中*R450H*突变在亚洲人群中相对常见。

多重酰基辅酶A脱氢酶缺乏症（multiple acyl–CoA dehydrogenase deficiency, MADD）又称为戊二酸血症Ⅱ型，是由于电子转移黄素蛋白亚基α（electron transfer flavoprotein A, ETFA）、电子转移黄素蛋白亚基β（electron transfer flavoprotein B, ETFB）或电子转移黄素蛋白脱氢酶（electron transfer flavoprotein dehydrogenase, ETFDH）缺陷，引起线粒体呼吸链多种脱氢酶功能受阻，导致脂肪酸、支链氨基酸、维生素B及能量代谢障碍，最终引起骨骼肌、心肌、肝脏等多处功能受损，从新生儿到成年期均可发病。MADD在亚洲地区发病率较高，汉族中致病性c.250G＞A变异的携带率估计为1.35%，患病率约为1：22 000。当实验室结果和临床表现提示MADD时，可首先对*ETFDH*进行序列分析，再对*ETFA*或*ETFB*进行第二次序列分析，最后对剩余基因进行序列分析，以明确诊断。我国较为常见的致病变异包括*ETFDH*的c.770A＞G、c.1227A＞C、c.250G＞A。

六、遗传性高胆红素血症

遗传性高胆红素血症是一类遗传性基因缺陷致肝细胞对胆红素摄取、转运、结合或排泄障碍而引起的高胆红素血症的临床综合征，这些疾病无溶血性贫血的特征性表现，并可出现肝脏有机阴离子排泄障碍。该综合征根据胆红素升高的类型可分为两类：①高间接胆红素血症，包括GS和CNS（*UGT1A1*基因突变）；②高直接胆红素血症，包括DSJ（*ABCC2*基因突变）和Rotor综合征（*SLCO1B1*和*SLCO1B3*基因突变）。

（一）高间接胆红素血症

间接胆红素通过尿苷二磷酸（UDP）–葡萄糖醛酸转移酶与葡萄糖醛酸结合转运至肝脏，然后排泄至胆汁中。*UGT1A1*基因是编码几种UDP–葡萄糖醛酸转移酶的复杂基因座的一部分，该基因的突变会导致 Ⅰ 型和 Ⅱ 型GS以及CNS。UGT1A1酶是胆红素偶联的关键酶，*UGT1A1*基因突变导致酶结构或功能缺陷，引起葡萄糖醛酸化减少或缺失，引起UGT1A1酶缺乏和非结合胆红素结合受损，进而引发高胆红素血症。目前诊断主要依据分子遗传学测试，采用PCR或DNA片段直接测序法检测*UGT1A1*突变基因为诊断金标准。

*UGT1A1*基因多态性主要发生在编码区外显子、启动子，此外突变还可以发生在远端加强序列、内含子及剪接位点等。迄今为止已经发现150多个突变位点。*UGT1A1*基因编码区的第1外显子G211A是亚洲地区的主要突变类型，即基因211位点处的碱基G突变成A，导致71位氨基酸由非极性甘氨酸转化为极性精氨酸（G71R/Gly71Arg）。与野生型相比，该基因突变导致UGT1A1酶活性降低约70%。国内外大多数研究支持G211A突变与黄疸发生、黄疸严重程度有关，G211A突变是发生新生儿高胆红素血症的危险因素。在白种人中，最常见的基因突变是在*UGT1A1*基因的TATA盒序列中插入TA，形成1个A（TA）7TAA（也称为UGT1A1*28）而不是正常的A（TA）6TAA序列，这也是目前报道最多的突变。*UGT1A1*基因启动子区的TATA盒是精确调节转录起始的DNA

序列，即A（TA）6TAA。TA重复序列越多，*UGT1A1*的转录活性越低。其他少见突变也包括A（TA）5TAA、A（TA）8TAA，主要见于非洲人群。UGT1A1*28等位基因频率因种族而异，非洲裔和欧洲裔等位基因频率最高，亚洲裔等位基因频率最低。多项研究表明，UGT1A1*28可作为一种稳定调节剂使血胆红素处于最佳范围内。PBREM位于*UGT1A1*基因转录起始位点上游约3.2kb处，由组成型雄甾烷受体、孕烷X受体和糖皮质激素受体构成。PBREM与转录因子结合，可以增强*UGT1A1*基因的转录。在PBREM中发现了一种常见的基因多态性−3279T＞G（T−3279G），与*UGT1A1*基因转录降低有关。

（二）高直接胆红素血症

DJS是位于染色体10q24上的ATP结合盒C亚家族成员*ABCC2*基因突变导致肝细胞毛细胆管面的MRP2功能障碍或缺失，引起胆红素排泄障碍的疾病，以直接胆红素升高为主，是一种罕见的常染色体隐性遗传病，由Dubin和Johnson于1954年首次发现并报道。MRP2是一种ATP依赖的两亲阴离子输出泵，主要分布于肝细胞的极化上皮根尖小管膜上以及其他具有极化细胞的顶膜上，如肠细胞和肾小管细胞，可用于共轭和非共轭两亲阴离子的输出，其功能障碍或缺失可使肝细胞中结合胆红素及其他有机阴离子向毛细胆管排泄障碍，导致胆红素在体内淤积从而引起慢性的、以直接胆红素升高为主的高胆红素血症。*ABCC2*基因的分子遗传学分析对DJS的诊断具有重要意义。通过基因检测可明确患者是否患有DJS，从而减少患者不必要的反复就诊，减少不必要的检查及治疗，同时还可减少肝组织穿刺活检等侵入性操作。迄今为止已报道的DJS相关的*ABCC2*基因突变位点多达68个，包括：错义突变、无义突变、剪接突变、调节突变、删除/缺失突变、插入突变、小插入/缺失突变、复杂重排突变，其中绝大多数是碱基置换突变导致的错义突变和无义突变。近年来通过基因检测手段确诊的DJS患者逐年增加，新的致病性突变不断被发现，使人们对DJS的认识也更加全面。

Rotor综合征是*SLCO1B1*和*SLCO1B3*基因突变使两者的蛋白质产物OATP1B1和OATP1B3功能完全缺陷，导致肝细胞摄取、储存游离胆红素及排泄直接胆红素障碍的常染色体隐性遗传性疾病。高胆红素血症仅在具有*SLCO1B1*和*SLCO1B3*双等位基因致病变异的人中发生，两种基因中的至少一种具有功能型等位基因，可防止Rotor综合征的发生。尽管Rotor综合征是一种双基因疾病，但*SLCO1B1*和*SLCO1B3*的致病变异不会独立存在，因此其遗传模式类似于单基因常染色体隐性遗传病。对可疑Rotor综合征患者，可同时进行基因检测和多基因检测，*SLCO1B1*和*SLCO1B3*的序列分析检测小的基因内缺失/插入和错义、无义、剪切位点变异，若未发现双等位基因致病变异，则进行基因靶向缺失/重复分析以检测基因内的缺失或重复。Kagawa 等人报道的 7 个具有双等位基因 *SLC01B1*和*SLC01B3*致病性变异的个体中，6 个具有日本血统的个体是纯合子，因为在*SLCO1B1*的内含子5 中插入了1 个6.1 kbp L1 反转录转座子，而出现了异常剪接。L1 反转录转座子插入不能通过常规序列分析检测到，但可以通过等位基因特异性PCR 检测到。

（三）其他遗传性高胆红素血症

其他引起高胆红素血症的遗传性疾病还有遗传性溶血性疾病，临床可见贫血、网织红细胞比例高、脾大、高间接胆红素血症，溶血时多见LDH明显升高，因此血常规、网织红细胞检验、血涂片及肝胆脾彩超检查具有重要提示意义。此类疾病包括了以下几种。

（1）红细胞膜疾病：遗传性球形/椭圆形/棘形红细胞增多症（*ANK1/SLC4A1/SPTA1/SPTB/EPB42*基因变异）等。

（2）红细胞酶疾病：葡萄糖-6-磷酸脱氢酶缺乏症（*G6PD*基因缺

陷）、丙酮酸激酶缺乏症（*PKLR*基因缺陷）、己糖激酶缺乏症（*HK1*基因缺陷）等。

（3）珠蛋白合成异常：地中海贫血/血红蛋白病（*HBA1/HBA2/HBB/HBD*基因变异）。

（4）血红蛋白合成异常。

七、胆汁淤积

胆汁淤积是指肝内外各种原因造成的胆汁形成、分泌和排泄障碍，使胆汁不能正常流入十二指肠而进入血液的病理状态，临床可表现为瘙痒、乏力、尿色加深和黄疸等。根据GGT和TBA的水平变化，将可能引起胆汁淤积的遗传代谢性肝病分为下列三种。

GGT正常，TBA升高型：多见于PFIC及良性复发性肝内胆汁淤积症（benign recurrent intrahepatic cholestasis, BRIC），涉及的基因变异包括*ATP8B1*基因变异（PFIC/BRIC 1型）、*ABCB11*基因变异（PFIC/BRIC 2型）、*TJP2*基因变异（PFIC 4型）、*NR1H4*基因变异（PFIC 5型）、*MYO5B*基因变异（PFIC 6型）。除此之外，ARC综合征（*VPS33B*基因变异）亦可引起TBA升高。

GGT正常，TBA降低型：除胆汁淤积外，多有脂肪泻、脂溶性维生素缺乏（VitD、VitK）及神经系统损伤的表现，相关遗传代谢性肝病包括先天性胆汁酸合成障碍1型（*HSD3B7*基因变异）、先天性胆汁酸合成障碍2型（*AKR1D1*基因变异）、先天性胆汁酸合成障碍3型（*CYP7B1*基因变异）、先天性胆汁酸合成障碍4型（*AMACR*基因变异）、胆汁酸辅酶 A 连接酶缺陷（*SLC27A5*基因变异）、胆固醇–25–羟化酶缺陷症（*CH25H*基因变异）等。

GGT升高，TBA升高型：多见于PFIC 3型（*ABCB4*基因变异）及Alagille综合征（*JAG1/NOTCH2*基因变异）。其他相关遗传性疾病还包括肾囊肿-糖尿病综合征（*HNF1B*基因变异）、AATD（*SERPINA1*基因变异）、囊性纤维化（*CFTR*基因变异）、淋巴水肿-胆汁淤积综合征（又称为Aagenaes综合征，为*CCBE1*基因变异）等。

本部分主要针对PFIC、BRIC和AATD进行论述。

（一）进行性家族性肝内胆汁淤积

进行性家族性肝内胆汁淤积（PFIC）依据编码肝细胞膜转运蛋白基因的不同分为6型。PFIC-1型是位于18q21～q22区域的*ATP8B1*基因（编码FIC1）突变引起；PFIC-2型由位于2q24上的*ABCB11*基因（编码BSEP）突变引起；PFIC-3型由7q21上的*ABCB4/MDR3*基因（编码MDR3）突变引起；PFIC-4型临床上与PFIC-2型相似，由位于9q12上的*TJP2*基因突变引起；PFIC-5型由位于12q23.1上的*NR1H4*基因突变引起；PFIC-6型与*MYO5B*基因变异相关，均为常染色体隐性遗传病。基因诊断是诊断PFIC的金标准，二代测序的分子遗传学诊断已成功应用于NICCD患者，随着基因诊断技术的发展，越来越多新的基因突变被鉴定出来，并且同一基因不同的突变产生的表型不同，疗效也不相同。建立基因型与表型间的联系有利于治疗的开展。

PFIC-1型为严重的ATP8B1缺乏症，其特征是婴儿期发作的胆汁淤积，发展为肝硬化、肝功能衰竭和死亡。*ATP8B1*编码ATP8B1蛋白。ATP8B1蛋白是一种P4型ATP酶，主要定位于肝脏的胆管细胞和小管膜上，利用ATP水解产生的能量将磷脂从细胞外膜翻转到内膜，对维持肝、肠等细胞膜稳态有重要作用。能够严重损害ATP8B1蛋白结构或功能的致病性变异（如无义突变、移码变异和基因缺失）常见于患有严重疾病的个体。

PFIC-2型是位于2q24染色体的*ABCB11*基因突变导致，该基因编码胆盐输出泵蛋白（bile salt export pump, BSEP），为常染色体隐性遗传病。BSEP仅在肝细胞中表达，参与胆汁的肠肝循环中的关键步骤，能够将胆汁逆浓度梯度转运出肝细胞。

PFIC-3型是*ABCB4*基因突变导致，该基因编码多药耐药相关蛋白3（multidrug resistance protein 3, MRD3），主要表达在肝细胞胆管侧细胞膜上，向胆汁中转运卵磷脂。有研究通过外显子组捕获测序及Sanger测序验证并报告了*ABCB4*基因的c.1006-2A＞G及c.3580C＞T（P.R1194X）新突变，扩展了*ABCB4*基因突变谱。

PFIC-4型是*TJP2*基因突变导致，编码闭锁小带蛋白2（zonula occludens 2, ZO-2），在全身广泛分布。ZO-2在肝细胞中主要在胆汁从血浆分离的过程中起重要作用。单独的*TJP2*突变会导致严重的胆汁淤积性肝病。

PFIC-5型是*NR1H4*基因突变导致，该基因编码FXR，是一种胆汁酸激活的核受体，主要调节胆盐代谢。

PFIC-6型是*MYO5B*基因突变导致，编码MYO5B蛋白。MYO5B通过与Ras相关蛋白Rab-11A、Rab-8A和囊性纤维化跨膜传导调节因子CFTR相互作用，有调节质膜的循环和胞吞，调节肝细胞、肠上皮细胞和呼吸道上皮细胞的极化，以及BSEP在小管膜上的定位的功能。

（二）良性复发性肝内胆汁淤积

良性复发性肝内胆汁淤积（BRIC）根据出现编码蛋白缺陷基因的不同可分为1型和2型。BRIC-1型是位于染色体18q21～q22区域的*ATP8B1*基因突变影响了FIC1蛋白所致，而BRIC-2型是位于染色体2q24区域的*ABCB11*基因突变影响了BSEP蛋白所致。临床上BRIC是PFIC的良性表现形式，其特点是在没有肝外胆管梗阻的情况下间歇性发生胆汁淤积、严重瘙痒和黄疸，也不进展为肝功能衰竭。BRIC-1型为轻至中度*ATP8B1*缺乏症，BRIC-2型为轻至中度的*ABCB11*缺乏，对两个基因结构或功能影响较小的错义突变在患有轻度疾病的个体中更常见。目前诊断基于基因*ATP8B1*和*ABCB11*的突变。

（三）α₁-抗胰蛋白酶缺乏症

α₁-抗胰蛋白酶缺乏症（AATD）主要是位于染色体14q32.1上的*SERPINA1*基因发生突变，致其编码的α₁抗胰蛋白酶（α₁-antitrypsin，α₁-AT）缺乏引起的常染色体共显性遗传性疾病。α₁-AT分子是一种丝氨酸蛋白酶抑制剂，主要由肝细胞产生。迄今为止已经描述了150余个*SERPINA1*基因突变，常见的*SERPINA1*突变型为S型和Z型，都属于单碱基改变型。S突变型是*SERPINA1*基因的第3外显子中发生单碱基置换，致使合成的α₁-AT中的264Glu被264Val代替，使得α₁-AT分子中的离子键丢失，改变了α₁-AT分子的内部结构，分子稳定性受到影响。Z突变是*SERPINA1*外显子5中发生单碱基置换，其合成的α₁-AT分子中的342Glu被342Lys代替，也使离子键丢失，导致α₁-AT蛋白折叠异常，分子稳定性受到影响，只有10%～15%能正确折叠后以有活性的单体形式分泌到细胞外，致使血浆中α₁-AT的含量减少，不能正确折叠的部分形成多聚体滞留在肝细胞内质网中，导致肝细胞损伤的肝脏疾病。同时，机体对中性粒细胞弹性蛋白酶活性的调节功能下降，易导致肺气肿。编码α₁-AT蛋白的*SERPINA1*等位基因以PI*为前缀命名，PI*M为迄今为止描述的所有人群中最常见的等位基因，PI*M等位基因的一些良性变异被指定为M1、M2、M3等；PI*Z是最常见的致病等位基因，导致α₁-AT蛋白数量和功能缺陷，PI*Z纯合子（即PI*ZZ）个体有严重的AATD；PI*S是导致数量和功能缺陷α₁-AT蛋白的致病等位基因，通常仅在具有另一个致病等位基因（如PI*SZ）的复合杂合状态和血清α₁-AT水平<57mg/dL时才具有临床意义；PI*F是另一种致病性等位基因，其独特之处在于所得蛋白质的结合中性粒细胞弹性蛋白酶的功能受损，但数量上正常；PI*I为与轻度α₁-AT数量缺乏相关的等位基因；空等位基因（PI*null-null），有时也称为PI*QO，可导致患者不产生

mRNA产物或没有蛋白质产生。在临床诊断中，血清α_1-AT水平可通过比浊法测定，人群研究表明，血清α_1-AT的最低阈值为11 μmol/L（约57mg/dL），低于该值则α_1-AT含量不足。对定量检测α_1-AT水平异常的患者，可进行表型检测。表型检测可使用等电聚焦法，根据各种突变蛋白的等电点不同，其在pH梯度下电泳迁移率不同，可将蛋白分成F、S、M、Z几种类型，当患者体内α_1-AT含量较低或发生无效突变而缺失血清α_1-AT时，表型测定存在困难，则需进一步借助基因测序。α_1-AT的基因分型通常从全血或干血斑中提取出DNA，采用PCR进行基因扩增，然后对反应产物进行自动测序。可首先进行等位基因特异性基因分型试验，检测目前变异较普遍的PI*S和PI*Z，较为罕见的PI*M也可被特异性检测出；当等位基因特异性基因分型分析不能提供α_1-AT等位基因的完整鉴定时，需对*SERPINA1*编码区进行直接测序。

第六节 总 结

临床上遗传代谢性肝病的常见基因变异类型包括单碱基突变、小片段插入/缺失、大片段重复、大片段缺失、整个基因的重复/缺失等。不同的基因改变可引起不同的代谢性酶缺陷和功能异常，最终导致患者出现不同的临床表现。从患者的临床特征入手，针对性地对患者进行基因检测，能够大幅提高疾病的诊断效率。常用的遗传代谢性肝病基因检测手段包括单基因检测、外显子组检测、基因组panel检测等。

总的来说，传统感染性肝病的防治水平的提高和诊断技术的进步导致肝脏疾病谱发生变化，越来越多的疑难肝病被发现，针对病因的探索和治疗手段的研发将是未来肝病诊疗发展的重要方向。以基因诊断为代表的分子诊断以精准、无创的特点将在疑难肝病的诊治中得到广泛应用。根据临床表现、可疑疾病、可疑基因，选择合适的检测手段，有的放矢，能进一步提高分子诊断的应用价值。

（王嘉毅　杜凌遥　马元吉）

参考文献

[1] 王建设. 分子技术在疑难肝病诊断中的作用及发展趋势 [C]// 中华医学会第 7 届全国疑难重症肝病大会论文集. 北京: 2013.

[2] 孙艳玲, 赵景民, 辛绍杰, 等. 几种主要的先天性胆红素代谢障碍性肝病的临床及病理研究 [J]. 传染病信息, 2008, 21(5): 287–290.

[3] 朱世殊, 张鸿飞. 儿童遗传代谢性肝病诊治现状及展望 [J]. 传染病信息, 2015, 28(5): 270–272.

[4] 彭姗姗, 杨永峰. 遗传代谢性肝病的临床特征及诊断思路 [J]. 临床肝胆病杂志, 2019, 35(8): 1663–1666.

[5] 王帅, 张威, 张帆, 等. 遗传代谢性肝病患者临床和基因突变特征分析 [J]. 实用肝脏病杂志, 2022, 25(1): 70–73.

[6] 汤珊, 段钟平, 郑素军. 浅谈成人遗传代谢性肝病的诊断思路 [J]. 中华肝脏病杂志, 2021, 29(10): 919–922.

[7] Huang MJ, Chen PL, Huang CS. Bilirubin metabolism and UDP–glucuronosyltransferase 1A1 variants in Asians: Pathogenic implications and therapeutic response[J]. Kaohsiung J Med Sci, 2022, 38(8): 729–738.

[8] Fang, Y, Yu J, Lou J, et al. Clinical and Genetic Spectra of Inherited Liver Disease in Children in China[J]. Frontiers in pediatrics, 2021, 9: 631620.

[9] Ferreira CR, Cassiman D, Blau N. Clinical and biochemical footprints of inherited metabolic diseases.Ⅱ. Metabolic liver diseases[J]. Molecular Genetics and Metabolism, 2019, 127(2): 117–121.

[10] Koboldt DC. Best practices for variant calling in clinical sequencing[J]. Genome Med, 2020,12(1): 91.

[11] Molares–Vila A, Corbalán–Rivas A, Carnero–Gregorio M, et al. Biomarkers in Glycogen Storage Diseases: An Update[J]. Int J Mol Sci, 2021, 22(9): 4381.

[12] Chinsky JM, Singh R, Ficicioglu C, et al. Diagnosis and treatment of tyrosinemia

type I: a US and Canadian consensus group review and recommendations[J]. Genet Med, 2017, 19(12): 1380.

［13］Tang Y, Kong Y. Hereditary tyrosinemia type Ⅰ: newborn screening, diagnosis and treatment[J]. Zhejiang Da Xue Xue Bao Yi Xue Ban, 2021, 50(4): 514–523.

［14］Kowdley KV, Brown KE, Ahn J, et al. ACG Clinical Guideline: Hereditary Hemochromatosis[J]. Am J Gastroenterol, 2019, 114(8): 1202–1218.

［15］Kono S. Aceruloplasminemia: an update[J]. Int Rev Neurobiol, 2013, 110:125–151.

［16］Xu WQ, Ni W, Wang RM, et al. A novel ceruloplasmin mutation identified in a Chinese patient and clinical spectrum of aceruloplasminemia patients[J]. Metab Brain Dis, 2021, 36(8): 2273–2281.

［17］Członkowska A, Litwin T, Dusek P, et al. Wilson disease[J]. Nat Rev Dis Primers, 2018, 4(1): 21.

［18］Han L, Wang F, Wang Y, et al. Analysis of genetic mutations in Chinese patients with systemic primary carnitine deficiency[J]. Eur J Med Genet, 2014, 57(10): 571–575.

［19］Bosma PJ, Chowdhury JR, Bakker C, et al. The genetic basis of the reduced expression of bilirubin UDP–glucuronosyltransferase 1 in Gilbert's syndrome[J]. N Engl J Med, 1995, 333(18): 1171–1175.

［20］Maruo Y, Poon KK, Ito M, et al. Co–occurrence of three different mutations in the bilirubin UDP–glucuronosyltransferase gene in a Chinese family with Crigler–Najjar syndrome type I and Gilbert's syndrome[J]. Clin Genet, 2003, 64(5): 420–423.

［21］Bull LN, Thompson RJ. Progressive Familial Intrahepatic Cholestasis[J]. Clin Liver Dis, 2018, 22(4): 657–669.

［22］Vitale G, Gitto S, Raimondi F, et al. Cryptogenic cholestasis in young and adults: ATP8B1, ABCB11, ABCB4, and TJP2 gene variants analysis by high–throughput sequencing[J]. J Gastroenterol, 2018, 53(8): 945–958.

第十章
重症肝病的人工肝治疗

第一节 概 述

当体内外的各种损伤因素作用于肝脏时，既可能直接损伤肝脏，还可能通过诱导炎症反应进一步损伤肝细胞，导致肝衰竭的发生。肝衰竭时，肝脏的合成、代谢、解毒功能明显下降，导致患者体内蓄积大量的蛋白结合有害物质和水溶性有害物质。这些有害物质及其导致的神经、循环、肾脏及免疫功能障碍既相互影响，又进一步损伤肝脏，并抑制肝细胞再生和恶化肝细胞再生的内环境，其结果是肝细胞坏死增加、肝再生不良，肝衰竭进一步发展。尽管如此，肝衰竭仍具有一定的可逆性。内科综合治疗、人工肝治疗也因此成为肝衰竭除肝移植治疗以外的重要治疗手段。人工肝治疗尽管是一种以对症支持为主的治疗方案，但其可通过清除各种有害物质和补充有益必需物质，平息炎症风暴，支持器官功能和改善内环境，为肝细胞再生创造条件和赢得更多的治疗时间，也可作为肝移植前的桥接。

第二节　人工肝治疗的基本技术

一、人工肝治疗基本技术的原理与治疗效果

临床所用的人工肝治疗模式尽管多种多样，但从基本原理上看，主流人工肝治疗模式均由治疗性血浆置换、血浆吸附、CRRT 3项基本治疗技术单用或联用，并配合不同特性的耗材所形成。

（一）治疗性血浆置换

1. 基本原理

治疗性血浆置换是一种清除血液中大分子物质的血液净化疗法，是将血液引出至体外循环，通过膜式或离心式血浆分离方法，从全血中分离并弃除血浆，再补充等量新鲜冰冻血浆或白蛋白置换液，以非选择性或选择性地清除血液中的致病因子（如自身抗体、免疫复合物、冷球蛋白、轻链蛋白、毒素等），并调节免疫系统、恢复细胞免疫及网状内皮细胞吞噬功能，从而达到治疗疾病的目的（图10-1）。

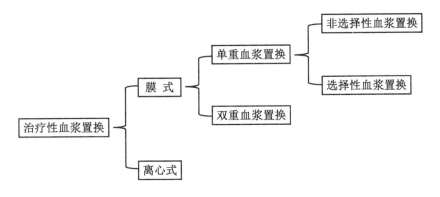

图10-1　治疗性血浆置换种类

　　人工肝治疗所用治疗性血浆置换主要为膜式单重血浆置换。单重血浆置换治疗清除水溶性中小分子物质的效率低下，但其能较好地清除与肝衰竭及其并发症的发生发展密切相关的蛋白结合有害物质，主要包括胆红素、胆汁酸、芳香族氨基酸、地高辛样物质、内源性苯二氮䓬类物质、吲哚、硫醇类物质、一氧化氮、中短链脂肪酸、酚类物质、前列环素、色氨酸、锰、铜及肿瘤坏死因子等。白蛋白及多数凝血因子的合成是肝细胞的主要功能之一。肝衰竭时，由于肝细胞的严重损伤，白蛋白与凝血因子的合成减少，血浆白蛋白浓度降低、凝血功能障碍；与此同时，白蛋白还发生结构变化和氧化损伤，导致白蛋白的功能受损，明显降低了白蛋白的免疫调节、内皮稳定、抗氧化作用和结合多种药物、毒素和其他分子的能力，不利于肝衰竭的恢复。单重血浆置换治疗在清除蛋白结合有害物质等的同时，还可补充结构与功能正常的白蛋白和凝血因子，有利于改善免疫紊乱，稳定内环境。如使用血浆成分分离器，由于其膜孔径及蛋白筛选系数低于血浆分离器，可进行选择性单重血浆置换，更多地保留患者血浆内中大分子物质如凝血因子、球蛋白等。

　　2. 参数设置

　　患者血浆容量可用以下公式估算：①血浆容量=体质量（kg）× 70 × [（1.0–红细胞比容）× 0.91]；②血浆容量=5%×理想体质量（kg）。血浆置换治疗的血浆置换量推荐为1～1.3倍血浆容量。

　　单重血浆置换参数设置：血流速度100～150 mL/min；分浆比20%～30%，建议滤过分数不高于25%；血浆分离速度20～30 mL/min，置换液速度要与血浆分离速度保持一致。

　　3. 注意事项

　　治疗性血浆置换期间及治疗后，部分患者可能出现输血反应，包括：①炎症相关症状或体征，如发热、畏冷、寒战、肌肉酸痛、恶心或呕吐；②皮肤症状和体征，包括风疹（荨麻疹）、其他皮疹和瘙痒；③血管神经性水肿（皮下或黏膜下组织局限性水肿，症状出现之前可能会有麻刺感）；④呼吸系统症状和体征，包括呼吸困难、喘鸣、气急、低氧血症；⑤低血压；⑥疼痛；⑦严重焦虑或抑郁；⑧急性发作的出血倾向。快速发展的气道、呼吸或循环问题（常伴随着皮肤和黏膜改变）提示可能发生过敏反应。

治疗性血浆置换期间及治疗后宜监测患者生命体征，经常评估异常临床体征，如发热、皮疹或血管神经性水肿等；若发生输血反应，应密切观察患者病情直至其临床表现得到改善，酌情停止治疗性血浆置换治疗；观察期间注意鉴别脓毒症。发生过敏反应者可予抗过敏等对症治疗，严重者应停止治疗性血浆置换治疗并肌注肾上腺素抢救，必要时补液并泵入去甲肾上腺素维持血压，按需使用舒张支气管与糖皮质激素类药物缓解支气管痉挛。

4. 治疗效果

Larsen FS等的随机对照试验显示，3倍血浆容量血浆（15%理想体重/天，即每天8～12 L，连用3天）的单重血浆置换治疗可明显降低ALF患者的90天病死率，也能降低轮到肝移植但因禁忌未手术患者的90天病死率。Maiwall R等的随机对照试验则使用1.5～2倍血浆容量血浆（每日1次，直至病情改善，至少1次）的单重血浆置换治疗ALF，发现患者21天病死率也明显降低。Qin G等的随机对照试验使用1～1.5倍血浆容量血浆（3 500 mL/次，3～4天1次，至少3次）的单重血浆置换治疗ACLF，同样发现患者90天病死率明显降低。以上随机对照试验的结果提示，尽管单重血浆置换治疗的对象、剂量、频率及疗程不同，单重血浆置换治疗本身可明显改善肝衰竭患者的短期预后。Tan EXX等的meta分析也发现了类似的结果。实际上，美国血浆置换学会已连续多年推荐肝衰竭患者使用单重血浆置换治疗。因此，人工肝治疗肝衰竭患者时，单重血浆置换治疗不可或缺。

（二）血浆吸附

1. 基本原理

血浆吸附使用血液灌流器利用吸附原理通过分子间的正负电荷或范德华力相互吸引，或特异性配基与目标物质结合来清除物质。灌流器填充物主要为阴离子树脂、中性大孔树脂、活性炭或树脂炭等。人工肝治疗所用血浆吸附主要为双重血浆分子吸附系统（double plasma molecular adsorption system, DPMAS），由阴离子树脂灌流器与中性大孔树脂灌流器串联而成。阴离子树脂主要用于吸附带负电荷的胆红素，中性大孔树脂则用于吸附分子量为500～30 000 Da的芳香族氨基酸、酚类、短链脂肪酸等致肝性脑病物质及炎症介质。

2. 参数设置

血流速度100～150 mL/min；分浆比20%～30%，建议滤过分数不高于25%；血浆分离速度20～30 mL/min；单次治疗量设定下限为1倍血浆容量，一般为1.5～3倍血浆容量；治疗时间一般为2～4小时。

3. 注意事项

DPMAS治疗体外循环容积较大，治疗初始易发生低血压，甚至低血容量性休克，应加强监测，如发生低血压要及时给予补液扩容治疗，建议在常规液体冲洗后使用胶体液预冲血浆吸附器，降低低血压发生风险。

DPMAS治疗后不久，当灌流器内血浆返回体内时，部分患者可能出现过敏性休克或血管迷走神经性反应，均表现为严重低血压，前者常伴心动过速，应肌注肾上腺素抢救，必要时抗过敏、补液并泵入去甲肾上腺素维持血压；后者常有反常的心动过缓，应静推阿托品抢救，必要时补液并泵入去甲肾上腺素维持血压。

DPMAS治疗的阴离子吸附柱对抗凝剂有一定吸附作用，故应注意适当加大抗凝剂剂量，治疗初始阶段，尤其是前半小时内的充分抗凝非常重要。治疗过程中严密监测各压力变化，尤其是跨膜压和二级膜入口压，及时发现异常升高的压力，必要时及时追加抗凝。

4. 治疗效果

Wan YM 等的前瞻性对照研究发现，DPMAS 治疗的 ACLF 患者的60 天病死率与 1 倍血浆容量血浆的单重血浆置换治疗的患者 60 天病死率相似。Guo XJ 等的回顾性对照研究也发现，DPMAS 治疗的 ACLF 患者与 1 倍血浆容量血浆的血浆置换治疗的患者 28 天生存率相似。以上研究提示，DPMAS 治疗肝衰竭的效果可能与 1 倍血浆容量血浆的单重血浆置换治疗的效果相似。钟珊等和 Guo XJ 等的回顾性对照研究均进一步评价了 DPMAS 联合 1 倍血浆容量血浆的血浆置换治疗 ACLF 的效果。钟珊等的研究发现，和 1 倍血浆容量血浆的单重血浆置换治疗相比，联合治疗未进一步改善中晚期 ACLF 患者的 12 周生存率，但可明显提高早期患者的 12 周生存率。Guo XJ 等的研究也发现，联合治疗能提高早期 ACLF 患者的 28 天生存率。以上研究提示，和单重血浆置换治疗相比，DPMAS 联合 1 倍血浆容量血浆的单重血浆置换治疗可能能进一步改善早期 ACLF 患者短期预后。一些研究进一步评价了 DPMAS 联合半量（0.5 倍）血浆容量血浆的单重血浆置换治疗肝衰竭的效果。周亚东等在中毒性 ALF 患者中的随机对照试验发现，与 1 倍血浆容量血浆的单重血浆置换治疗相比，DPMAS 联合半量血浆容量血浆的单重血浆置换治疗的患者的 24 周生存率相似。钟珊等则评价了 DPMAS 联合半量血浆容量血浆的单重血浆置换 ACLF 的效果，研究发现，与 1 倍血浆容量血浆的单重血浆置换治疗相比，DPMAS 联合半量血浆容量血浆的单重血浆置换治疗的中晚期患者 12 周生存率相似；与 1 倍血浆容量血浆的单重血浆置换治疗相比，DPMAS 联合半量血浆容量血浆的单重血浆置换治疗可明显提高早期患者 12 周生存率。Yao J 等的研究与钟珊等的研究结果不一致，Yao J 等的研究发现，联合治疗能提高中晚期 ACLF 患者的 28 天生存率，但不能提高早期患者的 28 天生存率。以上研究提示，DPMAS 联合半量血浆容量血浆的单重血浆置换治疗肝衰竭的效果可能与 1 倍血浆容量血浆的单重血浆置换治疗的效果相似。综上所述，单重血浆置换治疗联合 DPMAS 治疗可能能进一步改善肝衰竭患者短期预后；在血浆紧缺时，即使减少了血浆用量，联合治疗也可能能维持疗效。

（三）连续性肾脏替代治疗

1. 基本原理

连续性肾脏替代治疗（CRRT）主要包括连续性血液透析、连续性血液滤过及连续性血液透析滤过等血液净化技术。常用的连续性血液透析滤过和连续性血液透析，除用于清除水分与水溶性中小分子物质，替代肾脏主要功能外，还用于清除与肝衰竭及其并发症的发生发展密切相关的水溶性中小分子有害物质，主要包括氨、乳酸、尿素、肽类物质、γ 氨基丁酸、部分炎症介质等。肝衰竭患者若出现或合并多器官功能障碍综合征、脓毒血症或感染性休克、急性呼吸窘迫综合征、乳酸酸中毒、肝性脑病、急性肾损伤2期及以上、药物或毒物中毒、严重容量负荷、严重的电解质和酸碱代谢紊乱等均适宜使用 CRRT治疗。

2. 参数设置

血流速度100～200 mL/min；连续性血液透析滤过治疗时的透析液速度10～20 mL/min，置换液速度10～20 mL/min，连续性血液透析治疗时的透析液速度20～30mL/min；滤过分数不高于25%；根据治疗目标和患者血流动力学指标调整超滤速度及超滤量；治疗剂量建议为20～25mL/（kg·h），每24小时的达成治疗剂量至少大于处方治疗剂量的80%，当CRRT治疗预计治疗时间不足24小时时，需通过增加治疗剂量达到治疗目的。

3. 注意事项

需要CRRT治疗的肝衰竭患者病情常极危重，CRRT治疗通常也与血浆置换和（或）血浆吸附联合使用。临床工作中应依据患者容量状态、心肺功能、电解质及酸碱失衡情况等，个体化调整透析液、置换液配方及其温度、流速等。建议CRRT治疗稳定后再考虑联合血浆置换和（或）血浆吸附治疗。

4. 治疗效果

MacDonald AJ等的多中心回顾性队列研究发现，近期（2008—2018年）治疗的ALF患者使用CRRT治疗的比例较早期（1998—2007年）治疗的患者高（22.2%比7.6%，$P < 0.001$），患者颅内高压发生率（29.9%比51.5%，$P < 0.001$）和脑水肿相关死亡发生率（4.5%比11.6%，$P < 0.001$）则明显减少，21天非肝移植生存率明显提高（69.8%比61.7%，$P = 0.005$）；进一步多因素logistics回归分析发现，近期治疗和CRRT治疗均是ALF患者21天非肝移植生存与否的独立保护性因素。Cardoso FS等的多中心回顾性队列研究发现，发生Ⅲ～Ⅳ期肝性脑病、21天非肝移植死亡的ALF患者的血氨水平较其他患者的高，CRRT治疗能明显降低血氨水平，且CRRT治疗是ALF患者21天非肝移植生存与否的独立保护性因素。以上研究提示，CRRT治疗可能能改善肝衰竭患者短期预后。

二、人工肝治疗基本技术的选择

影响物质清除的主要因素有分子量、蛋白结合率、分布容积、清除率及半衰期、溶解性等，它们从不同侧面制约着治疗技术的选用。肝衰竭患者体内蓄积的蛋白结合有害物质除通过残余肝脏功能等代谢外，可采用治疗性血浆置换或血浆吸附清除，而水溶性有害物质则通过肾脏，必要时采用CRRT清除。根据文献报告及我们的经验，我们总结了人工肝治疗基本技术的作用（表10-1）。

表 10-1 人工肝治疗基本技术的作用

治疗技术	改善肝功	改善凝血	改善循环	改善脑病	改善肾功	调节内环境	改善预后
单重血浆置换	+++	++	+	−	−	−	++
DPMAS	+++	−	±	+	−	−	+?
CRRT	−	−	+	++	+++	+++	+?

注：+++代表作用强；++代表作用中等；+代表作用小；±代表作用微弱；−代表无作用；?代表不确定。

基于单重血浆置换治疗可改善患者短期预后，以DPMAS为代表的血浆吸附治疗可能能改善患者短期预后并减少血浆用量，以及CRRT治疗可能能改善患者短期预后等，肝衰竭的人工肝治疗应以单重血浆置换为基础；若所用血浆量少于1.3倍血浆容量时，可联用DPMAS治疗以维持治疗效果；若患者存在肝性脑病Ⅲ～Ⅳ级或有CRRT治疗指征，建议联用CRRT治疗（图10-2）。

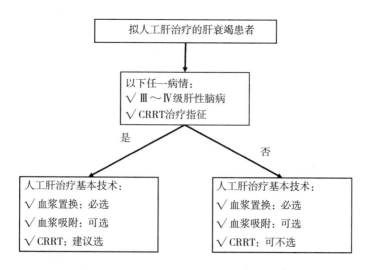

图10-2　人工肝治疗基本技术的选择

第三节 人工肝治疗的主要模式

肝衰竭患者体内蓄积的中、大分子量毒素（如蛋白结合的胆红素），除通过残余肝脏功能等代谢外，可采用治疗性血浆置换或血浆吸附清除，而水溶性中、小分子量毒素（如肌酐等）则通过肾脏排出，必要时采用CRRT治疗清除。治疗性血浆置换和CRRT还能补充患者体内缺乏的有益物质。

当患者肝病病因系免疫因素时，如AIH导致的肝衰竭患者，人工肝组合模式应包含治疗性血浆置换技术。当患者胆红素水平显著升高时，人工肝组合模式可联用治疗性血浆置换和吸附技术。当患者PT-INR高或PTA低时，人工肝组合模式应包含治疗性血浆置换技术；若血浆来源不足，建议联用吸附技术；当患者并发肝性脑病时，建议人工肝组合模式包含CRRT或吸附技术；当患者存在肾功能不全、电解质/酸碱失衡时，建议人工肝组合模式包含CRRT技术；当患者需要容量控制时，建议人工肝组合模式包含CRRT技术。

以下是几种常用的人工肝组合模式。

（一）双重血浆分子吸附系统＋单重血浆置换

1. 模式原理

双重血浆分子吸附系统（DPMAS）和单重血浆置换均清除胆红素、炎症因子及其他中、大分子毒素。单重血浆置换可补充凝血因子，选择性单重血浆置换还可截留部分自体白蛋白及凝血因子。单重血浆置换可改善DPMAS所致凝血因子与白蛋白的少量消耗，缓解血浆资源短缺问题。与单独应用DPMAS或单重血浆置换相比，DPMAS联合单重血浆置换增强了对毒素的清除作用，可取得更好的治疗效果。DPMAS

联合单重血浆置换治疗不能改善肾功能。

两种模式序贯进行。若患者PT-INR≥1.5或PTA<40%，建议DPMAS序贯单重血浆置换治疗；若患者PT-INR≥2.5或PTA<20%，建议优先选择序贯选择性单重血浆置换；若患者PT-INR<1.5或PTA≥40%，也可单重血浆置换序贯DPMAS治疗。

2.适应证

各种原因引起的肝衰竭、肝衰竭前期、高胆红素血症患者。

（二）血浆透析滤过 + 双重血浆分子吸附系统

1.基本原理

血浆透析滤过（plasma diafiltration, PDF）基本技术为选择性单重血浆置换与置换液和废液均含蛋白成分的CRRT，能同时清除大、中、小分子量毒素，补充凝血因子和截留部分自体白蛋白及凝血因子。尽管治疗消耗的血浆量较小，PDF可显著改善凝血功能，减少治疗后反跳，有利于维持血流动力学和内环境稳定。PDF联合DPMAS可以进一步增强中、大分子量毒素的清除，PDF也能弥补DPMAS对凝血因子和白蛋白等血浆成分的少量损耗。

两种模式可同时或序贯进行，建议用两台设备，PDF治疗稳定后DPMAS治疗。

2.适应证

肝衰竭，尤其是伴有肾功能不全及电解质/酸碱失衡、肝性脑病、脓毒症的患者。

（三）连续性肾脏替代治疗 + 单重血浆置换

1.基本原理

单重血浆置换能清除胆红素、炎症因子及其他中、大分子量毒素，但可能导致电解质/酸碱紊乱和血浆渗透压改变等副作用；CRRT能纠正单重血浆置换的副作用，还能清除氨、肌酐等水溶性中、小分子量毒素及水。CRRT联合单重血浆置换能扬长避短，有利于维持内环境稳定，改善肾功能与肝性脑病。

两种模式可同时或序贯进行，建议一台设备、单重血浆置换序贯CRRT治疗，也可两台设备、CRRT治疗稳定时同时单重血浆置换治疗。

2. 适应证

肝衰竭伴肾功能不全及水/电解质/酸碱失衡、肝性脑病患者。

（四）连续性肾脏替代治疗＋双重血浆分子吸附系统

1. 基本原理

CRRT+DPMAS组合模式能清除大、中、小分子量毒素，有利于维持内环境稳定，改善肾功能与肝性脑病。因不使用血浆，不能补充凝血因子，无血液制品相关副作用。

CRRT和DPMAS同时治疗的组合模式因耗材与连接方法的不同，可形成配对血浆滤过吸附（coupled plasma filtration adsorption, CPFA）、MARS、成分血浆分离吸附（fractionated plasma separation and adsorption, FPSA）等多种组合模式。因耗材的可及性及价格因素，国内常用CPFA。CPFA治疗时，CRRT和DPMAS可同时或序贯进行，建议两台设备，CRRT治疗稳定后DPMAS治疗。

2. 适应证

高胆红素血症伴肾功能不全及水/电解质/酸碱失衡、肝性脑病、脓毒症患者；慎用于有严重出血倾向及严重低白蛋白血症患者。

（五）连续性肾脏替代疗法＋双重血浆分子吸附系统＋单重血浆置换

1. 基本原理

通过取长补短，该组合模式可有效弥补单个模式的缺点，对大、中、小分子量毒素都具有很好的清除能力，能补充凝血因子和调节水、电解质、酸碱平衡紊乱。

一般需要用两台设备，一台设备CRRT治疗，另一台设备DPMAS联合单重血浆置换治疗，建议CRRT治疗稳定后DPMAS序贯单重血浆置换治疗。该模式即为配对血浆置换滤过吸附（coupled plasma exchange filtration adsorption, CPEFA），也可视为CPFA序贯单重血浆置换治疗。

2. 适应证

肝衰竭伴肾功能不全及水/电解质/酸碱失衡、肝性脑病、脓毒症患者。

（六）双重血浆置换＋非选择性单重血浆置换

1. 基本原理

双重血浆置换（double filtration plasmapheresis, DFPP）清除血浆中的大分子量致病物质，如抗体、抗原、球蛋白、免疫复合物、脂蛋白等。非选择性单重血浆置换清除胆红素、炎症因子及其他中、大分子毒素，可补充凝血因子。

两种模式序贯进行，建议DFPP序贯非选择性单重血浆置换。

2. 适应证

AIH等免疫疾病所致肝衰竭、肝衰竭前期、高胆红素血症患者。

第四节　人工肝治疗的时机

《肝衰竭诊治指南》（2018年版）和《人工肝血液净化技术临床应用专家共识》（2022年版）均指出，人工肝治疗的主要适应证是肝衰竭前、早、中期，肝衰竭晚期等终末期肝病肝移植围手术期，内科治疗效果不佳的严重胆汁淤积性肝病和高胆红素血症等。因此，符合上述病情的肝病患者，特别是诊断为肝衰竭的患者，均可启动人工肝治疗。

及早准确评估肝衰竭病情和可能预后，既有助于临床决策，也有利于根据肝衰竭患者不同的病死风险制定个体化的治疗方案。为进一步明确可能受益于单重血浆置换为基础的人工肝治疗的HBV相关ACLF患者，Huang KZ等与我们分别通过回顾性分析建立了CART模型和PALS评分用于筛选患者。Huang KZ等建立的CART模型为回归树模型，将患者分为4组：组1为并发肝性脑病的肝衰竭患者，即便人工肝治疗，患者的28天病死率达87.2%；组4为无肝性脑病、TBil≤455 μmol/L且PT≤27.8秒的肝衰竭患者，人工肝治疗后，患者的28天病死率仅为10.2%；组2和组3分别为无肝性脑病但PT＞27.8秒的肝衰竭患者和无肝性脑病、PT≤27.8秒但TBil＞455 μmol/L的肝衰竭患者，人工肝治疗后的28天病死率分别为63.7%和39.5%。因此，符合组4特征的肝衰竭患者在接受人工肝治疗后的预后更好。

我们建立的PALS评分（表10-2）将患者分为3组；人工肝治疗后，PALS评分为0～2分、3～5分和6～9分患者的3个月病死率分别为5.7%、44.8%和84.3%。因此，PALS评分为0～2分的肝衰竭患者在接受人工肝治疗后的预后也更好。

表 10-2　PALS 评分

分值	肝硬化	总胆红素（μmol/L）	凝血酶原时间国际标准化比值	感染	肝性脑病（级）
0	无	< 425	< 2.0	无自发性腹膜炎	无
1	有	425～650	2.0～2.5	仅有自发性腹膜炎	Ⅰ～Ⅱ
2	–	≥ 650	≥2.5	自发性腹膜炎合并其他部位感染	Ⅲ～Ⅳ

注：最小0分，最大9分。

中国重症乙型病毒性肝炎研究小组慢加急性肝衰竭（COSSH ACLF）评分是近年来新开发并被证明可较准确地预测HBV相关ACLF患者预后的预测模型。以COSSH ACLF评分为代表的ACLF严重程度评分分值越高，患者预后越差；在等待肝移植的ACLF患者中的研究结果也是如此。我们最近的研究发现，与另外5种预测模型（CLIF-C ACLF评分、CLIF-C OF评分、AARC ACLF评分、MELD评分及简化的MELD评分）相比，COSSH ACLF评分预测人工肝治疗的ACLF患者短期预后的区分度更好（AUC 0.806，Harrell's C指数0.772），校准度较好（校准斜率1.07，Brier分数0.18）。基于X-tile软件确定的COSSH ACLF评分的最佳临界值（6.59和7.33），可将患者分为低危、中危、高危3组；3组患者具有显著不同的短期病死风险和病死率。低危组肝衰竭患者在接受人工肝治疗后的预后也更好。

近年来的研究显示，人工肝治疗次数是肝衰竭患者短期预后改善与否的独立保护性因素；3～5次治疗相对较好。肝衰竭患者病情若在内科综合治疗和人工肝治疗3～5次后仍无改善，建议序贯肝移植治疗。序贯肝移植治疗可显著降低ACLF患者病死率，若能在被列入肝移植等待名单后30天内接受肝移植治疗，患者的5年肝移植存活率仍可超过90%。

我们的研究还发现，内科综合治疗联合人工肝治疗后，若患者症状改善、TBil<10 mg/dL和PT-INR较人工肝治疗前降低，可停止人工肝治疗，患者的90天病死率约为5%；而未达到该停止治疗标准的患者，尽管增加人工肝治疗次数可改善患者预后，但其90天病死率仍高于45%，建议序贯肝移植治疗。

预期人工肝治疗后效果仍不佳的CART模型组1患者、PALS评分6~9分患者或COSSH ACLF评分≥7.33患者建议积极肝移植治疗；为进一步改善肝衰竭患者预后，建议在肝移植治疗前行人工肝治疗。

第五节 人工肝治疗的抗凝管理与选择

人工肝治疗是肝衰竭的重要治疗手段之一，其体外循环装置可能激活凝血反应，导致血液丢失，诱发血栓栓塞性疾病和炎症反应，降低生物相容性，甚至致使治疗被迫中断。这些不良事件不仅影响治疗的有效性和安全性，还会增加医疗难度与费用。因此，人工肝治疗常需要使用抗凝剂。然而，肝衰竭患者本身已经存在明显异常的凝血功能，临床实践中如何进行有效且安全的抗凝管理，特别是如何选择抗凝剂仍充满挑战。

一、人工肝治疗可用的抗凝剂及其应用进展

理想的抗凝剂应具备以下特点：抗凝作用强，生物相容性好，方案成熟可行；抗凝作用局限于体外循环，不影响PLT功能和体内正常出凝血机制，出血风险小；半衰期短，能被迅速代谢而失活，代谢物无害，有拮抗剂；监测简便，可在床旁进行；价格低廉，易于获取。如表10-3所示，现阶段人工肝治疗可用的抗凝剂均不完全具备理想抗凝剂的特点。因此，人工肝治疗的抗凝剂选择仍充满挑战。目前，国内各医疗机构主要使用普通肝素钠抗凝，部分单位使用枸橼酸钠或阿加曲班抗凝，特殊状态下还使用无抗凝方案。

表 10-3　人工肝治疗可用的抗凝剂及其特点

抗凝剂	抗凝机制	拮抗剂	半衰期	主要代谢部位	绝对禁忌证	相对禁忌证	监测	增加出血风险
普通肝素	与AT-Ⅲ结合，抑制凝血因子Ⅹa、Ⅱa、Ⅺa、Ⅻa等；抑制血小板的黏附聚集；抗凝活性比Ⅹa:Ⅱa=1:1	鱼精蛋白中和100%	1~3 h	网状内皮系统	过敏、HIT、活动性出血、高危出血风险	严重肝功能障碍、AT-Ⅲ活性<50%	抗Ⅹa、APTT、ACT	+++
低分子肝素	与AT-Ⅲ结合，抑制Ⅹa、Ⅱa；抑制血小板的黏附聚集；抗凝活性比Ⅹa:Ⅱa=2:1~4:1	鱼精蛋白中和50%~60%	3~6 h	肾	过敏、HIT、活动性出血	严重肝功能障碍、AT-Ⅲ活性<50%、肌酐清除率<15~20 mL/min	抗Ⅹa	++
磺达肝素	与AT-Ⅲ结合，抑制Ⅹa；抗凝活性Ⅹa:Ⅱa=1:0	rFⅦa；新鲜血浆?	17~21 h	肾	过敏、活动性出血、肌酐清除率<20 mL/min	肌酐清除率20~50 mL/min	抗Ⅹa	+
阿加曲班	高选择性凝血酶抑制剂，抑制Ⅱa	PCC；新鲜血浆?	45~50 min	肝	过敏、高危出血风险、脑梗死	严重肝功能障碍	APTT、ACT	+++
萘莫司他	丝氨酸蛋白酶抑制剂，抑制Ⅱa、Ⅶa、Ⅹa、Ⅻa等	PCC；新鲜血浆?	8~10 min	羧酸酯酶（血液）、肝	无	高钾血症	抗Ⅹa、APTT、ACT	+
枸橼酸钠	螯合离子钙	离子钙	5 min	线粒体（主要）：肝、肾、肌、脑等	无	严重肝功能障碍，严重低氧血症和/或组织灌注不足，代谢性碱中毒/高钠血症	离子钙	－
无抗凝剂	生理盐水冲洗	/	/	/	无	高危/极高危血栓形成风险，容量负荷过重者	/	－

注：半衰期基于正常人体；AT-Ⅲ指抗凝血酶Ⅲ；rFⅦa指重组人凝血因子Ⅶa；PCC指凝血酶原复合物；HIT指肝素相诱导的血小板减少症；APTT指活化部分凝血活酶时间；ACT指活化凝血时间；? 代表可能有效；－、＋、＋＋、＋＋＋代表风险从无到相对强；/代表不涉及。

（一）肝素类药物抗凝

普通肝素抗凝作用强、半衰期较短、有拮抗剂，适用于无肝素类药物过敏、无肝素诱导的血小板减少症、非活动性出血及无高危出血风险患者。目前普通肝素抗凝的给药剂量与应用方式仍基于临床经验，尚无标准化方案。北京某医院根据肝病患者的PTA与PLT水平制定了DPMAS人工肝治疗的普通肝素抗凝方案。该方案主要适合于PTA＞30%且PLT≤325×10⁹/L的患者，和PTA 20%～30%且PLT 125×10⁹/L～325×10⁹/L的患者；若用于PTA＞40%且PLT＞325×10⁹/L的患者，抗凝可能不足，可结合患者体质量指数、血红蛋白与PLT水平等增加普通肝素剂量；若用于PTA≤40%且PLT＜325×10⁹/L的患者，抗凝可能过量，可结合患者凝血系统功能减少普通肝素剂量。最近的一项研究显示，对于治疗前20%≤ PTA ≤40%、活化部分凝血活酶时间（APTT）≤2 ULN、PLT≥50×10⁹/L的肝衰竭患者（排除肝素禁忌证），血浆吸附治疗采取0.2 mg/kg首剂肝素给药、不维持用药的抗凝方案是可行的。

其他肝素类药物也有其自身特点。低分子肝素可用于高危出血风险患者，其抗凝有效性与普通肝素相仿，但更安全。磺达肝素不仅可用于高危出血风险患者，还因对PLT无作用，可用于HIT。尽管磺达肝素在人工肝治疗中的应用未见报道，但其相较于低分子肝素和普通肝素的优势，将来可能成为人工肝治疗的抗凝选择之一。

（二）枸橼酸抗凝

局部枸橼酸抗凝是CRRT治疗的首选抗凝方案。局部枸橼酸抗凝仅在体外循环抗凝，不影响体内出凝血功能和PLT功能，特别适用于活动性出血和高危出血风险患者。枸橼酸盐通过线粒体三羧酸循环代谢，主要代谢部位为肝脏。肝衰竭患者应用局部枸橼酸抗凝可能导致代谢并发症，主要为枸橼酸蓄积及其导致的低离子钙血症与酸碱代谢紊乱。因此，通常将严重肝功能障碍列为局部枸橼酸抗凝的相对禁忌证。既往认为肝衰竭并发急性肾损伤应用局部枸橼酸抗凝联合CRRT治疗时发生枸橼酸蓄积的比例很高，但前瞻性观察性研究及meta分析均认为枸橼酸蓄积的发生率较低（约为12%，95%CI：3%～22%）；与非肝衰竭患者相比，局部枸橼酸抗凝联合CRRT治疗的肝衰竭患者其pH与枸橼酸水平并未显著改变。在内含CRRT技术的MARS和FPSA模式人工肝治疗的肝衰竭中应用局部枸橼酸抗凝也有类似的结果。因此，肝衰竭患者仍具有较强的枸橼酸代谢能力，在接受CRRT及内含CRRT技术的人工肝模式治疗时应用局部枸橼酸抗凝是安全、有效的。

华西医院在不含CRRT技术的DPMAS序贯单重血浆置换模式人工肝治疗肝衰竭的研究中评估了局部枸橼酸抗凝的安全性与有效性，其局部枸橼酸抗凝方案为：血流量130 mL/min，初始阶段于引血端泵入4%枸橼酸钠100 mL/h，回血端泵入10%葡萄糖酸钙10 mL/h（DPMAS阶段）或70 mL/h（单重血浆置换阶段），治疗期间根据低钙症状的有无及体内外离子钙水平调整枸橼酸钠与钙剂的速度。研究发现，局部枸橼酸抗凝组的血液净化治疗效率、体外循环凝血发生率与肝素抗凝组均相似；局部枸橼酸抗凝并不增加患者的病死率和住院日，以及肝病主要并发症（感染、出血、肝肾综合征、肝性脑病）的发生率；局部枸橼酸抗凝组患者所发生的一过性钙水平与阴离子间隙水平改变幅度、枸橼酸蓄积程度等均较肝素组明显，但至第二天早晨，两组患者以上指标的净变化并无区别；两组患者的酸碱状态改变均是代谢性碱中毒趋势，且该趋势在两组之间差异无统计学意义。该研究提示，肝衰竭患者行DPMAS序贯血浆置换治疗时采用局部枸橼酸抗凝是有效和相对安全的。局部枸橼酸抗凝可作为人工肝治疗肝衰竭时的抗凝新策略。华西医院随后的研究发现，是否发生枸橼酸蓄积、体内枸橼酸水平高低均不是肝衰竭患者预后的独立危险因素，真正影响患者预后的仍是其自身肝病严重程度。该安全性结果支持在人工肝治疗肝衰竭时应用局部枸橼酸抗凝。

国家肾病学专业医疗质量管理与控制中心和改善全球肾脏病预后

组织（KDIGO）等认为，局部枸橼酸抗凝的相对禁忌证主要为严重肝功能障碍、严重低氧血症和/或组织灌注不足等。尽管局部枸橼酸抗凝无绝对禁忌证，充分的培训、丰富的操作经验和完善的安全预案均有助于提高实施局部枸橼酸抗凝的安全性，但为保障患者安全，目前宜将肝衰竭合并严重低氧血症或合并组织灌注不足等其他相对禁忌证者视为存在局部枸橼酸抗凝的绝对禁忌证。

（三）阿加曲班抗凝

阿加曲班适应证、禁忌证与普通肝素相仿，还适用于HIT患者。邹鹏飞等在血浆置换联合血液滤过模式人工肝治疗的肝衰竭中对比了阿加曲班与低分子肝素抗凝的疗效及安全性，结果发现，治疗后4小时阿加曲班抗凝组活化部分凝血活酶时间较治疗前明显延长（60.1 s比38.5 s，$P<0.05$），但两组比较差异无统计学意义（$P>0.05$）；治疗结束后12小时阿加曲班抗凝组活化部分凝血活酶时间与治疗前相比，差异无统计学意义（40.3 s比38.5 s，$P>0.05$），但两组对比可见阿加曲班组活化部分凝血活酶时间变化更小、血红蛋白下降更少（$P<0.05$）。因此，阿加曲班可作为人工肝治疗肝衰竭时的抗凝新方式。通过减少阿加曲班初始剂量及根据活化部分凝血活酶时间水平调整维持剂量可在肝衰竭患者中实现安全有效的抗凝。

（四）萘莫司他抗凝

萘莫司他抗凝作用强、抗纤溶活性强，可在血液中和肝脏同时代谢，半衰期短，是日本在CRRT治疗中广泛使用的抗凝剂，可用于高危出血风险患者。在CRRT治疗中的研究显示，与使用普通肝素抗凝相比，萘莫司他抗凝的出血并发症更少。尽管萘莫司他抗凝在人工肝治疗中的应用尚未见报道，但基于其药物特点，将来可能成为部分模式人工肝治疗的抗凝选择之一。

（五）无抗凝

当其他抗凝剂均存在使用禁忌时，可谨慎地采用无抗凝剂方式实施血液净化治疗。湘雅医院的研究发现，无抗凝与普通肝素抗凝具有相似的单重血浆置换治疗完成率（100.0%比98.2%，P=0.178）和血浆分离器凝血发生率（1.7%比1.8%，P=1.000），但无抗凝对肝衰竭患者凝血功能的影响更小，出血并发症的发生率更低（3.9%比13.7%，$P<0.001$）。因此，肝衰竭患者也可采用无抗凝剂方式实施单重血浆置换治疗。

二、人工肝治疗的抗凝管理与选择策略

抗凝管理贯穿人工肝治疗始终，应遵循危重症管理的监测、评估与处置流程。人工肝治疗的抗凝管理可分为抗凝前的出血与血栓形成风险评估，出凝血功能评估与抗凝剂选择；抗凝中的抗凝监测，抗凝方案调整与并发症处理；抗凝后的出凝血功能监测与并发症处理等（图10-3）。

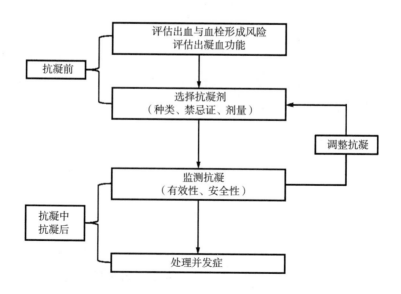

图10-3　人工肝治疗的抗凝管理流程图

（一）根据患者凝血状态选择抗凝剂

凝血状态评估包括出血风险评估、血栓形成风险评估和出凝血功能评估。

出血风险评估是人工肝治疗抗凝管理的第一步。Swartz 等将患者出血危险度分为 4 个等级：极高危，存在活动性出血；高危，活动性出血停止但时间＜3 天，或手术、创伤后时间＜3 天；中危，活动性出血停止时间 3～7 天，或手术、创伤后时间 3～7 天；低危，活动性出血停止时间＞7 天，或手术、创伤后时间＞3 天。活动性出血或高危出血风险是部分抗凝剂的绝对禁忌证。活动性出血患者可用局部枸橼酸抗凝或无抗凝，禁用其他抗凝剂；高危出血风险患者除可使用局部枸橼酸抗凝，还可应用磺达肝素或低分子肝素抗凝，但不宜选用普通肝素和阿加曲班抗凝。

血栓形成风险评估可采用多种监测量表完成，华西医院采用 Caprini 血栓风险评估量表。该量表基本涵盖了住院患者可能发生静脉血栓栓塞症（venous thromboembolism, VTE）的所有危险因素，可将患者的 VTE 发生风险分为低危（0～1分）、中危（2分）、高危（3～4分）、极高危（≥5分）4 个等级。极高危血栓形成风险住院患者被推荐使用抗凝剂预防 VTE。尽管仅有部分肝病患者使用抗凝剂预防或治疗 VTE，若其所用为磺达肝素或低分子肝素，则可作为人工肝治疗的优选抗凝剂，并根据已实现的抗凝水平决定是否调整剂量。

出凝血功能评估主要包括凝血系统、抗凝系统与纤溶系统功能评估。正常人的出凝血功能处于动态平衡状态。肝病患者若仅检测凝血系统功能（如 PLT、PT、活化部分凝血活酶时间或活化凝血时间、纤维蛋白原水平等），可能被评估为"低凝状态""有出血倾向"，但该体外实验结果并不能完全反映体内出凝血功能。肝病患者体内的凝血因子水平多数降低（如FⅠ、FⅡ、FⅤ、FⅦ、FⅨ、FⅩ、FⅪ、FⅫ等），也有部分凝血因子水平升高（如FⅧ）；更复杂的是还同时存在抗凝相关蛋白水平降低（蛋白C、蛋白S、AT-Ⅲ）、纤溶相关蛋白降低或升高（α2抗纤溶酶、FⅩⅢ、凝血酶激活的纤溶抑制物、纤溶酶原等降低；组织型纤溶酶原激活物、纤溶酶原激活物抑制物-1等升高）。因此，即使监测各种因子水平也难以准确评估肝病患者体内真实的出凝血功能。此时，可采用记录血液凝固全过程（包括血凝块形成和发展、血凝块回缩和溶解）的血栓弹力图评估体内出凝血功能全貌，必要时结合新型血栓分子标志物（凝血酶抗凝血酶复合物、纤溶酶抗纤溶酶复合物、组织型纤溶酶原激活物-纤溶酶原激活抑制物-1复合物、血栓调节蛋白等）协助评估。多数情况下，肝病患者体内的出凝血功能趋于"再平衡"状态。但这种"再平衡"状态较不稳定，易受内外因素的影响而被打破，可能出现出血或血栓形成事件。人工肝治疗时若使用抗凝剂，可能会打破患者体内"再平衡"的出凝血功能，导致出血事件的发生。因此，应优先选用对患者体内出凝血功能影响较小的抗凝剂，尽最大可能避免出血事件的发生。

由于缺失理想抗凝剂，人工肝治疗的抗凝决策仍充满挑战。华西医院根据肝衰竭患者凝血状态、现有抗凝剂特点（表10-3）及其应用进展和既往使用经验制定了人工肝治疗抗凝选择路线（图10-4）。该抗凝选择路线侧重于减少抗凝相关出血并发症，采用以局部枸橼酸抗凝为主、其他抗凝方案为辅的抗凝选择策略，可针对患者凝血状态制定个体化抗凝方案。完整实施该抗凝路线需要医疗中心熟练掌握各种抗凝方案，提前制定严密的操作规程和并发症处置预案。局部枸橼酸抗凝时还需配备床旁血气分析仪，额外增加输液泵、微量泵和三通连接管等，抗凝监测与体外循环管路连接相对复杂，需加强人员培训，实施精细化护理。

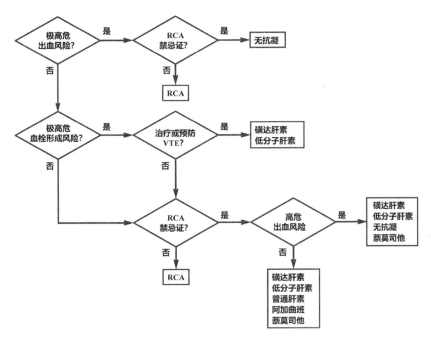

图10-4　华西医院人工肝治疗的抗凝选择路线图

（二）确保抗凝的安全性与有效性

人工肝治疗期间抗凝管理目标首先是保障抗凝安全性，其次是提升抗凝有效性。抗凝安全性评估首先需要评估患者有无出现活动性出血，其次需要评估患者体内是否存在抗凝过度，并关注抗凝剂的副作用和监测治疗结束后患者凝血状态是否及时恢复。抗凝有效性评估主要是评估体外循环是否顺利运行。

抗凝期间应根据预案应对可能出现的不良事件。若出现活动性出血，应暂停所用抗凝剂，使用拮抗剂（若有）中和抗凝作用；若需要继续人工肝治疗，可调整为局部枸橼酸抗凝或无抗凝方案。普通肝素和低分子肝素抗凝若导致HIT，应调整为其他抗凝方案。局部枸橼酸抗凝常用4%枸橼酸钠溶液，可能会增加容量负荷，需酌情使用利尿剂。局部枸橼酸抗凝时可能发生枸橼酸蓄积，需结合体内外离子钙水平调整枸橼酸剂量；若体内离子钙<0.8 mmol/L，可通过补充离子钙纠正；若发生代谢性碱中毒，可予观察，但若发生代谢性酸中毒则宜增加补碱并调整为其他抗凝方案。

抗凝剂作用期间应选择合适的监测指标精准评估出凝血功能。普通肝素和阿加曲班抗凝可监测活化部分凝血活酶时间、活化凝血时间，肝素类药物抗凝还可监测抗Xa活性。理想状态下，体外活化部分凝血活酶时间或活化凝血时间维持于治疗前的1.5～2.5倍，抗Xa活性维持于0.2～0.4 U/mL即可实现适度体外抗凝。由于抗Xa活性与活化部分凝血活酶时间不能床旁即时检测，故临床指导作用有限。局部枸橼酸抗凝时体外循环离子钙水平为0.20～0.35 mmol/L即可实现适度体外抗凝，体内离子钙≥0.8 mmol/L即可保障患者安全。若抗凝过度或不足，应结合体外循环运行状态调整抗凝剂剂量或抗凝方案。

第六节　人工肝治疗存在的问题与展望

经过多年的发展，人工肝治疗已成为肝衰竭的重要治疗手段之一。目前，单重血浆置换治疗是被较高可信度的循证医学证据所证实的可改善肝衰竭患者短期预后的人工肝治疗基本技术与模式，但其治疗剂量、治疗频率、治疗疗程不一，最优方案并不明确。尽管血浆吸附与CRRT治疗可解决一些重要的临床问题，也被临床广泛应用，但其改善预后的作用尚需高质量临床研究所验证，其治疗剂量、治疗频率、治疗疗程还有待研究明确。

近年来建立的预测模型虽然有助于筛选出可能受益于人工肝治疗的亚组肝衰竭人群，但该类患者多是病情相对较轻的肝衰竭患者，今后应开展前瞻性多中心随机对照试验明确人工肝治疗是否是该类患者的独立保护因素。此外，人工肝治疗的停止时机，也需要多中心临床研究予以明确。

有效且安全的抗凝对人工肝治疗的顺利实施至关重要。熟练掌握各种抗凝剂特点、准确评估患者凝血状态、合理制定适宜的个体化抗凝方案是人工肝治疗安全抗凝的内在要求。尽管各医疗中心多优先选用自身熟练掌握的抗凝方式，但抗凝不足与抗凝过度仍时常发生。现有抗凝剂的精准给药剂量与给药方式仍需要进一步研究确定，理想抗凝剂和自抗凝体外循环管路与装置的研发也刻不容缓。目前，评估肝衰竭患者出血与血栓形成风险的方法并非基于肝衰竭特定状态建立，评估结果可能不准确，抗凝决策可能被误导。华西医院提出的人工肝治疗抗凝管理流程与抗凝选择路线侧重于减少抗凝相关出血并发症，其安全性尚需更多研究中心验证。

（马元吉）

参考文献

[1] 中华医学会肝病学分会重型肝病与人工肝学组. 人工肝血液净化技术临床应用专家共识（2022 年版）[J]. 临床肝胆病杂志, 2022, 38(4): 767–775.

[2] 中华医学会感染病学分会肝衰竭与人工肝学组, 中华医学会肝病学分会重型肝病与人工肝学组. 肝衰竭诊治指南（2018 年版）[J]. 中华肝脏病杂志, 2019, 27(1): 18–26.

[3] 中华医学会感染病学分会肝衰竭与人工肝学组. 非生物型人工肝治疗肝衰竭指南（2016 年版）[J]. 中华临床感染病杂志, 2016, 9(2): 97–103.

[4] 国家肾病学专业医疗质量管理与控制中心. 血液净化标准操作规程（2021 年版）[EB/OL]. （2021–11–8）[2023–3–7]http://www.nhc.gov.cn/yzygj/s7659/202111/6e25b8260b214c55886d6f0512c1e53f.shtml.

[5] 宋景春, 张伟, 张磊, 等. 重症患者凝血功能障碍标准化评估中国专家共识[J]. 解放军医学杂志, 2022, 47(2): 1–21.

[6] 马元吉, 白浪, 唐红. 局部枸橼酸抗凝在人工肝治疗肝衰竭中的应用研究进展[J]. 中华肝脏病杂志, 2020, 28(6): 532–535.

［7］吕滨月，李谦．肝衰竭患者的出凝血状态评估策略 [J]. 临床肝胆病杂志，2020，36(4): 928–931.

［8］李晓冉，马元吉，白浪，等．局部枸橼酸抗凝在单重血浆置换治疗中的应用研究进展 [J]. 中华临床感染病杂志，2021, 14(6): 475–480.

［9］北村伸哉，张凌．甲磺酸萘莫司他在连续性肾脏替代治疗中的抗凝应用 [J]. 华西医学，2018, 33(7): 801–805.

［10］孔明，李爽，耿华，等．双重血浆分子吸附系统治疗过程中肝素抗凝效果的影响因素研究 [J]. 首都医科大学学报，2021, 42(4): 647–652.

［11］钟珊，王娜，赵静，等．血浆置换联合双重血浆吸附治疗提高慢加急性肝衰竭预后 [J]. 中华肝脏病杂志，2018, 26(10): 744–749.

［12］周亚东，杨琳，韩秋风，等．组合型人工肝技术治疗中毒性肝功能衰竭的临床研究 [J]. 中华劳动卫生职业病杂志，2017, 35(1): 51–53.

［13］Alshamsi F, Alshammari K, Belley-Cote E, et al. Extracorporeal liver support in patients with liver failure: a systematic review and meta-analysis of randomized trials[J]. Intensive Care Med, 2020, 46(1): 1–16.

［14］Bañares R, Nevens F, Larsen FS, et al. Extracorporeal albumin dialysis with the molecular adsorbent recirculating system in acute-on-chronic liver failure: the RELIEF trial[J]. Hepatology, 2013, 57(3): 1153–1162.

［15］Larsen FS, Schmidt LE, Bernsmeier C, et al. High-volume plasma exchange in patients with acute liver failure: An open randomised controlled trial[J]. J Hepatol, 2016, 64(1): 69–78.

［16］Maiwall R, Bajpai M, Singh A, et al. Standard-Volume Plasma Exchange Improves Outcomes in Patients With Acute Liver Failure: A Randomized Controlled Trial[J]. Clin Gastroenterol Hepatol, 2021, 20(4):e831–e854.

［17］Qin G, Shao JG, Wang B, et al. Artificial liver support system improves short- and long-term outcomes of patients with HBV-associated acute-on-chronic liver failure: a single-center experience[J]. Medicine (Baltimore), 2014, 93(28): e338.

［18］Padmanabhan A, Connelly-Smith L, Aqui N, et al. Guidelines on the Use of Therapeutic Apheresis in Clinical Practice – Evidence-Based Approach from the Writing Committee of the American Society for Apheresis: The Eighth Special Issue[J]. J Clin Apher, 2019, 34(3): 171–354.

［19］Sarin SK, Choudhury A, Sharma MK, et al. Acute-on-chronic liver failure: consensus recommendations of the Asian Pacific association for the study of the liver（APASL）: an update[J]. Hepatol Int, 2019, 13(4): 353–390.

[20] Yao J, Li S, Zhou L, et al. Therapeutic effect of double plasma molecular adsorption system and sequential half–dose plasma exchange in patients with HBV–related acute–on–chronic liver failure[J]. J Clin Apher, 2019, 34(4): 392–398.

[21] Arif K. KDIGO Clinical Practice Guideline for Acute Kidney Injury[J]. Nephron Clinical Practice, 2012, 120 (4): c179‒c184.

[22] Ma Y, Chen F, Xu Y, et al. Safety and Efficacy of Regional Citrate Anticoagulation during Plasma Adsorption Plus Plasma Exchange Therapy for Patients with Acute–on–Chronic Liver Failure: A Pilot Study[J]. Blood Purif, 2019, 48(3): 223–232.

[23] Schneider AG, Joannes–Boyau O. Regional citrate anticoagulation for CRRT: Still hesitating[J]. Anaesth Crit Care Pain Med, 2021, 40(2): 100855.

[24] Schneider AG, Journois D, Rimmelé T.Complications of regional citrate anticoagulation: accumulation or overload[J]. Crit Care, 2017, 21(1): 281.

[25] Wiegele M, Adelmann D, Dibiasi C, et al. Monitoring of Enoxaparin during Hemodialysis Covered by Regional Citrate Anticoagulation in Acute Kidney Injury: A Prospective Cohort Study[J]. J Clin Med, 2021, 10(19): 4491.

[26] Yuan S, Qian Y, Tan D, et al. Therapeutic plasma exchange: A prospective randomized trial to evaluate 2 strategies in patients with liver failure[J]. Transfus Apher Sci, 2018, 57(2): 253–258.

[27] Zhang W, Bai M, Yu Y, et al. Safety and efficacy of regional citrate anticoagulation for continuous renal replacement therapy in liver failure patients: a systematic review and meta–analysis[J]. Crit Care, 2019, 23(1): 22.

第十一章
肝穿刺活组织检查技术及临床应用

第一节　概　述

　　肝穿刺活组织检查是获取肝脏组织病理诊断的重要方法，在疾病诊断、临床治疗指导和疾病预后评估方面具有重要的地位和作用，特别是对疑难肝脏疾病的确诊至关重要。通过开展肝穿刺活组织检查，选择合适的病理学技术方法，有助于病理科医生观察肝脏组织的形态学改变，为临床医生对疾病的诊断、鉴别诊断以及明确病因提供重要参考。随着基础研究、影像学技术及检验水平的完善和发展，肝脏疾病的临床诊断水平不断提高，涌现出了一些肝脏疾病的无创评价手段，如肝脏弹性成像技术 Fibroscan、血清学指标（FIB-4、APRI）、影像学技术等，一定程度上减少了临床对于肝穿刺活组织检查的需求。但是，肝脏病理学检查在指导临床治疗和评估疾病预后方面仍然具有重要的地位和作用，特别是在某些疑难肝病的诊断上具有不可替代的作用。

第二节　肝穿刺活组织检查技术的选择

目前，肝穿刺活组织检查术（简称肝组织活检术或肝活检）的方式主要包括：经皮肝穿刺活组织检查（percutaneous liver biopsy, PLB）、经颈静脉肝穿刺活组织检查（transjugular liver biopsy, TJLB）、外科/腹腔镜下肝穿刺活组织检查、栓塞肝穿刺活组织检查、超声内镜引导下肝穿刺活组织检查。上述5种方法各有优缺点，临床医师需要根据患者及临床工作的实际情况进行选择。

一、经皮肝穿刺活组织检查

经皮肝穿刺活组织检查（PLB）是目前临床最常用的肝穿刺活组织检查方法，可在超声或CT实时引导下进行，目前在临床常规开展，相关的临床不良事件报告率较低。特别是同轴穿刺技术，可以多次、多点取样，保证了充足的穿刺样本量，减少重复穿刺导致肝脏组织损伤及肿瘤针道转移的风险。

二、经颈静脉肝穿刺活组织检查

对于有严重的肝脏疾病和血液系统疾病、全血脂减少症、腹水及有PLB禁忌证的患者，如血液学状况，此时可由介入放射科医师进行经颈静脉肝穿刺活组织检查（TJLB）检查。TJLB的潜在缺点包括组织样本太小且可能碎片化，限制了组织病理学诊断价值。现今TJLB活检针已拥有多个内核，其设计的进步和技术的成熟，大大提高了样品的数量、质量及诊断率。

三、外科/腹腔镜下肝穿刺活组织检查

腹腔镜检查的优点是可以选择理想的活检部位进行取样，可增加

标本尺寸并立即控制可能的术中出血。缺点是使用电灼术会严重影响组织病理学解释。因此，最好用冷刀切除标本，之后通过电凝止血。另一种活检方式是在腹腔镜下的肝活检针穿刺，可以进行更深部的活检采样和有效的出血控制。腹腔镜肝活检的禁忌证有严重的心肺功能衰竭、肠梗阻、细菌性腹膜炎，相对禁忌证为病态肥胖、腹大、疝等。

四、 栓塞肝穿刺活组织检查

栓塞肝组织活检术是指在PLB的基础上，通过往肝穿刺通道中栓塞胶原纤维或栓塞材料，降低出血风险，特别适用于有高出血风险的患者，如肝移植术后的患者。

五、超声内镜引导下肝穿刺活组织检查

超声内镜引导下肝穿刺活组织检查是指在超声内镜实时引导下，采用细针或者活组织检查针进行肝穿刺，通过多次取样，可获取充足的组织，安全性良好，同时可辅助镇静，可有效减少患者的疼痛和不适感。由于超声内镜需要专门的医疗设备和专业操作人员，因此需要结合患者及医院开展情况综合考虑。

第三节 肝穿刺标本的评估

一、肝穿刺标本的质控

AASLD肝穿刺活组织检查指南的推荐意见为肝组织穿刺标本长度应在2.0 cm以上，显微镜下包含11个汇管区；全国肝胆肿瘤及移植病理协作组根据国内的实际情况，提出肝移植肝穿刺组织至少含6个结构完

整的汇管区（通常1～2条，长1.5～2.0 cm的肝穿刺组织可满足诊断要求）；对肝占位性病变而言，一般应于病灶和周边肝组织各穿刺一条组织，以便相互对照病变情况。目前，临床常规的肝穿刺针为16G或18G，建议采用16G穿刺针，以获得更大的肝组织面积和更多的汇管区，可避免因组织量过少给病理诊断带来困难，避免临床漏诊和误诊的可能。

二、肝穿刺标本的预处理

通常结合临床需求，与病理科医师沟通，根据需要选用不同的标本处理方法。常规活组织检查标本采用4%中性甲醛缓冲固定，如果考虑遗传代谢性肝病，应同时留取组织采用戊二醛固定后送电镜检查；如果考虑GSD，固定液应改用95%酒精；如果考虑需观察脂质和卟啉成分，应留取少量新鲜组织做冰冻切片观察；如果考虑细菌或者病原体感染，应留取组织培养。

第四节　肝穿刺活组织检查的注意事项

一、肝组织活检术前的准备工作

给予患者充分的知情同意、风险与利益，签署知情同意书；同时术前需要评估患者的血常规、凝血功能、血型，熟悉患者的影像学资料。此外，还需要注意患者的合并用药情况，如是否使用了抗血小板药物及抗凝药物等。

二、肝组织活检术的禁忌证

绝对禁忌证包括：患者不配合、严重的凝血功能障碍、考虑感染性疾病、肝外胆管阻塞、不具备输血条件等；相对禁忌证包括：腹腔积液、腹腔或胸腔感染、严重肥胖、血管性病变、淀粉样变性、肝包虫病、血友病等。

三、 肝组织活检术的并发症

通常肝活检后的并发症少见。据估计，0.9%需PLB的患者需要住院治疗其并发症。最常报告的并发症是瞬间和局部的腹部疼痛和/或右肩不适（20%～84%）。肝活检后的疼痛通常是轻度的，有良好的耐受性，并且易通过轻微的镇痛来控制。主要并发症的发生率为0～4.6%，包括出血、气胸、血胸、内脏穿孔、胆管炎、胆漏、胆汁性腹膜炎、肝胆感染、动静脉瘘、神经痛、与镇静有关的损伤。成人肝活检后死亡的风险估计为1：10 000。在一项针对儿童患者的研究中，报道的469例患儿中有3例死亡（0.6%），所有这些患者均具有恶性或血液病史。根据成人并发症的出现时间，60%的并发症发生在肝组织活检术之后2 h内，术后24 h内的发生率为96%，除了晚期不可预测的并发症，致命并发症通常发生在肝组织活检术后的6 h内。并发症的危险因素：①低分子量肝素的使用；②ALF；③<3个月的婴儿；④大量腹水；⑤血小板减少症；⑥既往恶性肿瘤或骨髓移植；⑦慢性肾衰竭；⑧胆道扩张。

第五节　常规病理学技术在肝脏病理诊断中的应用

一、苏木精-伊红染色

通过苏木精-伊红染色（hematoxylin-eosin staining，简称HE染色），可以从形态学角度观察肝脏组织的改变。形态学观察的具体内容包括：①肝细胞病变，包括肝细胞变性（脂肪肝变性、水样变性、气球样变、羽毛样变性、嗜酸性变性、Mallory小体、毛玻璃样干细胞、苍白小体、细胞内色素颗粒等），肝细胞凋亡与坏死（嗜酸性小体、点状坏死、融合坏死、桥接坏死、大块肝坏死），肝细胞再生（肝细胞核分裂现象、细胞多样性、菊形团及假腺腔形成、肝板厚度、LPCs增生、肝细胞大细胞变及小细胞变）。②肝窦间质细胞改变，包括Kupffer细胞、肝窦内皮细胞、淋巴细胞、星状细胞等。③肝纤维化。④胆管损伤与胆汁淤积性病变，包括胆管损伤、细胆管反应、胆管性纤维化及肝硬化、肝细胞胆汁淤积、毛细胆管胆汁淤积等。根据上述肝组织病理学改变，Romil Saxena教授将肝脏疾病形态学分为7种模式：汇管区细胞浸润模式（portal cellular infiltrates）、胆管反应模式（ductular reaction）、小叶损伤模式（lobular injury）、脂肪变模式（steatosis）、似正常模式（near-normal appearance）、纤维化模式（fibrosis）、占位病变模式（mass lesion）。通过这种病理学模式改变的识别，可以清晰地将肝脏病理学改变归类，进一步将病理学模式的诊断与临床病史、实验室检查相结合，缩小鉴别诊断的范围，明确病因，帮助临床医生扩展临床思维，提高诊断水平。

二、组织化学染色

在肝脏疾病的临床病理诊断中，特殊染色具有定性准确、方法简单、结果可靠的特点，恰当选择特殊染色或免疫组化染色对明确病变性质、判断病变程度具有重要意义。肝脏病理学常用的组织化学染色及其应用包括：①显示纤维化及网状支架。可以采用网状纤维染色、马松三色染色、苦味酸天狼星红染色、弹力纤维染色等方法进行。观察胶原纤维、网状纤维及弹力纤维等组分，对于判断肝脏组织结构改变（肝板厚度）、纤维化程度及范围很有价值。②细胞内成分或沉积物显示。可以采用过碘酸希夫法（PAS）显示糖原成分，多显蓝-雪夫试剂染色法（AB/PAS）显示黏液物质，普鲁士蓝法显示铁颗粒，罗丹宁染色及Timm染色显示铜颗粒，淀粉酶-PAS法（D-PAS）显示Kupffer细胞、小胆管基底膜等，刚果红染色显示淀粉样物质沉积，油红O及苏丹Ⅲ染色显示细胞内脂滴形成，Schmorl反应提示细胞内色素颗粒成分来源，甲苯胺蓝染色显示肥大细胞等。③病原微生物观察。通过抗酸染色、PAS染色、六胺银染色可以观察组织中是否有细菌、真菌等病原体的感染。

第六节　新兴病理学技术在肝脏病理诊断中的应用

一、免疫组化染色

免疫组化染色技术在现代病理学诊断中的作用越来越明显，其操作简单，应用广泛，可以在肝脏病理学检查中常规开展，用于肝组织内结构成分、代谢产物、肿瘤来源、感染因子等的检测。①肝细胞结构成分的标记：如标记上皮的CK，标记肝细胞来源的Hep Par-1，标记胆管的CK7、CK19，标记血管内皮的CD31、CD34，标记淋巴管的D2-20，标记火花的星状细胞α-SMA，显示肝毛细胆管的pCEA和CD10，标记肝窦Kupffer细胞的CD68等。②代谢相关产物的标记：如标记Mallory小体的泛素，标记苍白小体的纤维蛋白原，标记肝细胞内的AFP，标记肝细胞内的磷脂酰肌醇聚糖3（glypican 3，GPC3）等。③感染性因素的检测：如检测HBsAg、HBcAg、HDV抗原、HCV抗原及其他病毒蛋白成分（EBV、HIV、CMV、HSV等）。

二、分子杂交技术

分子杂交技术主要指原位杂交技术，主要用于EBV和CMV感染的诊断。也有国内学者报道原位杂交技术用于检测肝穿刺组织中的HIV-1 RNA。

三、PCR技术

PCR技术可以检测微生物病原体的DNA片段，判断有无特殊病原体感染，如结核杆菌、利什曼原虫等。国内学者通过实时荧光PCR扩增技术检测石蜡包埋肝组织中的HBV cccDNA含量，为临床研究HBV致病机制及抗病毒治疗提供了重要参考。

四、 电镜技术

电镜用于常规病理的诊断价值有限，因大多数疾病的诊断可以通过实验室检查及常规病理学改变、免疫组化的综合分析而确定。但是电镜对于少数疾病，特别是遗传代谢性肝脏疾病的诊断价值较大，主要包括：①物质贮积性疾病，如GSD；②病毒感染性疾病；③Byler病；④磷脂质病；⑤线粒体疾病等。

五、基因及分子检测技术

随着基础科研及临床科研的发展，不同类型的肝脏组织标本都可以用于基因及分子检测，包括新鲜组织、福尔马林固定组织及石蜡包埋组织等，具体的检测手段有基因芯片检测技术、Sanger测序技术、2代/3代测序技术等。目前，该类技术主要集中在科学研究领域，随着肝脏疾病认识的深入及肿瘤个体化靶向治疗的需求，现基因检测技术逐渐开始应用于临床，如在结直肠癌肝转移患者的石蜡或新鲜肝组织标本中检测*KARS*、*BRAF*基因突变，指导临床治疗决策。

第七节　肝穿刺活组织检查技术在疑难重症肝病中的临床应用

一、婴儿胆汁淤积及胆道闭锁

婴儿胆汁淤积症的所有诊断都致力于区分胆道闭锁（biliary atresia, BA）的多种医学原因。目前尚无术前诊断算法能够对BA进行100%的诊断，但及时诊断对于优化手术效果至关重要。对BA临床高度怀疑的标志是："一般"健康状况良好的婴儿，伴有高胆红素血症，GGT升高，粪便持续呈"环状"，肝肿大，增生的胆小管畸形及纤维化。在存在上述"危险信号"的情况下，须经PLB和肝胆闪烁显像（hepatobiliary scintigraphy, HBS）以证实或排除。2022年的《婴儿胆汁淤积症诊断与治疗专家共识》建议应用PLB（总体诊断准确度为91.6%），将其作为诊断的基石，其主要区别特征是"胆小管增生"。HBS灵敏度高（98.7%），但特异度低（37%~74%），对BA的总体诊断准确性为67%。PLB越来越被推荐成为诊断婴儿胆汁淤积症的中心组件。

PLB的限制：①活检标本的适当性。理想情况下应具有5~7个胆小管，因为胆小管将BA与其他婴儿胆汁淤积症病因区分开。②进行肝活检的年龄。"胆小管增生"是预测BA的关键组织学特征，可能未在过早的活检（<4周龄）中表现出来，可能是漏诊的原因。因此，最近的研究建议进行活检的时间在6~8周龄，以获得准确和及时诊断，也是建立胆汁流动最好的机会。③新生儿肝炎（neonatal hepatitis, NH）和BA之间的组织病理学特征重叠，如巨细胞转化、胆汁栓塞、肝细胞坏死、门脉和小叶炎症的重叠特征可能会混淆BA与NH之间的组织病理学分化。④并发症。报道的并发症是疼痛、腹腔积血、血胸、气胸，发生

率0～2%，死亡率为0.016%，尽管术前肝活检是一种侵入性诊断方法，由经验丰富的医师进行风险是相对较小的，其益处（如避免进行阴性剖腹手术或获得除BA以外的其他特定诊断）超过了风险。⑤合并胆汁综合征、囊性纤维化、AATD、小儿胆总管囊肿和其他胆道阻塞原因的门道组织学特征重叠。因此，必须根据临床、生化和影像学解释活检结果。

在适当的时间进行肝活检时，胆小管增生、胆汁栓塞和纤维化的组织病理学表现是评估婴儿长期高胆红素血症的最有力支持。可以通过肝脏的组织学检查确定除BA之外的其他引起胆汁淤积的疾病。

二、α₁-抗胰蛋白酶缺乏症

α_1-抗胰蛋白酶缺乏症（AATD）婴儿期的特征包括胆汁淤积、胆管缺乏、胆管发育不全、轻度门静脉脂肪变性和门静脉纤维化，除脂肪变性外，还有BA的近似表型。由于可以通过等电蛋白聚焦来鉴定表型，进行*A1AS*或*SERPINA1*基因突变分析来确诊，所以不需要肝活检。诊断特征为小叶周围带部分肝细胞红色气球样变（过碘酸—席夫染色），而对α_1-抗胰蛋白酶的免疫染色有助于证实该诊断。无论是组织病理学还是临床研究结果，均反映肝脏疾病的严重程度。而当出现严重的桥接间隔纤维化和汇管区炎症反应时则提示疾病进展，需要行肝移植治疗。

三、急性肝功能衰竭

在约30%的情况下，可能由不止一种因素触发急性肝功能衰竭（ALF），包括细菌感染、酒精、胃肠道出血、药物和草药疗法、过量减肥/营养不良、AIH、乙肝或WD发作。慢性肝病患者也可能会感染甲型或戊型肝炎，但约有1/3的患者病因不明。应用TJLB获取ACLF的组织病理学特征，能协助病理科医师解决临床问题，有助于其了解疾病进展与变化趋势，包括诊断和预后；同时能适时干预和减少使疾病加重的因素，延缓肝功能恶化，为治疗争取宝贵的时间。肝活检对最初表现为病因不明且推测为慢性肝病的ALF患者具有诊断作用。潜在的慢性肝病分期还可以指导患者管理并提供预后价值。肝活检可能在SALF与慢性肝病急性或亚急性恶化之间的鉴别中具有诊断作用。从诊断的角度来看，肝活检有助于提示或排除叠加在潜在的已知慢性肝损伤上肝功能障碍的其他原因。

四、非酒精性脂肪性肝病

非酒精性脂肪性肝病（NAFLD）是许多国家地区慢性肝损伤的重要原因。由于目前肥胖症和T2DM的流行，NAFLD的发病率在成人和儿童中均迅速上升。值得注意的是，组织学肝纤维化被认为是NAFLD预后的主要预测因素，包括预测心血管疾病与肝相关疾病的死亡率。因此，肝纤维化分期对于确定NAFLD患者的预后和最佳治疗及指导HCC发展的监测至关重要。而肝活检仍是进行肝纤维化分期的金标准，不可能对所有NAFLD患者进行肝活检和研究临床试验。活检的使用应仅限于从诊断和治疗及预后角度受益最大的个体。因此，应考虑对患者进行NAFLD评估的活检：①肝纤维化和NASH风险增加的 NAFLD患者；②疑似NAFLD的患者，不能排除肝脂肪变性和/或并存的慢性肝病的同时病因。迄今为止，没有一种非侵入性工具可以代替肝活检来评估疾病的各种组织学模式、严重性及其与 NAFLD的关联。除了发病的风险外，如果采取足够的预防措施，可以避免大多数肝活检的局限性。最后，随着个性化医学的发展，组织学方法可能会在不久的将来成为评估NAFLD治疗成效的主要方法。

五、肝细胞癌

肝细胞癌（HCC）的肝活检随着时间发生变化。如今，这种肿瘤的诊断主要基于放射成像，当成像技术无法确诊时，对有争议的病例应结合组织学表现。这种情况最常见于需要进行活检的小病变或较大的血运不足病变中。但在这种情况下，组织学检查可能不够可靠，无法对病变进行分级，因为源自顺序突变的不同细胞克隆可能起源于异质细胞群体。肝活检并发症的风险需要根据新的科学证据和已引入的技术改进来重新考虑肿瘤植入和腹腔内出血等疾病。上述原因表明，肝活检在HCC管理中的作用需要重新评估。无单一的方法可以决定何时及是否需要对局灶性肝病灶进行活检，因为患者每次的诊断都应该由一个多学科团队对其进行评估。如果影像学检查不确定或不够典型，应根据潜在的并发症仔细考虑是否进行活检。当出现不确定的病变时，应考虑几个问题：首先应结合患者的年龄、性别、危险因素、恶性病史、临床表现、影像学和实验室检查结果对患病率作预测。当结合各因素仍无法确定时，则需进一步的影像学检查或活检以进行诊断，以便疾病监控。其次是了解特定诊断是否会改变治疗方式。当诊断结果决定行保守、药物、微创或手术、姑息治疗，还是需要新辅助治疗时则可能需要进行活检。然后是病变是否可见、安全且可用于影像引导活检。对于超声或CT引导的活检，病变太小或太深可能在技术上具有挑战性。最后随着个性化医学的出现，局灶性肝病灶活检新兴指征是将疾病组织生物库用于基因/分子分析，这可能是出于研究和/或进行量身定制疗法的目的。

六、自身免疫性肝炎

所有自身免疫性肝炎（AIH）与疑似AIH患者均应在就诊时进行肝

活检确认诊断，进行炎症分级和纤维化分期。当生物标志物完全恢复正常至少1年后，应再次行肝活检，当病理提示炎症消失时，方可停止免疫抑制剂的使用，以减少疾病复发。

七、原发性胆汁性胆管炎

原发性胆汁性胆管炎（PBC）是一种以免疫介导的胆管破坏为特征的疾病，其后为炎症、瘢痕形成、慢性胆汁淤积及多年后缓慢向肝硬化发展的过程，肝活检已与临床评估和血清自身抗体检测结合使用来确诊，但在AMA阳性的典型病例中不再需要使用肝活检。然而，对于AMA阴性的患者或疑似AIH的重叠综合征，肝活检仍是必不可少的，可以进行精确的分期来评估预后。

八、肝豆状核变性

由于肝豆状核变性（WD）无特定的组织病理学特征，脂肪变性、炎症、纤维化和肝硬化均在其他情况下出现，肝脏的组织病理学结果无法用来诊断WD。但WD中包含肝铜含量诊断评分，当考虑WD诊断时，需进行肝活检组织病理学铜测量，即浓度>250 mg/g（肝组织）是青少年或成人的WD诊断标准。然而，肝铜含量增加为提示而非证实WD，因为慢性胆汁淤积也可能增加肝铜含量。

九、肝移植

目前，同种异体移植物的健康状况几乎只能通过肝脏检查来评估。尽管过少免疫抑制剂（immunosuppressant, IS）通常是亚临床的同种免疫损伤的原因，可能会损害同种异体的寿命，但过多的IS会使患者面临感染、肾功能不全、心血管事件和恶性肿瘤的累积风险，可能会损害患者的健康。因此，需要严格的IS管理。该管理可根据每例患者的需求量身定制，且在移植后随着时间的推移不断调整。在肝移植受者中，肝活检病理检查是急性细胞性或慢性玻璃体性排斥反应的诊断标准。肝活检可能有助于诊断某些感染（肉芽肿或CMV夹杂物）和评估患者的移植物EB病毒血症。免疫抑制治疗须权衡潜在的并发症。通过逐渐减少免疫抑制剂来降低肾毒性和评估免疫耐受性的策略强调了肝活检住院治疗的价值。其适应证包括：①影像学检查时移植物功能障碍的生物标志物证据和不明原因的微生物学侵袭；②疑似急性细胞排斥反应；③疑似慢性十二指肠排斥反应；④疑似复发性疾病；⑤移植功能的分级和分期（定期随访肝活检、缺血相关的胆管病变、阻塞性胆管病）；⑥细菌性培养用于复发性或耐药性胆管炎。

十、非特异性反应性肝炎

非特异性反应性肝炎是一种排除性诊断，主要针对不明原因发热、转氨酶升高的患者。对氨基转移酶水平升高而无症状的不明原因发热患者进行活检，可指导临床医师对疾病的进一步决策。有研究发现，对于这类人群已有70%的活检患者与全身性疾病有临床关联，包括18%的自身免疫性疾病，13%的血管性疾病或缺血性事件，11%的MS，8%的药物作用及7%的胃肠炎患者。28%的患者未发现任何临床关联，在这些患者中，约有一半的患者肝酶在随访中恢复正常，而另一半的患者肝酶持续升高，无任何疾病迹象。该研究中只有7%的患者患有慢性肝病。该类患者肝活检决策过程：第一步是回顾患者的病史，包括药物清单、酒精及不规范药物使用情况。如果从病史未发现原因，下一步进行肝炎病毒血清学检查、铁及自身免疫标志物和其他肝病标志物的检测。肝脏超声检查还可用于排除脂肪肝疾病。如果这些测试仍不能解决问题，则仅对那些转氨酶水平是正常水平上限两倍以上的患者进行肝活检。若检查结果仍为阴性，活检不能诊断任何肝病，也不能对各种肝病作出鉴别诊断。面对这种活检结果病理医师尽管只能提供简单的诊断，指出无明显的异常，或只有微小的、非诊断性的结论，但能使患者放下焦虑。

第八节　总　结

在现代，最佳临床决策目标是使患者接受最少临床检查及操作治疗的同时得到更大的收益，同时使检查中的风险尽可能降到最低。最近一些地区对以传统组织诊断为常规诊断的方式进行了变革。因为非侵入性方法可提供类似肝病信息的结果，但随着基因时代的来临，监测疾病活动度并评估肝组织结果的研究将继续，在可预见的将来肝活检仍是重中之重。另外，需要坚持将临床和生化表型与通过影像学研究和组织病理学方法相结合，利用新技术对现有条件进行形态学发现，而且还要在新出现的情况下采用旧方法。一方面，临床医师需要在两者之间（患者的安全性和便利性）取得平衡。另一方面，要在当前动态环境中取得技术进步。

（王铭）

参考文献

[1] Lurie Y, Webb M, Cytter-Kuint R, et al. Non-invasive diagnosis of liver fibrosis and cirrhosis[J]. World J Gastroenterol, 2015, 21(41): 11567-11583.

[2] Karanjia RN, Crossey MM, Cox IJ, et al. Hepatic steatosis and fibrosis: non-invasive assessment[J]. World J Gastroenterol, 2016, 22(45): 9880-9897.

[3] Singh T, Allende DS, McCullough AJ. Assessing liver fibrosis without biopsy in patients with HCV or NAFLD[J]. Cleve Clin J Med, 2019, 86(3): 179-186.

［4］Zhou JH, Cai JJ, She ZG, et al. Noninvasive evaluation of nonalcoholic fatty liver disease: current evidence and practice[J]. World J Gastroenterol, 2019, 25(11): 1307-1326.

［5］Mandelia A, Lal R, Mutt N. Role of hepatobiliary scintigraphy and preoperative liver biopsy for exclusion of biliary atresia in neonatal cholestasis syndrome [J]. Indian J Pediatr, 2017, 84(9): 685-690.

［6］Dezsfi A, Baumann U, Dhawan A, et al. Liver biopsy in children: position paper of the ESPGHAN Hepatology Committee[J]. J Pediatr Gastroenterol Nutr, 2015, 60 (3): 408-420.

［7］Alonso EM, Horslen SP, Behrens EM, et al. Pediatric acute liver failure of undeter-mined cause: a research workshop[J]. Hepatology, 2017, 65(3): 1026-1037.

［8］Van Leeuwen DJ, Alves V, Balabaud C, et al. Acute-on-chronic liver failure 2018: a need for(urgent)liver biopsy? [J]. Expert Rev Gastroenterol Hepatol, 2018, 12(6): 565-573.

［9］Kleiner DE. Histopathology, grading and staging of nonalcoholic fatty liver disease[J]. Minerva Gastroenterol Dietol, 2018, 64(1): 28-38.

［10］Yoneda M, Imajo K, Takahashi H, et al. Clinical strategy of diagnosing and following patients with nonalcoholic fatty liver disease based on invasive and noninvasive methods[J]. J Gastroenterol, 2018, 53(2): 181-196.

［11］Gunn NT, Shiffman ML. The use of liver biopsy in nonalcoholic fatty liver disease: when to biopsy and in whom[J]. Clin Liver Dis, 2018, 22(1): 109-119.

［12］Maurice J, Manousou P. Non-alcoholic fatty liver disease[J]. Clin Med(Lond), 2018, 18(3): 245-250.

［13］Arab JP, Barrera F, Arrese M. The evolving role of liver biopsy in non-alcoholic fatty liver disease[J]. Ann Hepatol, 2018, 17(6): 899-902.

［14］Bedossa P. Diagnosis of non-alcoholic fatty liver disease/non-alcoholic steatohepatitis: why liver biopsy is essential[J]. Liver Int, 2018, 38 Suppl 1: 64-66.

［15］Russo FP, Imondi A, Lynch EN, et al. When and how should we perform a biopsy for HCC in patients with liver cirrhosis in 2018? A review[J]. Dig Liver Dis, 2018, 50(7): 640-646.

［16］Pang EH, Harris AC, Chang SD. Approach to the solitary liver lesion: imaging and when to biopsy[J]. Can Assoc Radiol J, 2016, 67(2): 130-148.

［17］Rastogi A. Changing role of histopathology in the diagnosis and management of hepatocellular carcinoma[J]. World J Gastroenterol, 2018, 24(35): 4000-4013.

［18］Tan D, Goodman ZD. Liver biopsy in primary biliary cholangitis：indications and interpretation[J]. Clin Liver Dis, 2018, 22(3): 579-588.

［19］Feng S, Bucuvalas J. Tolerance after liver transplantation：where are we? [J]. Liver Transpl, 2017, 23(12): 1601-1614.

［20］Ettel MG, Appelman HD. Approach to the liver biopsy in the patient with chronic low-level aminotransferase elevations[J]. Arch Pathol Lab Med, 2018, 142(10): 1186-1190.

［21］Barbois S, Arvieux C, Leroy V, et al. Benefit-risk of intraoperative liver biopsy during bariatric surgery: review and perspectives[J]. Surg Obes Relat Dis, 2017, 13(10): 1780-1786.

［22］Diehl DL. Endoscopic ultrasound-guided liver biopsy[J]. Gastrointest Endosc Clin N Am, 2019, 29(2): 173-186.

［23］Midia M, Odedra D, Shuster A, et al. Predictors of bleeding complications following percutaneous image-guided liver biopsy：a scoping review[J]. Diagn Interv Radiol, 2019, 25(1): 71-80.

［24］Pokorska-Spiewak M, Kowalik-Mikolajewska B, Aniszewska M, et al. Is liver biopsy still needed in children with chronic viral hepatitis? [J]. World J Gastroenterol, 2015, 21(42): 12141-12149.

［25］He ZY, Zhao XY. Liver histopathology in dealing with patient s with unknown causes[J]. J Pract Hepatol, 2018, 21(1): 10-13.

［26］何志颖, 赵新颜. 肝组织病理学检查在不明原因肝病诊治中的应用 [J]. 实用肝脏病杂志, 2018, 21(1): 10-13.

［27］Parekh PJ, Maji thia R, Diehl DL, et al. Endoscopic ultrasound-guided liver biopsy[J]. Endosc Ultrasound, 2015, 4(2): 85-91.

［28］Zhou JH, Lu Q, Yu BY, et al. Application of coaxial technique in 150 cases of ultrasound-guided liver biopsy[J]. Chin J Evid-based Med, 2018, 18(4): 295-297. (in Chinese)

［29］Clark TW, Mccann JW, Salsamendi J, et al. Optimizing needle directi on during transjugular liver biopsy provides superior biopsy specimens[J]. Cardiovasc Intervent Radiol, 2014, 37(16): 1540-1545.

［30］Kim SJ, Won JH, Kim YB, et al. Plugged percutaneous biopsy of the liver in living-donor liver transplantation recipients suspected to have graft rejection[J]. Act a Radiol, 2017, 58(7): 771-777.

[31] Atar E, Ben AZ, Bachar GN, et al. A comparison of transjugular and pl plugged-percutaneous liver biopsy in patients with contraindications to ordinary percutaneous liver biopsy and an "in-house" protocol for selecting the procedure of choice[J]. Cardiovasc Intervent Radiol, 2010, 33(3): 560-564.

[32] Shah ND, Sasatomi E, Baron TH. Endoscopic ultrasound-guided parenchymal liver biopsy: Single center experience of a new dedicated core needle[J]. Clin Gastroenterol Hepatol, 2017, 15(5): 784-786.

[33] National Hepatobiliary Tumor and Transplantation Pathology Cooperative Group. Guidelines for pathological diagnosis and grading of common diseases after liver transplantation(Part 1)[J]. Chin J Organ Transplant, 2008, 29(1): 49-51.

[34] Chinese Expert Consensus Statement Chinese Society of Liver Cancer(CSLC), Chinese Society of Clinical Oncology(CSCO), Liver Cancer Group, Chinese Society of Hepatology, et al. Experts consensus on pathological diagnosis of primary liver cancer [J]. J Clin Hepatol, 2011, 27(4): 545-547.

[35] Palmer T, Georgiades I, Treanor D, et al. Improved tissue sections for medical liver biopsies: A comparison of 16 vs 18 g biopsy needles using digital pathology[J], J Clin Pathol, 2014, 67(5): 415-419.

[36] Clark I, Torbenson MS. Immunohistochemistry and special stains in medical liver pathology[J]. Adv Anat Pathol, 2017, 24(2): 99-109.

[37] Peng XX, Wang TL. Clinicopathology of liver diseases[M]. Beijing: Chemical Industry Press, 2010.

[38] Saxena R, Practical hepatic pathology: A diagnostic approach[M]. 2th Edition. PA: Elsevier, 2018.

[39] Zhang J, Li MR, Wang TL. Special staining and immune histochemical staining for liver histology[J]. Chin J Diagn Pathol, 2001, 8(3): 48-49.

[40] Xian ZH, Qin C, Cong WM. Application of special staining in pathological diagnosis of liver biopsy[J]. Chin J Clin Exp Pathol, 2013, 29(4): 424-427.

[41] Zhang HL, Xu YG, Wang TL. Application of special staining in pathological diagnosis of liver [J]. Chin J Diagn Pathol, 2017, 24(3): 238-239.

[42] Zhao P, Zhao M, Ji YJ, et al. Detection of HIV-1 RNA and p24 antigen in HIV 1-infected human liver [J]. Chin J AIDS STD, 2009, 15(6): 575-577.

[43] Ranasinghe S, Wickremasinghe R, Hulangamuwa S, et al. Pol ymerase chain reaction detection of leishmania DNA in skin biopsy samples in Sri Lanka where the causative agent of cutaneous leishmaniasis is leishmania donovani[J]. Mem lnst Oswaldo Cruz, 2015, 110(8): 1017-1023.

[44] Meghdadi H. Khosravi AD. Ghadiri AA, et al. Detection of mycobact erium tuberculosis in extrapulmonary biopsy samples using PCR targeting IS6110, rpoB, and nested-rpoB PCR cloning[J]. Front Microbiol, 2015, 6: 675.

[45] Han JQ, Zhong YW, Ren XQ, et al. Application of special staining in pathological diagnosis of liver [J]. Med J Chin PLA, 2011, 36(5): 459-462.

[46] Lefkowitch JH, Scheuer's liver biopsy interpretation[M]. 9th Edition. New York: Elsevier, 2016.

[47] Karagkounis G, Torbenson MS, Dani el HD, et al. Incidence and prognostic impact of KRAS and BRAF mutation in patients undergoing liver surgery for colorectal metastases[J] Cancer, 2013, 119(23): 4137-4144.

[48] Loes IM, Immervoll H, Sorbye H, et al. Impact of KRAS, BRAF, PIK3CA, TP53 status and intraindividual mutation heterogeneity on outcome after liver resection for colorectal cancer metastases[J]. Int J Cancer, 2016, 139(3): 647-656.

第十二章

临床肝功能评价方法及进展

第一节　概　述

　　肝脏是人体最重要的消化器官之一，参与物质的代谢合成、解毒灭活、生物转化、凝血物质的生成和消除、胆汁的分泌和排泄等复杂的生物学过程。当肝脏出现病变时，会对机体健康产生极大威胁。因此建立一个全面、客观的肝脏功能评价体系对临床医生在个体化治疗方案的选择以及预后的判断中具有重要价值。近年来，精准医疗及个体化治疗的概念越来越受到临床医生的推崇。肝脏具有强大的储备、代偿以及再生能力。除了传统的血生物化学指标及在此基础上建立的综合肝脏功能评价及预后评分模型，全面的肝脏功能评估还应包括肝脏储备功能、功能性肝脏体积和肝脏再生能力等。在肝脏疾病治疗领域建立一个完善的肝功能评价体系，无论是对外科手术指征的把握还是内科治疗方法的选择以及肝病患者预后的预测均具有重要的现实意义。

第二节 传统肝功能血清生物化学指标

血清生物化学指标是目前临床上最常用的评价肝功能的指标，可用于反映肝脏的合成代谢、肝脏的分泌、排泄及解毒功能、肝细胞有无受损及严重程度等。监测分析相关指标的变化对肝脏疾病的诊断、治疗方案选择的指导、预后的判断均具有重要意义。但由于肝脏功能的复杂性，单一的血清生化学指标对肝脏疾病的评价具有一定局限性。临床中常用的生物化学指标如下。

一、胆红素

胆红素是胆色素的一种，是体内铁卟啉化合物的主要代谢产物。血清胆红素水平反映了肝细胞通过网状内皮系统对胆红素进行摄取、结合、转化和排泄的能力。当肝细胞受损时，肝脏对胆红素的处理能力下降，血清胆红素水平升高。除了原发性肝脏病变，肝前的病理生理改变（溶血）或肝后阻塞（外科性胆管梗阻）等同样可引起血胆红素水平升高。在特殊疾病背景下，肝内、肝外因素可同时存在，导致血清胆红素水平的异常，这需要临床医生结合实际情况进行鉴别。

二、血清氨基转移酶

ALT和AST的正常值由于检测方法不同而有差别。血清氨基转移酶活性降低的临床意义不大，具有临床意义是酶活性升高。各种疾病患者的血清氨基转移酶活性均可升高。ALT活性增高提示肝细胞破坏、细胞膜通透性增强；AST活性增高常提示线粒体损伤。二者均是监测病毒性肝炎的敏感指标，常在临床症状出现之前活性已经增高，故检测ALT、AST可以发现早期的急性肝炎和隐匿性肝炎病毒感染，是目前诊断肝病应用最普遍的酶学检查项目。

ALT显著增高，见于各种肝炎急性期、DILI；中度增高，见于HCC、慢性肝炎、ALD及心肌梗死；轻度增高，见于阻塞性黄疸及胆道炎症。AST显著增高，可见于心肌梗死急性发作、各种严重的病毒性肝炎、DILI及ALD；中度升高，见于HCC、慢性肝炎、心肌炎；轻度升高，可见于轻度慢性肝炎。患有重型肝炎时，若出现胆红素迅速升高，ALT、AST下降，称为酶胆分离，通常提示肝功能受损极重，预后不良。

血清氨基转移酶活性测定反映肝细胞损害及其程度，对肝病的病因鉴别诊断意义不大。ALT存在于肝细胞胞浆水溶性部分，AST存在于细胞胞浆水溶性部分及线粒体中。肝细胞损害严重者，不仅胞浆中的酶释放出来，而且线粒体中的酶也释放出来，故测定AST/ALT比值可用于判断肝细胞损害程度和肝病类型。急性肝炎或轻型慢性肝炎患者，ALT＞AST；ALD、重型肝炎患者则通常AST＞ALT。

三、白蛋白

白蛋白仅由肝脏合成，半衰期为20天，可反映肝脏在一定时间段内合成功能的状态。当肝细胞出现大量坏死，剩余功能不能完全代偿时，可出现白蛋白水平下降。此外，白蛋白水平还受个体营养状态及医源性治疗因素的影响。因此，在医疗实践中，白蛋白仅能部分反映肝脏的合成能力。

急性肝炎、轻型慢性肝炎患者的血清总蛋白量一般无显著变化。合并有营养不良时，白蛋白与球蛋白发生相反的变化。总蛋白浓度视二者比例不同，可升高或降低。肝硬化患者球蛋白升高，白蛋白明显降低，总蛋白降低，提示预后不良；病毒性肝炎患者的白蛋白多为正常，其白蛋白降低的程度与肝炎病情程度相一致。肝硬化、慢性肝炎、长期阻塞性黄疸患者白蛋白均可降低。监测白蛋白浓度的变化，是估计预后的良好指标。慢性肝炎患者的球蛋白增加，主要是 γ 球蛋白增高，α 球蛋白稍降低，β 球蛋白则高低不定。白蛋白与球蛋白比值A/G，正常人A/G为1.5～2.5/1；肝硬化患者的A/G比值几乎均降低，尤以有黄疸的肝硬化者更明显；肝外胆道阻塞者，A/G比值降低与急性肝炎者大致相似；重症肝硬化者，尤其是有腹水者，白蛋白显著降低而 γ 球蛋白显著增高，A/G比值甚至倒置，是判断预后有价值的指标。

四、凝血酶原时间

凝血酶原时间（PT）是外源性凝血系统最常用的筛选试验，与肝脏合成的凝血因子Ⅰ、Ⅱ、Ⅴ、Ⅶ、Ⅹ的水平及生物学活性相关。当出现严重肝实质细胞损害时，可导致凝血因子Ⅰ、Ⅱ、Ⅴ、Ⅶ、Ⅹ的合成障碍及生物学活性下降，从而导致PT延长。PT有4种实验室报告形式：秒、PTA、凝血酶原时间比率（prothrombin time ratio, PTR）和INR。PT检测结果受抗凝剂与检测试剂盒、仪器校正和实验室技术、标本采集及保存等诸多因素的影响，实验室内部以及不同实验室间检测结果差异较大。在PT的4种实验室报告形式中，PTA与INR是最常用的评价形式。在国际上通常将INR＞1.5作为肝衰竭诊断标准之一，而在国内则更多将PTA＜40%作为肝衰竭诊断界限。在目前的肝衰竭诊断指南中，通常同时将INR和PTA两个指标作为肝衰竭患者凝血功能的诊断指标，但哪一个指标是评价肝功能的最佳指标目前尚存在一定争议，且各有优劣。对于肝病患者，PTA的优势在于：①在不同凝血酶原试剂检测中，PTA的一致性优于INR；②在肝病伴有严重凝血功能异常，特别是当INR＞4时，其诊断准确性下降，而PTA则不受影响。INR的优势包括：①欧美国家等广泛使用的肝功能评价模型，如MELD评分中，将INR

作为凝血功能指标纳入评价，并以此评分作为肝脏移植排位的标准；②国际上的文献资料和相关指南中更多将INR作为肝病患者凝血功能异常的诊断指标，使用INR更利于国际学术交流。随着研究的进展，希望能有更加标准化的凝血功能评价系统问世，以期最终达到简化、统一指标的目的。

五、碱性磷酸酶和γ-谷氨酰转移酶

碱性磷酸酶（ALP）是一组催化磷酸单酯水解的酶类，广泛分布于各组织中，胆管上皮细胞含量最多。其正常值依测定方法不同而各异。临床意义如下：①鉴别肝细胞性黄疸和阻塞性黄疸。一般阻塞性黄疸ALP升高水平较肝细胞性黄疸为高。②协助诊断肝内浸润性或占位性病变。在原发性肝癌及转移性肝癌患者，ALP常常升高。而在无黄疸患者，如发现ALP异常升高，需高度警惕肝内占位性病变；也可能为无黄疸型胆系疾病，如胆囊炎、胆石症及胆道不全梗阻。③协助判断肝病患者预后。在严重肝病患者，胆红素逐渐升高，而ALP不断下降，提示肝细胞损害严重。

正常人血清中γ-谷氨酰转移酶（GGT）主要来自于肝脏，正常值0～40 IU/L（重氮试剂法）、0～50 IU/L（对硝基苯胺法）。临床意义如下：①判断血清中升高的ALP来自于肝脏还是骨骼，患有骨骼疾病时GGT正常。②急性肝炎患者的GGT恢复较ALT为迟；如它持续升高，提示为慢性肝病。③若慢性肝炎患者的GGT长期升高，提示肝细胞有坏死。④有阻塞性黄疸时，GGT常明显增高，尤以恶性梗阻性黄疸最明显。GGT有4种同工酶，有肝实质病变时GGT1升高，患原发性肝癌则GGT2增高。

六、血清胆碱酯酶

血清胆碱酯酶（cholines esterase, CHE）用比色法测定，其正常值为30～80 IU/mL。肝病患者CHE活力降低，主要是由于肝细胞损害后此酶合成减少，是反映肝脏储备功能较敏感的指标。急性病毒性肝炎患者血清CHE降低与病情严重程度有关，与黄疸严重程度不一定一致。若CEH活性持续降低，提示预后不良。轻型慢性肝炎患者此酶活性变化不大。慢性活动性肝炎患者此酶活性变化水平与急性肝炎患者相似。患者若处于代偿期，血清CHE多为正常；若处于失代偿期，则血清CHE活力明显下降。重型肝炎患者血清CHE明显下降，其降低程度与白蛋白大致相似，且多呈持续性降低；梗阻性黄疸患者，血清CHE正常，若伴有胆汁淤积性黄疸则此酶活力降低。

七、血氨

血氨主要来自肠道的尿素氮及食物蛋白质分解，由肾脏谷氨酰胺和骨骼肌中腺苷酸分解产生。氨的主要清除途径是经过肝脏鸟氨酸循环合成尿素。因此，测定血氨的浓度，可用于估计肝病患者肝脏损害程度及其预后。肝脏受损越重，代谢氨的能力越差，血氨浓度越高。急性肝炎患者血氨正常或仅轻度增高；重型肝炎患者以及肝硬化患者，血氨可明显增高，是肝性昏迷的原因之一。

第三节　肝功能评价模型

肝脏是机体内功能最强大且复杂的消化器官，任何单一的指标都难以全面反映其功能状态，因而在长期的临床实践中建立了不同的多个指标联合的肝功能及预后评估模型，比较有代表性的包括CTP分级、MELD评分、英国爱丁堡大学皇家学院标准、Yale模型、Europe模型以及Mayo模型，其中最具有代表性的为CTP分级及MELD评分。近年来，随着研究的深入，还出现了一些新的肝功能评估及预后模型，如MELD的衍生模型、里尔模型（Lille model）、序贯器官衰竭评估模型（sequential organ failure assessment, SOFA）评分体系、急性生理功能和慢性健康状况评分系统（acute physiology anachronic health evaluation Ⅲ，APACHE Ⅲ）等。然而，由于肝脏疾病病理生理过程的复杂性，每个模型在不同程度上均存在一定局限性。

一、蔡尔德-皮尤改良评分

蔡尔德-皮尤改良（CTP）分级评分是由Child和Turcotte创立，Pugh予以完善形成的，是对肝性脑病、腹腔积液、TBil、凝血功能及白蛋白5个指标的分段赋值及累积计分。CTP分级评分的相关指标均为常规检查项目，数据易得，计算方便，广泛应用于肝硬化患者预后、肝叶切除及肝脏介入术术前评估及预后预测。但在临床应用过程中，CTP分级评分也有一定局限性：①CTP分级评分中使用了腹腔积液和肝性脑病等主观性较大且易受人为因素影响的指标；②CTP分级评分对病情的评价存在非连续性，在同一分级内的患者，病情严重程度可能差别较大，如TBil 60 μmol/L与600 μmol/L、白蛋白 28 g/L与18 g/L的患者赋予相同的分值，但是病情严重程度及预后可能截然不同；③CTP分级评分中并未纳入肝肾综合征、消化道出血和严重感染等可能直接危及生命的肝病并发症指标，对该部分患者的病情评价存在严重偏倚；④CTP分级评分狭窄，存在"地板""天花板"效应，特别是对重症患者的区分存在困难。

二、终末期肝病模型及其衍生评分模型

终末期肝病模型（MELD）评分是由Kamath等于2000年创立的判断终末期肝病的评分模型。MELD计算公式为R = 3.8×ln[胆红素（mg/dL）]+11.2×ln（INR + 9.6×ln [肌酐（mg/dL）] + 6.4×病因（病因：胆汁淤积性和酒精性肝硬化为0，其他为1）。与CTP分级评分相比，MELD评分对终末期肝病患者3个月生存率的判断更为准确。MELD评分的计算采用了对数方式，减轻了极端数据的影响。MELD评分的主要指标均为客观的实验室数据，唯一的主观指标是病因，在去除后，对MELD 评分的预测能力并无显著影响。MELD并无CTP的 "地板""天花板"效应，分值连续，对病情轻重的判断较CTP更好。但MELD评分亦存在一定的局限性：①血清胆红素、肌酐和INR受患者疾病状态，如感染、维生素K缺乏及利尿药物治疗等因素的影响；②MELD评分未包括任何临床症状的判断以及肝硬化门静脉高压症的致命并发症等因素，因而在一些情况下并不能全面反映肝脏的实际损伤程度。

Fisher及Lee等研究显示，血清钠水平与肝硬化患者门静脉高压程度相关，同时还是肝功能衰竭综合征的独立预测因素，持续性腹水和低钠血症患者即使MELD评分不高，但仍有较高的病死率。因而将血清钠引入MELD评分后建立的MELD-Na评分模型可提高对患者短期预后的评估能力。但由于血清钠水平易受到治疗干预而波动，对长期预后的预测可靠性并不稳定。经过不断改进及发展，除了MELD-Na评分模型外，近10年来，MELD评分还衍生出了连续性MELD评分、MELD加权评分以及MELD与血钠比值（MESO指数）等模型。Huo等统计了852例肝硬化基础上并发肝衰竭患者3个月及6个月的生存结局，通过ROC曲线比较了MELD评分、MELD-Na、MELD加权评分的预后预测能力及MESO指数，结果发现MELD、 MELD-Na、Delta MELD和MESO对3个月

生存结局预测的AUC值分别为0.807、0.801、0.773、0.784，6个月生存结局预测的AUC值分别为0.797、0.778、0.735、0.747。说明在对肝硬化肝功能衰竭患者短期预后的判断中，MELD及MELD-Na仍然具有较高的准确性，MELD加权评分和MESO指数也具有一定的应用价值，但需要进一步研究。

三、里尔模型

里尔模型（Lille model）是由法国里尔大学的Louvet等通过前瞻性研究320例严重ALD患者使用激素治疗前后的临床疗效而建立的关于严重ALD患者的生存预后模型。该模型纳入了6个可重复指标：年龄、肾功能、白蛋白、胆红素、PT以及治疗7天后胆红素的动态变化。其对严重ALD患者6个月生存预后的判断具有较高的特异性和敏感性，ROC曲线下的AUC值显著高于传统的MELD评分和CTP评分。但目前关于里尔模型的研究多集中在ALD的功能评价及预后判断上，是否可广泛应用于其他病因基础上的终末期肝病评价仍有待进一步研究。

四、SOFA及APACHE Ⅲ评分系统

严重的肝脏疾病通常合并全身多器官的功能障碍。近年来，部分研究人员将原本用于重症患者预后判断的SOFA及APACHE Ⅲ评分系统引入肝衰竭患者预后的判断中，相关研究结果提示SOFA及APACHE Ⅲ评分系统对肝衰竭患者的短期预后具有较好的判断价值，其AUC值优于目前较为公认的CTP及MELD评分。

五、英国爱丁堡大学皇家医学院标准

在欧美国家，ALF多由药物、酒精等肝毒性物质引起，特别是对乙

酰氨基酚（扑热息痛）。为了判断肝衰竭患者是否需要紧急肝移植，英国爱丁堡大学皇家医学院提出紧急肝移植标准（表12-1），并在西方国家得到广泛应用和认可。它根据病因将患者分为两部分：对乙酰氨基酚引起者和非对乙酰氨基酚引起者。如果单项指标达到标准，如pH值<7.3或H$^+$>50，或PT<100 s（INR<6.5），则患者需要进行紧急肝移植手术以挽救生命。当患者应用对乙酰氨基酚的特异性解毒药N-乙酰半胱氨酸（NAC）治疗时，则pH可放宽标准至7.25。如果病情尚未严重到以上程度，则按照表格下方的标准进行评估。显然，对于ALF，该标准具有很高的应用价值，然而对于我国以ACLF为主的患者群体来说，使用范围是很小的。

表 12-1　英国爱丁堡大学皇家医学院标准（King's college criteria）

对乙酰氨基酚引起	非对乙酰氨基酚引起
动脉血pH值<7.3或H$^+$>50（pH值<7.25，如果接受NAC治疗）或者（不存在以下情况） ①PT>100 s ②血清肌酐>300 μmol/L ③肝性脑病Ⅲ～Ⅳ级	PT<100 s（INR<6.5） 以下5种情况中任意3种 ①不良病原学（药物或非甲非乙肝炎） ②肝性脑病 ③年龄小于10岁或大于40岁 ④PT>50 s（INR>3.5） ⑤TBil<300 μmol/L

第四节　肝脏储备功能的量化评估方法

一、吲哚菁绿清除试验

传统的肝脏血生化指标以及在其基础上建立的综合评分系统，主要侧重于反映肝功能的受损及功能障碍程度，且其在实验室测定或模型赋值评分上受到诸多主客观因素的影响。除此之外，常用的血生化指标对肝功能受损后剩余的有效储备功能的量化评估方面存在一定缺陷。肝脏储备功能是指存活的功能性肝实质细胞的总和，它反映肝脏潜在的有效功能状态。吲哚菁绿（indocyanine green, ICG）清除试验是目前唯一在临床上得到广泛应用的实时动态肝脏储备功能定量检测方法，并已经常规应用于外科肝脏手术术前的肝功能评估。临床上也将ICG清除试验作为早期及隐匿性肝病的监测、晚期肝病治疗效果及预后判断的指标。

ICG安全无毒，是FDA唯一批准的菁染料药，水溶性极佳，有特定的光吸收峰，便于光学测定。静脉注入后，与血中载体蛋白结合，高效、全部选择性地被肝细胞摄取，直接以游离形式由肝细胞分泌至胆汁。ICG在体内20min后即有97%从肠道排出，不参与体内化学反应，无肠肝循环、无淋巴逆流、不从肾等其他肝外脏器排泄。通过监测定量注射入血的ICG被肝脏实质细胞膜摄取/转运/排泄入胆道系统这一动态代谢过程即可量化地评估肝储备功能的有效状态。

目前ICG清除试验多采用无创法，即脉动式ICG分光光度仪分析法。其基本原理是血液中存在2个不同的吸光物质时，用2个不同的波长照射组织获得透过光的脉冲，从而求得血液中这2个吸光物质的浓度比，称之为脉搏分光光度测定法。检测在805nm、940nm两波长下的吸光度之比，就可以求得ICG和血红蛋白浓度比。相对于传统采血法而言，脉动式ICG分光光度仪分析法具有微创、简便、快速、可床边实时监测并短时间重复的明显优势。

血液中的ICG浓度与时间呈反比例关系，连续测定ICG浓度可绘制浓度-时间曲线。ICG清除试验以15 min血液中ICG滞留比例（ICG-R15）、血浆ICG清除率（ICG-K）和有效肝血流量等作为衡量指标，量化评估剩余功能性肝细胞量的多少，反映肝脏有效储备功能状态。ICG-R15 ≤ 10%表示肝功能良好，10% < ICG-R15 ≤ 20%表示肝功能轻度受损，20% < ICG-R15 ≤ 40%表示肝功能中度受损，ICG-R15＞40%表示肝功能重度受损。近年来，ICG清除试验已广

泛应用于肝脏外科手术领域。在国内外肝脏外科手术领域的临床研究、指南及专家共识中，均将ICG清除试验作为设计和实施安全手术的依据。

Hori 等研究发现，活体肝移植后，肝功能最早出现显著性差异的时间是移植后 24 小时。此时判断预后的 ICG-K 临界值为 0.18，ICG-K > 0.18 的移植患者预后良好，两年存活率为 100%，ICG-K < 0.18 则预示移植患者肝功能障碍发生率高。而肝移植供体的 ICG-K 则提示肝移植受体术后发生肝功能障碍的概率，ICG-K < 0.15 预示移植肝的肝功能障碍的高发生率。《原发性肝癌诊疗指南》（2022 年版）中提到："肝储备功能（如 ICG-R15）基本在正常范围以内"是肝切除术适应证的基本条件之一，一般认为 ICG-R15 < 14% 可作为安全进行肝大块切除术而肝功能衰竭发生概率低的界限。在《日本东京大学肝脏切除安全限量的评估标准》中，认为 ICG-R15 > 40% 时，肝脏代偿功能差，是肝切除术的禁忌证。在肝脏内科领域，ICG 清除试验的研究也较多，认为其可用于肝储备功能的评价及预后预测。秦华等比较了 ICG 清除试验在不同程度肝硬化代偿期（CTP A 级）、失代偿期（CTP B 级和 C 级）及 CLF 患者中的差异，探讨其对患者预后评估的价值。在 4 组患者中，ICG-R15 分别为 12.40 ± 7.60、28.97 ± 15.92、46.36 ± 11.55、52.58 ± 9.98，随着病情的加重，患者的肝储备功能恶化，ICG-R15 升高，结果与 CTP 分级一致。此外，在对肝硬化失代偿及 CLF 患者的预后预测中，ICG-R15 的 AUC 值分别为 0.883 和 0.839，具有较强的预测能力。Cheng 等评价了 ICG 清除试验在失代偿期肝硬化患者预后预测中的作用，并与 MELD 和 CTP 等肝病模型进行了比较，结果提示 ICG-R15 与 MELD 和 CTP 评分具有显著的相关性（r 值分别为 0.642、0.613），且对患者 3 个月和 12 个月的生存结果具有良好的预测能力，AUC 值分别为 0.851、0.831，其预测能力与 MELD 及 CTP 评分比较，差异无统计学意义。同样，

ICG-K 也可指导肝衰竭患者人工肝治疗及预后的判断，ICG-K 作为单一的评估指标，对于患者的预后判断更具优势，比 PT 等指标的 ROC 曲线下面积大，特异性和敏感性接近或达到 80%。当 ICG-K 低于 0.08/min（ICG-R15 ＞ 30%）时，预示肝衰竭患者预后差，其敏感性为 81%，特异性为 70%。此外，ICG 清除试验还可应用于早期肝功能不全或隐匿性肝脏疾病的警示，较常规血生物化学指标更为敏感。但需要注意的是，在临床实际应用中，高胆红素血症、低蛋白血症及某些药物因素会对 ICG 清除的结果产生影响，临床医生应结合不同病情对结果加以判读。

影响 ICG 清除试验结果的因素很多，如肝血流量、功能性肝细胞数、肝细胞向毛细胆管分泌排泄状况、胆道通畅情况、血浆蛋白含量、肝窦侧细胞膜通透性和肝细胞内载体蛋白等均会影响试验结果。另外，患者血清浑浊、血氧饱和度过低、脉搏不稳定，以及周围环境存在强光照射探头、手机电池辐射，试验操作不规范，近期服用过胆囊造影剂、利胆剂、利福平、抗痛风剂也可造成试验误差。因此在进行 ICG 清除试验时，需要排除上述因素的影响。而 ICG 清除试验的不良反应较少，ICG 不完全溶解时可有恶心、发热、荨麻疹等，偶有休克、过敏反应，因此在对过敏性体质者进行检查时候需要慎重。

ICG 清除试验作为一项肝脏储备功能评价指标，具有良好的临床可行性，并已成为肝脏外科肝功能评价的常规检测手段，且近些年在肝脏内科、介入及其他非肝病领域的应用价值也逐渐得到认可。ICG 清除试验与目前临床中存在的其他肝脏储备功能检测手段，如常规肝功能血生化指标、肝功能评分模型、影像学功能性肝脏体积测定技术等相比，各有优劣。因此，在临床实践的过程中，多种手段相互结合，能做到更全面、更准确的肝储备功能评价，以做到以个体化治疗为基础的精准医疗。

二、其他肝储备功能的定量检查

包括动脉血酮体比、利多卡因代谢试验、氨基比林清除试验及糖耐量试验等，但由于对肝脏储备功能评估的临床价值尚未获得统一意见，或因其检测方法繁琐，尚未能在临床上常规应用。

MEGX检验是一种基于利多卡因在肝内转化为MEGX的方法，它与P450细胞色素酶（CYP）有关，CYP促使利多卡因在肝内连续发生氧化N-脱烃反应转化成MEGX。由于CYP3A4的作用，可能会引发利多卡因和其他物质或药物之间的相互作用。例如，抗生素或抗抑郁药物可能会通过抑制CYP同工酶作用而抑制MEGX的形成，此外，其他的药物可能会诱发CYP3A4的作用，从而促进MEGX的产生。值得注意的是，MEGX中位值在不同性别之间有所差异（男性67 ng/mL，女性49 ng/mL）。服用避孕药的女性，据报道该值可能降为25 ng/mL。总之，所有影响CYP3A4作用的物质都可能会影响MEGX的检测结果。此外，MEGX血清浓度定量检测需要用到免疫测定、HPLC或者气相色谱法，因此其不能在床边进行检验。

[14]C-氨基比林主要在肝细胞微粒体代谢，经CYP同工酶系代谢，原形排出很少。该检验比较费时，一般需要几个小时，需要专业的实验室仪器，并且可能产生放射性，在一般的病房不易开展。[14]C的呼出（放射性元素测定）可能受多种因素影响，包括各种综合因素，胃肠蠕动或基础代谢率等。因为临床结果有限，对于肝功能评估的可靠性等方面尚需进一步研究。

第五节　功能性肝脏体积测定技术

随着计算机技术的发展，利用影像学技术可以较为准确地计算出肝脏功能性体积。

一、计算机断层扫描技术

计算机断层扫描（CT）的主要方式包括CT灌注成像及CT肝容积测量技术。Oğul等研究认为CT血流灌注与肝损伤的严重程度存在一定的相关性。Bégin等运用CT三维成像技术测量出肝脏体积，并以此准确计算出解剖性肝切除后的剩余肝体积，在实施手术前进行模拟切除评估。Tong等的研究中，以CT测量的肝脏体积与标准肝脏体积之比反映肝脏体积在ALF的发生发展过程中的变化，并将该比值用于判断ALF的预后。研究结果显示：在ALF中，CT测量的肝脏体积/标准肝脏体积（computed tomography-derived liver volume/standardized liver volume, CTLV/SLV）<83.9%提示预后不良。但CT仅能测量肝脏体积，无法准确判断肝实质病变对肝功能的影响，因此在合并肝实质病变的肝功能评估中仍需更多地依赖临床医师的个人经验。

二、 单光子发射计算机断层成像术检测技术

99Tcm GSA显像技术通过使用放射性锝元素标记半乳糖化人血清白蛋白（galactose human serum albumin, GSA）作为显像剂，经静脉给药后迅速选择性地被肝细胞摄取，与肝细胞质膜表面的去唾液酸糖蛋白受体结合，用单光子发射计算机断层成像术（single photon emission computed tomography, SPECT）动态检测肝细胞摄取显像剂的情况，并以此评价肝脏储备功能及肝脏功能的三维分布。相对而言，SPECT检测技术是目前检测肝储备功能较好的影像技术。

三、肝胆特异性对比剂磁共振动态增强成像技术

肝胆特异性对比剂是指能被肝细胞特异性摄取并通过胆道排泄，能改变MRI中肝和胆管信号强度的对比剂。目前研究较为成熟的

对比剂为钆塞酸二钠注射（gadolinium ethoxy benzyl diethylenetriamine pentaacetic acid, Gd-EOB-DTPA, 简称EOB）。EOB通过肝细胞膜血窦面上表达的有机阴离子转运多肽被动转运至肝细胞内，由肝细胞微胆管面的多药抵抗相关蛋白2分泌进入胆汁，其分泌排泄途径和胆红素类似。在肝肾功能均正常的情况下，50%的EOB通过肝胆系统排泄，另外50%经肾脏排泄，从而在肝肾代谢之间存在竞争性，在一种代谢途径障碍时可通过另一种途径代偿。因此，普通的MRI增强扫描与肝胆特异性对比剂显像相结合，一方面可提高病灶的敏感性和特异性，另一方面可反映肝脏功能，基于此，以EOB为代表的肝细胞特异性磁共振对比剂为测量功能性肝脏体积提供了新的途径。

第六节　肝细胞再生指标

免疫细胞的活化和细胞因子的产生在肝脏损伤的发生发展过程中发挥重要作用。一方面各种免疫细胞产生大量炎症因子及趋化因子导致肝细胞损伤，另一方面机体分泌大量的细胞因子和生长因子刺激肝细胞进行增殖以修复损伤的肝组织并恢复肝脏功能。

一、甲胎蛋白

甲胎蛋白（AFP）是研究较多并得到一定程度应用的评价肝脏再生能力的指标。AFP是卵黄囊和胎儿肝脏合成的生理性产物，但在出生两周后，AFP的合成受到抑制，低于10 μg/L，并维持在较低水平。当肝细胞恶性增殖或再生时，相关基因被激活，AFP重新开始合成，血清AFP水平显著升高。既往研究认为，在肝损伤的发生发展过程中，血清AFP升高与肝细胞再生相关，部分异型增生的肝细胞能够合成并分泌AFP，因此认为血清AFP水平升高能够反映肝损伤患者肝细胞的再生状态。Kuhlmann等通过建立大鼠肝损伤模型对AFP与肝细胞增殖的关系进行了研究，发现在增殖后的肝细胞细胞质中可检测到 AFP，并观察到在N-亚硝基吗啉诱导的大鼠肝损伤模型中，AFP水平与微小管上皮细胞增殖相关。大鼠摄入致癌诱导剂后，在癌症发生的早期阶段，增殖的微小管上皮细胞中AFP的表达水平增高。

而在国内的一项临床研究中，徐少卿等将89例肝衰竭患者按生存结局分为存活组与死亡组，按AFP 水平分为A亚组（<20 ng/mL）、B亚组（20 ng/mL ≤ AFP <200 ng/mL）和C亚组（≥ 200 ng/mL）。观察所有患者3个月临床结局后发现，存活组患者的AFP 水平显著高于死亡组（$P<0.01$）。而在不同AFP水平的亚组之间，C亚组患者治疗好转率及3个月存活率显著高于A、B亚组，表明AFP与肝衰竭患者的预后相关，AFP水平增高提示预后较好。Sakurai等在 AFP-L3与暴发性肝衰竭患者肝萎缩程度的相关性研究中发现，暴发性肝衰竭患者血清AFP-L3水平显著升高，且肝萎缩较轻的患者血清AFP-L3水平高于肝萎缩较重的患者（$P<0.05$），剩余肝脏估算体积与血清AFP-L3水平显著相关（r = 0.63）。该研究提示 AFP-L3可作为评估暴发性肝衰竭患者肝脏萎缩程度和肝脏再生的血清标志物。

二、其他肝细胞再生指标

除AFP外，人表皮生长因子（human epidermal growth factor, h-EGF）和肝细胞生长因子（hepatocyte growth factor, HGF）等也被证实能够刺激肝细胞再生。随着近年各种蛋白质组学技术的发展，对肝病相关的新的血清学指标的研究也越来越多，其中一些研究已初步发现了一些可能与肝细胞再生相关的血清蛋白因子，如 Cripto-1、CCR1、Orexin A等，但上述指标在现阶段均尚缺乏大样本的验证及临床观察，因此在临床中正式作为肝功能评价指标应用尚需时日。

第七节　总　结

　　由于引起肝功能损伤的原因较多，既有肝脏本身的疾病，也可继发于其他系统的疾病，对肝功能损伤的全面评价显得较为困难。目前评估肝脏功能的检查很多，无论是血清学指标还是影像学评价，至今尚无一种检查可以全面评估肝功能，每种方法均有其局限性。因此全面的肝功能评估还应包括临床病史、体格检查甚至病理学检查。而作为指导治疗方案的选择和预测手术风险的肝功能评价体系更应包括对全身多脏器功能的综合评价，而不仅仅是单一肝功能的评价。相信随着临床及基础医学技术的不断进步，新技术、新方法的不断出现，肝功能评价体系将越来越完善。

（王铭　郑娟）

参考文献

[1] 耿明凡, 高方媛, 谷莉莉, 等. 终末期肝病的模型与评价指标的研究进展 [J]. 中国肝脏病杂志 (电子版), 2014, 6(3): 98–100.

[2] Kamath PS, Wiesner RH, Malinchoc M, et al. A model to predict survival inpatients with end-stage liver disease[J]. Hepatology, 2001, 33(2): 464–470.

[3] Rahimi-Dehkordi N, Nourijelyani K, Nasiri-Tousi M, et al. Model for end stage liver disease(MELD)and Child-Turcotte-Pugh(CTP)scores: ability to predict mortality and removal from liver transplantation waiting list due to poor medical conditions[J]. Arch Iran Med, 2014, 17(2): 118–121.

[4] 侯洪伟, 潘峥, 嵇振岭. 肝脏储备功能的评估方法及临床价值 [J]. 东南大学学报 (医学版), 2014(3): 380–384.

[5] Chapelle T, Op De Beeck B, Huyghe I, et al. Future remnant liver function estimated by combining liver volumetry on magnetic resonance imaging with total liver

function on(99m)Tc-mebrofenin hepatobiliary scintigraphy: can this tool predict post-hepatectomy liver failure?[J]. HPB(Oxford), 2016, 18(6): 494-503.

［6］杨蕗璐, 罗燕. 肝大部切除后肝脏再生的研究进展 [J]. 世界华人消化杂志, 2016(1): 67-74.

［7］中华医学会感染病学分会肝衰竭与人工肝学组, 中华医学会肝病学分会重型 肝病与人工肝学组. 肝衰竭诊治指南 (2012 年版)[J]. 中华临床感染病杂志, 2012, 5(6): 321-327.

［8］Child CG, Turcotte JG. Surgery and portal hypertension[J]. Major Probl Clin Surg, 1964, 1: 1-85.

［9］Shen Y, Liu YM, Wang B, et al. External validation and comparison of six prognostic models in a prospective cohort of HBV-ACLF in China[J]. Ann Hepatol, 2016, 15(2): 236-245.

［10］Fisher RA, Heuman DM, Harper AM, et al. Region 11 MELD Na exception prospective study[J]. Ann Hepatol, 2012, 11(1): 62-67.

［11］Lee YH, Hsu CY, Huo TI. Assessing liver dysfunction in cirrhosis: role of the model for end-stage liver disease and its derived systems[J]. J Chin Med Assoc, 2013, 76(8): 419-424.

［12］Asrani SK, Kim WR. Model for end-stage liver disease: end of the first decade[J]. Clin in Liver Dis, 2011, 15(4): 685-698.

［13］Huo TI, Lin HC, Huo SC, et al. Comparison of four model for end-stage liver disease-based prognostic systems for cirrhosis[J]. Liver Transpl, 2008, 14(6): 837-844.

［14］Garcia-Saenz-de-Sicilia M, Duvoor C, Altamirano J, et al. A Day-4 Lille Model predicts response to corticosteroids and mortality in severe alcoholic hepatitis[J]. Am J Gastroenterol, 2017, 112(2): 306-315.

［15］刘磊, 王凤梅, 阚志超, 等. 不同评分系统对乙肝相关慢加急肝衰竭患者短期 预后评估的比较 [J]. 实用医学杂志, 2014, 30(4): 571-573.

［16］Fikatas P, Lee JE, Sauer IM, et al. APACHE Ⅲ score is superior to King' s College Hospital criteria, MELD score and APACHE Ⅱ score to predict outcomes after liver transplantation for acute liver failure[J]. Transplant Proc, 2013, 45(6): 2295-2301.

［17］Geisel D, Lüdemann L, Hamm B, et al. Imaging-based liver function tests-past, present and future[J]. Rofo, 2015, 187(10): 863-871.

[18] Yokoyama Y, Nagino M. Benefit to perform indocyanine green clearance test: reply[J]. World J Surg, 2017, 41(1): 339–340.

[19] Pind ML, Bendtsen F, Kallemose T, et al. Indocyanine green retention test (ICG–r15)as a noninvasive predictor of portal hypertension in patients with different severity of cirrhosis[J]. Eur J Gastroenterol Hepatol, 2016, 28(8): 948–954.

[20] Sheng QS, Lang R, He Q, et al. Indocyanine green clearance test and model for end-stage liver disease score of patients with liver cirrhosis[J]. Hepatobiliary Pancreat Dis Int, 2009, 8(1): 46–49.

[21] Yamamoto Y, Ikoma H, Morimura R, et al. Clinical analysis of anatomical resection for the treatment of hepatocellular carcinoma based on the stratification of liver function[J]. World J Surg, 2014, 38(5): 1154–1163.

[22] 中华人民共和国卫生部. 原发性肝癌诊疗规范 (2011 年版)[J]. 临床肝胆杂志, 2011, 20(11): 929–946.

[23] 董家鸿, 郑树森, 陈孝平, 等. 肝切除术前肝脏储备功能评估的专家共识 (2011 版)[J]. 中华消化外科杂志, 2011, 10(1): 20–25.

[24] Levesque E, Martin E, Dudau D, et al. Current use and perspective of indocyanine green clearance in liver diseases[J]. Anaesth Crit Care Pain Med, 2016, 35(1): 49–57.

[25] Hori T, Iida T, Yagi S, et al. K(ICG)value, a reliable real-time estimator of graft function, accurately predicts outcomes in adult living-donor liver transplantation[J]. Liver Transpl, 2006, 12(4): 605–613.

[26] 项灿宏, 吕文平, 董家鸿. 肝切除前肝脏储备功能的评估 [J]. 中国现代普通外科进展, 2011, 12(3): 208–211.

[27] 秦华, 王文政, 王占兰. 吲哚菁绿清除试验及肝脏有效血流量评估慢性肝炎患者肝脏储备功能的意义 [J]. 临床肝胆病杂志, 2014, 30(2): 141–144.

[28] Bégin A, Martel G, Lapointe R, et al. Accuracy of preoperative automatic measurement of the liver volume by CT-scan combined to a 3D virtual surgical planning software(3DVSP)[J]. Surg Endosc, 2014, 28(12): 3408–3412.

[29] Tong C, Xu X, Liu C, et al. Assessment of liver volume variation to evaluate liver function[J]. Front Med, 2012, 6(4): 421–427.

[30] Yoshida M, Shiraishi S, Sakamoto F, et al. Assessment of hepatic functional regeneration after hepatectomy using(99m)Tc-GSA SPECT/CT fused imaging[J].

Ann Nucl Med. 2014, 28(8): 780–788.

[31] Sumiyoshi T, Shima Y, Okabayashi T, et al. Liver function assessment using 99mTc–GSA single–photon emission computed tomography(SPECT)/CT fusion imaging inhilar bile duct cancer: a retrospective study[J]. Surgery, 2016, 160(1): 118–126.

[32] Verloh N, Haimerl M, Zeman F, et al. Assessing liver function by liver enhancement during the hepatobiliary phase with Gd–EOB–DTPA–enhanced MRI at 3 Tesla[J]. Eur Radiol, 2014, 24(5): 1013–1019.

[33] 陈应强, 庄海, 李向勇等. 甲胎蛋白对慢性 HBV 感染后重型肝炎预后的预测价值 [J]. 广东医学, 2015(5): 721–722.

[34] Kuhlmann WD, Peschke P. Hepatic progenitor cells, stem cells, and AFP expression in models of liver injury[J]. Int J Exp Pathol, 2006, 87(5): 343–359.

[35] 徐少卿, 郭建彪, 李红艳, 等. 血清甲胎蛋白与慢加急性肝衰竭预后的关系 [J]. 临床消化病杂志, 2014, 26(1): 46–47.

[36] Sakurai T, Marusawa H, Satomura S, et al. Lens culinaris agglutinin A–reactive alpha–fetoprotein as a marker for liver atrophy in fulminant hepatic failure[J]. Hepatol Res, 2003, 26(2): 98–105.

[37] Deming L, Ziwei L, Xueqiang G, et al. Restoration of CpG methylation in the Egf promoter region during rat liver regeneration[J]. Cell J, 2015, 17(3): 576–581.

[38] Mangieri CW, Mccartt JC, Strode MA, et al. Perioperative hepatocyte growth factor(HGF)infusions improve hepatic regeneration following portal branch ligation(PBL)in rodents[J]. Surg Endosc, 2016, 31(7): 2789–2797.

[39] Nagaoka T, Karasawa H, T Turbyville, et al. Cripto–1 enhances the canonical Wnt/β–catenin signaling pathway by binding to LRP5 and LRP6 co–receptors[J]. Cell Signal, 2013, 25(1): 178–189.

[40] Rodero MP, Auvynet C, Poupel L, et al. Control of both myeloid cell infiltration and angiogenesis by CCR1 promotes liver cancer metastasis development in mice[J]. Neoplasia, 2013, 15(6): 641–648.

[41] Ju SJ, Zhao Y, Chang X, et al. Orexin A protects cells from apoptosis by regulating FoxO1 and mTORC1 through the OX1R/ PI3K/AKT signaling pathway in hepatocytes[J]. Int J Mol Med, 2014, 34(1): 153–159.

第十三章

肝脏占位性病变的影像学诊断

第一节 概 述

　　肝脏占位性病变是指影像学检查中，在肝实质均匀回声或均匀密度上出现的异常回声区或密度区并呈现结节或肿块的外形，占据一定空间，可导致邻近肝组织、脉管受压、移位或受侵犯的病变。肝脏占位性病变是一大类有共同病变特点的疾病，分类有多种方式：根据病变的影像学特点，可以划分为实性占位和囊性占位；根据病变的组织学特点，可以划分为肿瘤性、肿瘤样、感染性等；根据占位是否具有侵袭性，可以分为良性和恶性；而根据病灶的数量，可以分为单发占位和多发占位。由于影像学和病理学检查是肝脏占位性病变的重要诊断手段，因此在对肝脏占位性病变进行诊断时，临床上习惯首先根据影像学特点区分实性、囊性病变，然后根据组织学来源区分病理类型，继而再根据侵袭性的有无在肿瘤性病变中划分良、恶性（图13-1）。因为同一病因导致的肝脏占位可能同时呈现单发或多发的状态，故而较少根据病灶数量进行划分。

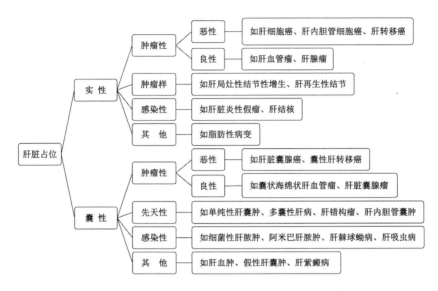

图13-1 肝脏占位性病变的分类及代表性疾病

肝脏占位性病变包括多种病因，临床表现存在一定共性却又各有特点。了解肝脏占位性病变的常见病因及临床表现，有助于在临床工作中对其进行诊断及鉴别诊断，进而制定针对性的治疗方案，改善预后。

第二节 肝脏实性占位

肝脏实性占位在影像学上表现为实体肿块，可单发、多发，以孤立肿块多见。肿瘤、反应性增生、感染等病因均可导致实性占位。

一、肿瘤性实性占位

肿瘤性实性占位是肝脏最常见的占位性病变，常见的良性病变为肝血管瘤和肝细胞瘤（hepatocellular adenoma, HCA），恶性病变则包括了HCC、肝内胆管细胞癌、肝转移癌等。

（一）肝血管瘤

也称为肝海绵状血管瘤，是一种先天发育畸形。该病好发于30～50岁的女性，常常无症状，多在体检时偶然发现。大于4cm的肝血管瘤可以引起临床症状，主要为右上腹不适感。如肿块长大压迫邻近器官，则会出现相应的压迫症状。既往认为肝血管破裂会导致不可控制的大出血，近年来认为瘤体坚韧，罕有自发破裂。

肝血管瘤的超声表现：常规超声通常显示肝血管瘤为边界清楚的均质高回声团块。在肝脏脂肪浸润的患者中，由于来自周围肝实质的明亮信号，血管瘤可能呈低回声肿块。多普勒超声可显示10%～50%血管瘤内有血流信号。超声造影时最常见的表现是动脉期外周结节状增强，随后出现部分或完全性中心增强，后期增强表现持续存在。

肝血管瘤的CT表现：普通扫描通常显示为边界清楚的低密度团块。在周围肝组织脂肪浸润的患者中，病灶可能呈现出相对于周围实质的高密度影。增强扫描的早期呈外周结节状增强，后期出现中心增强。在3分钟或更长时间延迟之后，病灶通常变为不透明影，在延迟扫描上仍为等密度影或高密度影。较大血管瘤病灶中心可能不会完全变为不透明影。血管瘤的血管增强具有差异，可能与血管大小、囊腔存在与否及血管瘤内瘢痕组织量等有关。当血管瘤有较大的囊腔或瘢痕组织时，常观察不到增强。

肝血管瘤的MRI表现：普通扫描典型者为边界清楚、光滑的均质团块，T1加权像为低强度信号，T2加权像为高强度信号。若瘤内存在纤维化，则T2加权像中会出现低信号区域。增强扫描的动脉期病灶外周区域呈不同厚度的增强，且可能具有波纹状内缘，而病灶中心仍为低密度。

对于无肝硬化的患者，如影像学检查发现肝脏实体病灶，可怀疑存在肝血管瘤。常规超声检查结果符合以下标准即可诊断：①存在典型特征，即均质、高回声、边界清晰；②病灶<3 cm；③患者无肝硬化或肝外恶性肿瘤病史。如果不符合以上标准，建议增强MRI或CT扫描诊断。有肝硬化或肝外恶性肿瘤病史的患者需行增强MRI或CT扫描来鉴别诊断有无肝血管瘤。

（二）肝细胞腺瘤

肝细胞腺瘤（HCA）是一种发生在非硬化的肝脏中的良性上皮性肿瘤。30岁以上的患者中多见，更常见于围绝经期的女性。大部分患者都有2年以上口服避孕药的用药史。一项综合了4个研究的meta分析显示，疼痛是HCA患者最常出现的临床症状，其次为肝区查体扪及及肿块，偶有肿块破裂出血导致晕厥，仅有20%左右的患者未表现出临床症状。根据不同的研究结果显示，有临床症状的腺瘤的出血风险为25%～64%。腹部疼痛、长期口服避孕药、包块位于包膜下、肿块大于35 mm都是导致腺瘤出血风险增加的危险因素。少部分HCA可转化为恶性的HCC，应定期监测影像学变化及肿瘤标志物水平。

HCA根据基因型和表型特征分为3种亚型：①肝细胞核因子-1α突变型几乎只见于女性，占比35%～50%，特征是弥漫性脂肪变性，没有细胞学异常和炎性浸润。该亚型病变<5 cm的并发症风险较低。②炎症型主要见于女性，占比40%～55%。组织学外观的特征是炎性浸润、血窦扩张、血管迂回曲折和出血。③β-连环蛋白激活型与使用雄激素有关，少见（占比10%～15%，男性更多见）。形态学特征是细胞异型性、胆汁淤积和假腺管形成。该型的恶性转化风险增加。一项纳入96例HCA患者的研究中，几乎只在β-连环蛋白组观察到HCA与HCC相关（或组织学特征近似于HCC）。

HCA的超声表现：常规超声表现无特异性。由于肝细胞中的脂质含量较高，HCA可能表现为界限清楚的强回声影，但也可因瘤内出血而回声不均匀，而病变坏死则可能表现为强回声区伴声影。多普勒超声可显示瘤内有血管而无中心动脉信号。超声造影通常显示为从周围向中心进展的快速动脉期高增强。在延迟期，由于缺乏门静脉，出现逐渐廓清。

HCA的CT表现：普通扫描时病变通常边界清楚，为低密度或等密度。增强扫描时病变可能表现为早期周围增强，随后在门静脉期向中心移动。在延迟期，病变可能变为等密度，然后为低密度。若病变内有出血、坏死或纤维化区域，病变密度常不均匀，伴有近期出血者可表现为高密度病变。

HCA 的 MRI 表现：由于肝细胞中存在脂肪或糖原，增强 MRI 扫描时病变通常边界清楚，动脉期增强，而此后各期的增强模式在不同亚型中有差异。肝细胞核因子 -1α 突变型的动脉期中度强化，并未延伸至门静脉期。炎症型的动脉期高度强化，并延伸至门静脉期和延迟期。$\beta-$ 连环蛋白激活型的动脉期强化，但多期增强扫描没有特定的典型特征。

若患者没有肝硬化且超声或CT检查发现有肝实性病变，可为怀疑HCA的诊断。女性患者可通过增强MRI初步诊断；男性患者除增强MRI扫描外，通常需要组织学结果确证。

（三）肝细胞癌

肝细胞癌（HCC）的发病率和死亡率在各类恶性肿瘤中均排在前列。其发生多有慢性肝病基础，尤其在CHB或丙肝患者中易发。除嗜肝病毒感染之外，可能的影响因素还包括：年龄、性别、地域、种族、环境因素、烟酒嗜好、药物、饮食等等。其他导致肝脏损伤的疾病也可能成为HCC发生的危险因素，例如胆道疾病、NAFLD、糖尿病、铁过载、AATD、急性间歇卟啉病等。近期研究发现表皮生长因子多态性和受体表达情况也与HCC的发生有关。

根据对危险因素的分析，有研究划定出了需要接受密切监控的 HCC 高危人群，包括年龄大于 40 岁的男性 HBV 携带者、年龄大于 50 岁的女性 HBV 携带者、携带 HBV 的黑色人种、有 HCC 家族史的 HBV 携带者、肝硬化期的乙肝患者、肝硬化期的丙肝患者、4 期 PSC 患者、遗传性疾病所致肝硬化患者等。应定期关注此类人群的肝脏影像学变化，并监测血清肿瘤指标。

HCC 在发生过程中通常是无症状的，部分患者可出现轻到重度的上腹痛、体重下降、早饱等症，查体除了常见的慢性肝病的体征，可在肝区扪及包块，偶有肝大及肝区血管杂音。如原有代偿性肝病出现失代偿症状，如腹水、肝性脑病、黄疸、消化道出血等，应考虑是否发生了 HCC，并侵犯了门静脉。其他少见表现还包括梗阻性黄疸、胆道出血、腹泻、肿瘤转移导致的骨痛和呼吸困难、腹腔内出血、发热、副癌综合征等。HCC 的实验室检查结果多是非特异的，低 PLT、贫血、低蛋白血症、高胆红素、肝脏酶学异常、低凝血酶原、电解质紊乱等均可出现。

血清肿瘤标志物的升高对 HCC 有重要的筛查和诊断价值。AFP 是最常用的筛查指标，大部分 HCC 患者血清 AFP 会升高。动态监测 AFP 有更重要的意义，明显升高或逐渐升高的 AFP 提示 HCC 发生可能。但是 AFP 在妊娠期或发生性腺来源的肿瘤时同样会升高，需要注意鉴别。同时，AFP 的水平与临床症状、肿块的大小及预后之间并无相关性。AFP 异质体 L3 在低 AFP 的患者中有诊断和预测预后的价值。异常凝血酶原是近年来研究较多的 HCC 的筛查与诊断指标，有极佳的应用前景，对 AFP 有补充作用，两个指标联合可以增强 HCC 诊断的敏感性和特异性。

HCC 的影像学表现与基础病因部分相关。结节状表现较常见于有肝硬化的 HCC 患者，而浸润性表现较常见于有 CHB 的 HCC 患者。

HCC 的超声表现：普通超声时病变边界不清，内部回声粗糙、不均匀。小肿瘤常为低回声。随着肿瘤生长，变为等回声或高回声，可能难以与周围肝组织相区分。一项meta分析显示，普通超声检测HCC患者的敏感性为78%（95% CI：60%～89%），特异性为89%（95% CI：80%～94%）。普通超声联合AFP测定可提高诊断的敏感性。一项大型前瞻性研究显示，在非肝硬化的BHV携带者中，使用超声诊断的敏感性为71%，特异性为93%，阳性预测值为15%；当超声联合AFP测定时，敏感性提高至79%。超声造影可提高超声诊断AFP的准确性。超声内镜下细针穿刺活检可确诊HCC；与CT和MRI相比，该方法可提高HCC分期的准确性。

尽管超声检查无法准确区分HCC与肝脏其他实体肿瘤，但它具有广泛可用性和无创性，是筛查HCC的常用方法。超声检查还有可评估肝脏血供的通畅性和是否存在肿瘤侵犯血管，还可用于术中检测小的肿瘤结节。然而，当病变位于右侧横膈下、表面覆有肠道气体和患者肥胖时，超声检查可能较困难。

HCC的CT表现：CT检查涉及快速给予造影剂联合极快速显像。动脉期增强可检测小至3 mm的血供丰富的HCC，敏感性可高达90%。部分HCC在动脉期和门静脉期显像均为等密度而可能被漏诊，加用延迟期显像可提高这些肿瘤的检出率。HCC介入治疗时，使用动脉内碘油造影可获得更高的病变检出率（敏感性为93%～97%）。CT扫描检测小肝癌的敏感性取决于注射造影剂的量和时间与图像记录的关系。一项meta分析显示，CT检出HCC的敏感性为83%（95% CI：46%～90%），特异性为91%（95% CI：86%～96%）。

由于普通CT平扫对于小肝癌的检测敏感性非常低。如果不能安全地给予造影剂，则超声或MRI是首选的诊断检查方法。联合使用MRI和CT可能也有助于检出CT未能发现的其他HCC。

HCC的MRI表现：MRI具有不需应用肾毒性造影剂或电离辐射即可获得肝脏高分辨率图像的优点。HCC在MRI的T2加权像上表现为高信号，T1加权像上表现为低信号。据一项meta分析估计，与组织病理学表现和/或随访结果相比，MRI对每例患者的敏感性（即在每例患者中检测出至少1处真阳性病变的可能性）为86%（95% CI：79%～91%），特异性为89%（95% CI：83%～93%）。MRI联合超声检查时，敏感性可能更高。一项对已知HCC患者的研究显示，MRI联合超声检测出了87个HCC中的85个。钆塞酸增强联合弥散加权显像也能提高MRI的敏感性。一项纳入130例小肝癌（≤2.0 cm）患者和130例肝硬化但无HCC患者的研究表明，与单独使用钆塞酸增强显像（敏感性为81%～82%）和单独使用弥散加权显像（敏感性为78%～80%）相比，两者联合的敏感性为91%～93%，各组间特异性无显著差异。钆塞酸增强MRI联合CT扫描还可增加异时性病变的检出。一项回顾性研究纳入了700例经CT诊断为单发性HCC的患者，加用MRI扫描后，16%患者中又检出了其他病变，13%患者的治疗计划因此而改变。与仅接受CT扫描患者相比，接受CT联合MRI扫描患者的总体死亡率更低（校正的风险比：0.66，95% CI：0.44～0.99）。一项以病理确诊为金标准，对比MRI血管造影与三期CT诊断HCC准确性的研究发现，对于≥10mm的HCC，MRI血管造影的敏感性高于三期CT（76%比61%）。

MRI在区分血管性病变（如血管瘤）、局灶性脂肪沉积与HCC方面优于CT扫描。当CT结果不明确时，尤其当肝脏呈显著结节样改变时，MRI扫描因可区分不典型增生结节和HCC而更有价值。

HCC的其他影像学表现：血管造影术在肿瘤栓塞化疗和控制HCC破裂出血时具有一定的价值。与常规CT扫描相比，CT肝动脉造影和动脉性门静脉造影可减少HCC的漏诊。PET-CT扫描可用于检测原发性HCC、肿瘤分期、评估疗效和预测预后。由于HCC最常见的肝外扩散部位依次为肺、腹部淋巴结和骨骼，胸部CT和骨扫描具有一定的价值。

（四）肝内胆管细胞癌

此类肿瘤是胆道上皮来源的恶性肿瘤，仅有10%左右的胆管细胞癌会引起肝脏的占位性病变。PSC、胆道囊性扩张、肝内胆管结石以及慢性肝病均是该病的危险因素，同时，毒物暴露、遗传因素、代谢性疾病、HIV和幽门螺杆菌感染等也与肝内胆管细胞癌的发生相关。

不同于肝外胆管细胞癌表现出胆道梗阻症状，肝内胆管细胞癌多缺乏黄疸表现，常见表现为上腹部胀痛、体重下降，实验室检查提示肝功能异常，以 ALP 升高为主。部分患者可无症状，仅在体检时偶然发现。由于胆管上皮细胞属于腺上皮细胞，少部分患者可出现副癌综合征，表现出多形性皮损，出现黑棘皮病、Sweet 综合征、多形性红斑等。

肝内胆管细胞癌的肿瘤生长模式包括肿块型、伴肝内胆管扩张的管周浸润型，以及混合型。单纯肿块型最为常见，约占所有肝内胆管细胞癌的60%，而单纯管周浸润型和混合型各约占20%。肝内肿块远端局灶性节段性胆管扩张高度提示胆管细胞癌。混合型肝细胞-胆管细胞癌也称为伴双表型分化的原发性肝癌，是独特的胆管细胞癌亚型。混合型肿瘤归为肝内胆管细胞癌，而不是HCC。肝内胆管细胞癌最常转移至其他肝内部位，转移至腹膜，再转移至肺部和胸膜。

多数黄疸患者采用普通超声来证实胆管扩张、确定阻塞部位并排除胆管结石，通常呈边界不清的肿块性病变。肿块可能表现为混合回声，或者主要表现为低回声或高回声，具体取决于肿瘤内钙化、黏蛋白和纤维组织量。当超声无法证实黄疸的病因为良性胆道梗阻时，应行CT或MRI扫描。钆塞酸增强MRI扫描发现高度强化边缘和不规则形状肿块支持混合型肿瘤诊断，而分叶状、弱强化边缘和靶形外观肿块则支持肿块型肝内胆管细胞癌诊断。

（五）肝转移癌

肝转移癌是西方国家最常见的恶性肝脏占位性病变，是身体其他部分的恶性肿瘤转移到肝脏所致的继发性病变。占位常为多发，除了出现与原发性肝癌相类似的症状之外，还有原发灶的症状。最常见的临床表现为腹痛，可因激惹临近腹膜而导致腹部查体出现柔韧感。肝功能检查结果为非特异性的指标异常。

肝转移癌的强化特征取决于原发恶性肿瘤。例如，在肝脏多期CT扫描中，来自结肠、胃和胰腺的转移性肝脏病变通常显示为低密度区，与较亮的周围肝实质形成对照。富血供转移灶（如源自神经内分泌瘤、肾细胞癌、乳腺癌、黑素瘤以及甲状腺癌的转移瘤）表现为动脉期的快速增强病变。

二、肿瘤样实性占位

此类占位为肝细胞异常增生或不规则再生导致，是一类良性病变。常见类型包括肝局灶性结节性增生和再生性结节。

（一）肝局灶性结节性增生

作为肝脏的良性占位，肝局灶性结节性增生被认为是针对异常动脉的增生反应。该占位在30～40岁的女性中多见，但是目前尚未发现其与口服避孕药存在联系。多数患者在体检或因其他原因进行肝脏手术时候偶尔发现，常无临床症状，偶有上腹部不适感。占位较大时查体可触及肝脏包块，但肝功能与AFP多正常。极少出现出血、坏死、梗死等严重并发症。

肝局灶性结节性增生的超声表现：普通超声检查一般呈等回

声，多普勒超声检查可见中央动脉呈轮辐状分布。超声造影时表现为动脉期和（早期）门静脉期强化，而中央动脉在动脉期呈轮辐状分布。

肝局灶性结节性增生的CT表现：普通扫描时肝局灶性结节性增生可表现为低或等密度。动脉期表现为均匀高密度病变，在门静脉期通常变为等密度。在延迟图像上，随着造影剂扩散到纤维瘢痕，中央瘢痕通常变为高密度。

肝局灶性结节性增生的MRI表现：由于肝局灶性结节性增生是由肝细胞构成，其在普通MRI扫描时的表现可能与邻近肝实质类似，T1加权像显示为等信号病变，而T2加权像显示为等信号至略高信号的肿块。由于瘢痕含有血管，肝局灶性结节性增生在T2加权像通常显示为高信号。肝局灶性结节性增生由动脉供血，因此采用肝脏特异性钆基磁共振造影剂可使肝局灶性结节性增生迅速强化，从而在早期图像中显示高信号病变。延迟图像上，肝局灶性结节性增生相对正常肝组织更趋于等信号。随着造影剂逐渐向肿块的纤维中心弥散，在延迟影像上中央瘢痕为增强的高信号病变。

在增强MRI、增强CT或超声造影等对比增强影响检查中，肝局灶性结节性增生的特征包括：①中央瘢痕周围为同质病变。②病变表现与周围肝脏组织不同。③动脉期可见均匀强化，然后病变在门静脉期恢复为增强前密度。④病变没有包膜，但边界通常呈分叶状。

无肝硬化的患者经影像学检查发现有肝脏实性病变，可怀疑有肝局灶性结节性增生。可根据对比增强MRI扫描作出诊断。若增强MRI结果不典型，则需要活检或手术切除后经组织学检查确诊。

（二）肝再生性结节

肝硬化患者中最常出现的实性占位，由针对损伤进行修复的再生性的肝组织构成。主要病因为可引起肝硬化的慢性肝病，如慢性病毒性肝炎、酒精性肝炎、血色沉着病、NAFLD以及其他免疫性、药物性及遗传代谢性肝病。此外，肉芽肿性肝病、肝小静脉闭塞等少见病因也可引起。

临床表现以肝硬化相关症状为主，包括厌食、消瘦、疲乏等非特异性症状和黄疸、瘙痒、腹胀等肝功能不全症状，查体可有蜘蛛痣、腹水、脾大、扑翼样震颤等体征；实验室检查提示PLT减少、肝功异常、电解质紊乱、PT延长。利用FIB-4和APRI等血清学指标模型以及Fibroscan等瞬时弹性成像技术有助于诊断。

肝硬化再生结节与小肝癌常难以鉴别，结合超声造影、特异性对比剂钆塞酸增强MRI等有助于判断。

三、感染性实性占位

感染导致的炎性细胞浸润和纤维蛋白沉积可形成包裹性病变，呈现占位样改变，易与其他占位混淆。常见的肝脏感染性占位包括肝脏炎性假瘤和肝结核。

（一）肝脏炎性假瘤

作为一种良性占位，炎性假瘤较少出现在肝脏。而儿童因免疫力不完善，相对容易出现。病变多为单发病灶，局限在一个肝段或者肝叶内；少数可为多发病灶。组织学提示纤维基质和浆细胞的浸润。

肝脏炎性假瘤的临床症状轻，但病程持续较长。患者多以不明原因的间歇性发热就诊，可有上腹部疼痛、消瘦，伴疲劳、不适、恶心、呕吐等，约10%的患者有黄疸。假瘤可能并发破溃出血或引起胆道梗阻。如假瘤位置表浅，患者查体时可触及质韧、光滑的肿块。辅助检查提示炎症活动，常见白细胞升高，血沉和C反应蛋白增加，而肝功能和AFP不受影响。

超声检查可见肝脏炎性假瘤为圆形或椭圆形肿块，边界清晰，病变多无明显血流。普通CT扫描病变呈低密度或高密度，边界清晰，增强CT扫描时病变多无明显强化。普通MRI扫描时肝脏炎性假瘤在T1加权像表现为低信号，在T2加权像表现为高信号且边界清晰。增强MRI扫描时炎性假瘤表现为无血供或无血管增生像。

（二）肝结核

肝脏为肺外结核常见受累器官，可表现为多种类型：包括粟粒型肝结核、结核瘤、结核性肝脓肿、结核性胆管炎、肝浆膜性结核。其中粟粒型最常见，受累肝组织常呈现弥散的肉芽肿病变，呈现粟粒样，需与肝转移癌相鉴别。各类型肝结核的临床症状类似，主要为发热、乏力，弥散性的上腹部疼痛、恶心、呕吐及腹泻。体征主要为肝肿大，有触痛、扪及结节，10%～15%患者可出现轻度黄疸和腹水。实验室检查提示血常规异常、血沉加快、肝功能异常。利用穿刺活检获取组织检测出病原为诊断的金标准。

肝结核的CT表现取决于患者是粟粒性肝结核还是局部肝结核。粟粒性肝结核的CT表现为肝脏散在分布多个低密度小结节，也可能表现为肝肿大而无肝内病变，或腹部淋巴结肿大伴周围淋巴结强化和/或钙化。局部肝结核的CT表现为孤立性大结节或2～3个低密度结节，伴钙化和周围强化。

四、其他实性占位

其他少见的实性占位还包括肝脂肪瘤、肝内血管平滑肌脂肪瘤、脂肪肉瘤、肝区手术后网膜填充形成的假脂瘤等，腔静脉旁脂肪也可呈现类似占位的征象。脂肪性病变在影像学上可呈现特异性征象，通过影像学检查能有效鉴别。

第三节　肝脏囊性占位

肝脏的囊性占位为中空或内含液体的占位，病变内可有分隔。囊性占位同样涵盖了一大类各种病因导致的病变，按照组织学来源被划分为如下几类。

一、先天性发育异常

（一）单纯性肝囊肿

单纯性肝囊肿是最常见的因先天发育异常导致的囊性改变，为良性病变。病灶为单发，多在右叶，内含清亮囊液，与肝内胆道系统无交通。由于病变极少长大，极少引发临床症状，大部分患者在体检中发现，甚至可能在尸检中才被发现，研究报道的尸检中发现单纯性肝囊肿的概率约为1%。出现临床症状的患者多为女性，且为大囊肿，临床表现为腹部不适、疼痛、恶心，亦可出现自发出血、蒂扭转、破裂、感染等并发症。

超声是单纯性肝囊肿最有用的初步检查方法，表现为无回声单房性液性暗区（囊壁不易显示），伴后方回声增强。超声检查表现联合临床特征通常足以区分单纯性囊肿与其他可能表现为囊性的病变，如肝脓肿、恶性肿瘤坏死改变、血管瘤和错构瘤。但当单纯性囊肿出血时，超声检查则难以与黏液性囊性肿瘤（伴或不伴浸润癌）相鉴别。单纯性囊肿在CT扫描中表现为边界清楚的液性低密度病灶，在注射造影剂后不增强。单纯性囊肿在MRI扫描可显示边界清楚的液性衰减病变，在T1加权像上呈低信号，在T2加权像上呈极高强度信号，静脉注射钆剂后不增强。

（二）其他先天发育异常

另一先天发育异常为多囊性肝病，囊壁来源于胆管上皮细胞，同属良性病变，该病在多囊性肾病患者中易发。此外，还有肠囊肿、错构瘤、肝内胆管囊肿等。肠囊肿由里至外依次由假复层柱状上皮细胞、皮下结缔组织、平滑肌、纤维囊构成，左叶多见，男性多见，暂未见恶性转变的报道。错构瘤也是少见的良性肿瘤，可为囊性、囊实性和实性。其中囊性错构瘤多见，多由间叶组织构成。

胆管囊肿可发生于胆道系统任意位置，表现为单个或多发囊性胆管扩张。典型表现包括腹痛、黄疸和可触及包块三联征，大多数患者仅表现出三联征中的1或2项。患者也可能报告有恶心、呕吐、发热、瘙痒和体重减轻的表现。胆管囊肿可引起严重并发症，如导管狭窄、结石形成、胆管炎、继发性胆汁性肝硬化、囊肿破裂和胆管细胞癌。发现胆管扩张或肝脏囊性病变时须考虑胆管囊肿可能。如果超声表现疑似胆管囊肿，通常需要采用CT或MRI/MRCP检查。首选MRI/MRCP检查，可证实存在囊肿、确定囊肿是否与胆道系统连通，以及评估相关肿块的情况。

二、肿瘤性囊性占位

此类病变中的良性占位包括囊状海绵状血管瘤和囊腺瘤。前者是海绵状血管瘤的一种特殊表现，临床表现与海绵状血管瘤类似。后者也称为肝非侵袭性黏液性囊性肿瘤，现有研究仅为少数个案报道，多见于女性，鲜有临床症状，有症状人群中的常见表现为腹部不适、厌食、上腹部肿块感，主要依靠影像学表现和病理结果进行诊断，15%的囊腺瘤可能出现恶性变，因此一旦发现囊腺瘤应尽量手术剥离肿块。

囊腺瘤恶性变后称为囊腺癌，又称肝黏液性囊性肿瘤伴侵袭性癌，仅仅依靠临床表现判断囊腺瘤是否转变为囊腺癌存在困难，即使结合影像学和组织学检查结果进行诊断仍有一定难度。怀疑囊腺癌发生后不推荐进行肿块剥离，因"瘤"恶性变为"癌"后易复发，需立即进行手术切除。

　　肝脏囊腺瘤的典型超声表现为低回声病变伴增厚的不规则囊壁，偶见内部回声（表明有碎片和囊壁结节）。超声发现囊肿伴不规则囊壁及内部回声，一般提示有并发症的囊肿，它可能是单纯性囊肿伴既往出血，也可能是肿瘤性囊肿，罕见是转移瘤。CT扫描时，肝脏囊腺瘤表现为低密度肿块，可能为单房性或多房性，或有分隔；囊壁通常增厚和/或不规则。肝脏囊腺癌则通常为多房性，一般壁厚，可能表现为从囊肿内壁突出较大的组织肿块。确诊通常需手术切除并进行病理检查。

　　其他肿瘤性囊性占位多为恶性病变，如囊性肝转移癌，由转移瘤体中心坏死或黏液型腺癌转移所致，常伴原发肿瘤症状；囊性原发性肝癌，由肿块过大或生长过快导致缺血坏死所致，是HCC的特殊表现形式；易发于儿童的高度恶性的未分化胚胎性肉瘤，以及极少有报道的肝原发性鳞状细胞癌，这些病变预后均差。

三、感染性囊性占位

引起肝脏囊性占位的病原体主要为细菌和寄生虫。

（一）细菌性肝脓肿

　　细菌性肝脓肿多继发于腹膜炎导致的肠道菌群移位或血源性感染的播散。典型临床表现为发热和腹痛，可伴非特异性全身症状及消化道症状；查体可有肝大，触痛；实验室检查有白细胞等炎症相关血常规指标升高和肝功能异常。与肝左叶和尾状叶相比，右叶更大且血供更丰富，故肝脓肿最常累及肝右叶。肝脓肿可发生破裂出血，危及生命。

脓肿直径大于6 cm、有肝硬化基础都是脓肿破裂的危险因素。

超声和CT是肝脓肿的常用诊断方法，也能发现其他可能提示潜在诱因。在超声检查中，肝脓肿可表现为低回声病变，也可表现为高回声病变，可能见到提示碎屑或分隔的内部回声。CT的敏感性高于超声（约为95%比85%）。若行CT扫描，应尽可能使用静脉造影剂。典型CT表现是边界清楚的圆形病变伴中央低密度区，可伴多房性积液或边缘不规则。边缘增强或周围水肿是肝脓肿的特征性CT表现，但不常见。一项研究表明，CT显示病变壁薄、无边缘增强、转移性感染、无胆道疾病，与肺炎克雷伯菌感染有关。MRI扫描对肝脓肿也较为敏感，在T1加权像上通常表现为中央低信号，在T2加权像上则表现为中央高信号。脓肿必须与肿瘤和囊肿区分。囊肿表现为积液不伴有周围环状征或充血。肿瘤的影像学表现为实性，且可能含有钙化区。肿瘤内坏死及出血可能导致液体填充表现。在这种情况下，通过影像学与脓肿鉴别较为困难。

（二）阿米巴肝脓肿

阿米巴原虫感染后，原虫自门静脉系统侵入肝脏可导致肠外溶组织阿米巴病，出现阿米巴肝脓肿。此类患者有疫区居住史，多在8周后出现症状，出现持续1～2周的右上腹痛和发热，伴咳嗽、厌食、消瘦、呃逆等症，不足1/3患者会并发腹泻。查体可触及肿大肝脏和肝区压痛，实验室检查出现寄生虫抗体阳性，血常规、肝功能异常。阿米巴肝脓肿最常见于肝右叶后部，虽然也有多发性病变，但70%～80%为孤立性被膜下病变。肝左叶的阿米巴肝脓肿易扩散入心包。脓肿破裂可致腹膜炎，偶有继发门静脉和腔静脉血栓的报道。

阿米巴肝脓肿可使用超声、CT或MRI检查。超声检查时通常显示为界限清楚的圆形低回声肿块。CT扫描时显示为低密度肿块伴边缘增强。MRI扫描时，在T1加权像上呈低信号强度，在T2加权像上呈高信号强度。脓肿愈合后，其边缘可能钙化形成薄的圆环。在枸橼酸镓和锝标记的硫胶体放射性核素肝脏扫描中，阿米巴脓肿是"冷"脓肿（在一些病例中有明亮的边缘），而细菌性脓肿是"热"脓肿。

（三）肝棘球蚴病

肝棘球蚴病在涉藏地区多见，为细粒棘球绦虫的幼虫导致的肝病，囊壁为生发层。疾病初期常无症状，囊腔直径大于10cm时可出现肝大，可有上腹疼痛、恶心、呕吐等症。肿块压迫胆管、门静脉可导致胆汁淤积与门静脉高压表现，破入胆管可导致胆绞痛，破入腹腔可导致腹膜炎及播散，继发细菌感染时可合并细菌性肝脓肿。

肝棘球蚴病可通过超声、CT或MRI显示及评估。超声检查简单且相对便宜，应用最为广泛。超声诊断肝棘球蚴病的敏感性为90%～95%。最常见的超声表现为无回声的光滑圆形囊肿，与良性囊肿难以区分。如果肝囊肿覆盖包膜，其表现出的混合回声可能会与肝脓肿或肿瘤混淆。有子囊时可见特征性的囊内分隔。超声检查中改变患者体位可能会显示"棘球蚴砂"，其主要由原头蚴的头节和头钩组成。如超声显示棘球蚴砂、内囊壁内折、棘球蚴囊膜与囊壁分离，则可拟诊肝棘球蚴病。超声检查可根据生物活性将囊肿分为活力型、过渡型和无活力型，这种分型可能影响治疗方案选择。提示无活性病灶的特征有：塌陷、扁平的椭圆形囊肿（囊肿内相应压力较低）、生发层从囊壁脱离（"水上浮莲征"）、囊肿内回声粗糙和囊壁钙化。边缘钙化的囊肿可能有"蛋壳"样外观。

CT或MRI有助于了解更多解剖细节，以便确定棘球蚴囊肿的位置和数量、有无子囊以及囊肿是否破裂或钙化，可指导治疗。CT的总体敏感性（95%～100%）高于超声。CT也可监测治疗过程中病灶的变化以及评估疾病是否复发。CT评估并发症（如感染和囊肿破裂进入胆道）的效果可能优于超声。一项研究显示，超声检测囊壁、棘球蚴砂、子囊及囊壁分裂的效果优于CT，而CT能够更好地检测囊肿内气体和微小钙化、测量衰减以及确定解剖特点。与CT相比，MRI可能会更好地显示囊肿及诊断并发症，特别是有囊肿感染或破入胆道时。

（四）肝吸虫病

肝吸虫病导致囊性占位现已比较少见，为华支睾吸虫寄生在肝内胆管所致，可出现乏力、消瘦、上腹隐痛、腹泻、肝大等症，重症患者可出现胆管炎、肝硬化相关症状，儿童患者常有发育不良。一项研究显示，MRCP对肝吸虫病患者肝内胆管异常的检出率为89%，主要结果包括：肝内胆管轻度囊性扩张（81%）、肝内胆管过多（62%）、管壁信号增强和管壁增厚（81%）、肝内胆管充盈缺损和管道狭窄（分别为24%和12%），以及肝外胆管扩张（19%）。

四、其他囊性占位

此类囊性占位不便于根据组织学来源进行划分，病因涵盖外伤、医疗操作或自身病变。如外伤后引起的肝血肿，出现中央区小液化后呈现囊性占位样改变；肝胆术后，胆汁渗漏或渗血聚集于肝脏内，继而炎性纤维结缔组织增生将其包裹形成假性肝囊肿；另有少见的以肝窦囊状扩张为表现的肝紫癜症等也可呈现囊性占位改变。这类病变多为良性，仔细搜集病史有助于对其进行诊断。

超声造影有助于区分假性囊肿与肿瘤性囊肿。超声造影可识别灌注区（分隔、结节）和无灌注区（碎片、血凝块）。囊性肿瘤通常显示病灶内分隔和壁结节的新生血管形成，而假性囊肿则无此表现。假性囊肿内通常含有无血供、完全无增强的物质（碎片、血凝块）。在假性囊肿形成的早期阶段，可见高增强的穿行（大）血管。如果囊肿较新鲜（形成数周内），则假性囊肿壁会呈高度血管化；而如果囊肿较陈旧（已形成数月），则假性囊肿壁会呈低血管化状态。

肝紫癜症的影像学表现取决于病理类型、病灶大小、与肝窦的相通程度以及有无血栓或出血。显微镜下型（轻型）肝紫癜症往往无特异性影像学特征，而肉眼可见型（重型）肝紫癜症的特征是肝血管病灶较大，在多种影像学检查上均可显示为单个或多个、看似浸润性或类似脓肿的弥漫性病灶。超声检查时，病灶可能表现为肝实质内的假性囊肿区域，常呈低回声；若存在基础肝脂肪变性，可能呈高回声。多普勒超声检查可证实病灶为血管病变。增强CT扫描可呈密度不均匀病灶，在动脉期晚期和静脉期呈低密度灶，偶见周围环形强化。特征性表现是病变对邻近血管无占位效应。出血时，肝紫癜症病灶在非增强CT上表现为高衰减结构。MRI扫描时，肝紫癜症病灶通常在T1加权像呈低信号，在T2加权像呈高信号，在对比增强的T1加权像中出现晚期、缓慢但显著的强化。扩张的肝窦内正在流动的新鲜血液可在三期CT或MRI的动脉期导致富血供性强化，而陈旧、停滞的血液则可在门脉期或延迟期图像上导致持续低度或缓慢地强化。肝血管造影可见动脉期晚期或实质期病灶内造影剂聚积，静脉期早期造影剂滞留。

（马元吉　杜凌遥）

参考文献

［1］Farges O, Daradkeh S, Bismuth H. Cavernous hemangiomas of the liver: are there any indications for resection?[J]. World J Surg, 1995, 19(1): 19–24.

［2］Rubin RA, Mitchell DG. Evaluation of the solid hepatic mass[J]. Med Clin North Am, 1996, 80(5): 907–928.

［3］Bieze M, Phoa SS, Verheij J, et al. Risk factors for bleeding in hepatocellular adenoma [J]. Br J Surg, 2014, 101(7): 847–855.

［4］Kohler BA, Sherman RL, Howlader N, et al. Annual Report to the Nation on the Status of Cancer, 1975–2011, Featuring Incidence of Breast Cancer Subtypes by Race/Ethnicity, Poverty, and State [J]. J Natl Cancer Inst, 2015, 107(6): djv048.

[5] Cabibbo G, Antonucci M, Genco C. Update on new approaches in the management of hepatocellular carcinoma [J]. Hepat Med, 2010, 2: 163–173.

[6] Bruix J, Sherman M. Management of hepatocellular carcinoma [J]. Hepatology, 2005, 42(5): 1208–1236.

[7] Lin YT, Liu CJ, Chen TJ, et al. Pyogenic liver abscess as the initial manifestation of underlying hepatocellular carcinoma [J]. Am J Med, 2011, 124(12): 1158–1164.

[8] Sterling RK, Jeffers L, Gordon F, et al. Utility of Lens culinaris agglutinin–reactive fraction of alpha–fetoprotein and des–gamma–carboxy prothrombin, alone or in combination, as biomarkers for hepatocellular carcinoma [J]. Clin Gastroenterol Hepatol, 2009, 7(1): 104–113.

[9] Toyoda H, Kumada T, Tada T, et al. Clinical utility of highly sensitive Lens culinaris agglutinin–reactive alpha–fetoprotein in hepatocellular carcinoma patients with alpha–fetoprotein < 20 ng/mL [J]. Cancer Sci, 2011, 102(5): 1025–1031.

[10] Morimoto M, Numata K, Nozaki A, et al. Novel Lens culinaris agglutinin–reactive fraction of alpha–fetoprotein: a biomarker of hepatocellular carcinoma recurrence in patients with low alpha–fetoprotein concentrations[J]. Int J Clin Oncol, 2012, 17(4): 373–379.

[11] Viggiani V, Palombi S, Gennarini G, et al. Protein induced by vitamin K absence or antagonist– II (PIVKA– II)specifically increased in Italian hepatocellular carcinoma patients[J]. Scand J Gastroenterol, 2016, 51(10): 1257–1262.

[12] Chapman RW. Risk factors for biliary tract carcinogenesis[J]. Ann Oncol, 1999, 10(Suppl 4): 308–311.

[13] Zhang GW, Lin JH, Qian JP, et al. Identification of risk and prognostic factors for patients with clonorchiasis–associated intrahepatic cholangiocarcinoma[J]. Ann Surg Oncol, 2014, 21(11): 3628–3637.

[14] Shinojima Y, Toma Y, Terui T. Sweet syndrome associated with intrahepatic cholangiocarcinoma producing granulocyte colony–stimulating factor[J]. Br J Dermatol, 2006, 155(5): 1103–1104.

[15] Paley MR, Ros PR. Hepatic metastases[J]. Radiol Clin North Am, 1998, 36(2): 349–363.

[16] Bioulac–Sage P, Rebouissou S, Sa Cunha A, et al. Clinical, morphologic, and molecular features defining so–called telangiectatic focal nodular hyperplasias of the liver[J]. Gastroenterology, 2005, 128(5): 1211–1218

［17］Sarin SK, Kumar A, Chawla YK, et al. Noncirrhotic portal fibrosis/idiopathic portal hypertension: APASL recommendations for diagnosis and treatment[J]. Hepatol Int, 2007, 1(3): 398–413.

［18］Wong RJ, Aguilar M, Cheung R, et al. Nonalcoholic steatohepatitis is the second leading etiology of liver disease among adults awaiting liver transplantation in the United States[J]. Gastroenterology, 2015, 148(3): 547–555.

［19］Heidelbaugh JJ, Bruderly M. Cirrhosis and chronic liver failure: part I. Diagnosis and evaluation[J]. Am Fam Physician, 2006, 74(5): 756–762.

［20］Koea JB, Broadhurst GW, Rodgers MS, et al. Inflammatory pseudotumor of the liver: demographics, diagnosis, and the case for nonoperative management[J]. J Am Coll Surg, 2003, 196(2): 226–235.

［21］Sharma SK, Mohan A, Sharma A, et al. Miliary tuberculosis: new insights into an old disease[J]. Lancet Infect Dis, 2005, 5(7): 415–430.

［22］Taylor BR, Langer B. Current surgical management of hepatic cyst disease[J]. Adv Surg, 1997, 31: 127–148

［23］Burch JC, Jones HE. Large nonparasitic cyst of the liver simulating an ovarian cyst[J]. Am J Obstet Gynecol, 1952, 63(2): 441–444.

［24］Lin CC, Lin SC, Ko WC, et al. Adenocarcinoma and infection in a solitary hepatic cyst: a case report[J]. World J Gastroenterol, 2005, 11(12): 1881–1883.

［25］Drenth JP, te Morsche RH, Smink R, et al. Germline mutations in PRKCSH are associated with autosomal dominant polycystic liver disease[J]. Nat Genet, 2003, 33(3): 345–347.

［26］Vick DJ, Goodman ZD, Deavers MT, et al. Ciliated hepatic foregut cyst: a study of six cases and review of the literature[J]. Am J Surg Pathol, 1999, 23(6): 671–667.

［27］Motoo Y, Sawabu N. Intra-hepatic biliary cyst[J]. Ryoikibetsu Shokogun Shirizu, 1995(8): 80–82.

［28］Yao J, Hou Y, Ji Y, et al. Adult mesenchymal hamartoma of liver: a clinicopathologic analysis of 2 cases and literature review[J]. Zhonghua Bing Li Xue Za Zhi, 2015, 44(7): 513–515.

［29］Hai S, Hirohashi K, Uenishi T, et al. Surgical management of cystic hepatic neoplasms[J]. J Gastroenterol, 2003, 38(8): 759–764.

［30］Corvino A, Catalano O, Corvino F, et al. Rectal melanoma presenting as a solitary complex cystic liver lesion: role of contrast-specific low-MI real-time ultrasound imaging[J]. J Ultrasound, 2016, 19(2): 135–139.

[31] Wu CH, Chiu NC, Yeh YC, et al. Uncommon liver tumors: Case report and literature review[J]. Medicine(Baltimore), 2016, 95(39): e4952.

[32] Mohsen AH, Green ST, Read RC, et al. Liver abscess in adults: ten years experience in a UK centre[J]. QJM, 2002, 95(12): 797–802.

[33] Rahimian J, Wilson T, Oram V, et al. Pyogenic liver abscess: recent trends in etiology and mortality[J]. Clin Infect Dis, 2004, 39(11): 1654–1659.

[34] Burgess SL, Petri WA, Jr. The Intestinal Bacterial Microbiome and E[J]. histolytica Infection. Curr Trop Med Rep, 2016, 3: 71–74.

[35] Regev A, Reddy KR, Berho M, et al. Large cystic lesions of the liver in adults: a 15–year experience in a tertiary center[J]. J Am Coll Surg, 2001, 193(1): 36–45.

[36] Pakala T, Molina M, Wu GY. Hepatic Echinococcal Cysts: A Review[J]. J Clin Transl Hepatol, 2016, 4(1): 39–46.

[37] Rim HJ. Clonorchiasis: an update[J]. J Helminthol, 2005, 79(3): 269–281.

第十四章
肝病患者的肠道微生态调节

第一节 概 述

肠道微生态系统包括GM及其生活的肠道环境。GM是其核心构成，包括细菌、原生动物、古生菌、真菌和病毒等，彼此以及与人体之间维持着特定的共生关系。GM生活的肠道环境包括肠黏膜及其分泌物组成的微环境，肠黏膜结构正常及肠道屏障功能的稳定是维持肠道微生态系统正常运行的关键。肠道微生态系统在人体健康的生理和病理状态下发挥着相关作用，参与消化、维生素B合成、免疫调节、促进血管生成和神经功能等，被视为人体"隐形的器官"。自1998年Marshallpo提出"肠-肝轴"以来，越来越多的证据表明肠道微生态系统在肝脏疾病方面扮演着重要作用，本章将从肠道微生态系统与肝脏疾病的关系角度出发，阐述肠道微生态的调节在肝脏疾病的诊断、治疗中的作用。

第二节 肠道微生态与肝脏的相互作用

一、肠道微生态

（一）肠道微生物群的组成及功能

肠道微生物在人类肠道中定植，包括细菌、原生动物、古生菌、真菌和病毒等，其中细菌约占肠道微生物98%～99%，在肠道的细菌总数约为10^{14}个，是人体全身细胞总数的10倍，并且具有比人类基因组多150倍的复杂基因组，总重量与肝脏的重量相当。

健康人群肠道微生物群（GM）主要由五种细菌门类组成：①厚壁菌门（Firmicutes）主要包括瘤胃球菌、梭状芽孢杆菌和真细菌，占50%～75%；②拟杆菌门（Bacteroides）主要包括卟啉单胞菌属、普氏菌属和拟杆菌属，占10%～50%；③放线菌门（Fusobacteriu）主要包括双歧杆菌，约占2.5%；④变形菌门（Proteobacteriu）主要包括大肠埃希菌，常少于1%；⑤疣微菌门约占0.1%。乳酸杆菌、链球菌和大肠埃希菌在肠道中存在少量。不同的遗传和环境因素影响GM成分。例如，自然分娩的孩子继承了母亲肠道菌群的40%左右，而剖宫产后的GM成分则大不相同。在生命的头两年，饮食是决定GM的最突出的因素。在以后的生活中，GM成分取决于年龄、饮食、药物和环境等因素。

根据肠道菌群对人体的影响可将肠道菌群分为：①正常菌群是肠道的优势菌，一般为专性厌氧菌，包括类杆菌属、双歧杆菌属、瘤胃球菌属、梭菌属、乳杆菌属等，是对宿主发挥主要生理功能的菌群。②条件致病菌是肠道的非优势菌群，大多为兼性厌氧菌，如肠球菌、肠杆菌，正常情况下对机体无害，当长期服用抗生素、免疫抑制剂或慢性疾病等导致机体免疫下降或免疫紊乱时，可引起机体发生疾病。③病原菌大多数为过路菌，长期定植的机会少，在肠道中数量较少，当细菌数量超出正常水平时，可引起人体发病，如变形杆菌、金黄色葡萄球菌等。

肠道菌群在肠腔内分布可分为3个生物层：①膜菌群是最里层的菌群，与肠道黏膜上皮细胞表面特异性受体相结合、黏附形成细菌生物膜，主要参与构成的细菌为专性厌氧菌，如双歧杆菌、乳酸杆菌等，是构成肠道屏障的一部分，能够保护机体，防止外源性致病菌的侵袭及肠黏膜细胞的损害。②中间层是以类杆菌为主的兼性厌氧菌。③腔菌群是最外层靠近肠腔的菌群，附着在肠黏膜的表面，以大肠埃希菌、肠球菌等需氧菌及兼性需氧菌为主。

在健康人体中，GM与人体互利共生，对机体发挥重要作用：①生物拮抗与抗感染。肠道菌群中的优势菌群与肠黏膜紧密结合，占据定居空间及营养利用的优势，抑制外来细菌对肠道的黏附、对有限营养的竞争，限制致病菌群的定植及繁殖。同时，优势菌群能够产生有机酸及抑菌物质，对致病菌以及非优势菌群有抑制作用。此外，肠道的正常菌群可刺激肠道产生分泌型IgA及抗炎细胞因子，有利于机体清除外来致病菌。②促进免疫系统发育。肠道微生物在出生后刺激机体，促进肠道免疫及全身免疫系统的发育，诱导机体对于无害食物及GM耐受，建立口服免疫耐受。③参与人体代谢与营养。GM可以分解人体未消化的物质及死亡细菌的残骸，将有害物质分解代谢排出体外，合成维生素、短链脂肪酸、神经递质等对机体有益的物质，同时，肠道微生物能够参与药物代谢，可以作为肝脏代谢药物的补充，甚至其对某些药物代谢的能力超过肝脏。④其他功能。双歧杆菌可以抑制过多的革兰阴性菌生长，减少内毒素产生；降解、清除体内的致癌因子，降低肿瘤发生风险；清除自由基等有害物质，延缓机体衰老。

（二）肠道屏障的组成及功能

肠道屏障主要由4部分构成：①机械屏障由肠黏膜细胞、细胞间紧密连接、菌膜构成；②生物屏障是肠黏膜菌群与宿主微环境形成的微生态屏障；③化学屏障由胃肠道分泌的胃酸、胆汁、消化酶等构成；④免疫屏障由肠相关淋巴组织（gut-associated lymphatic tissue, GALT）及其产生的免疫活性物质构成。

肠道屏障可以阻止致病性抗原入侵机体，防止肠道内的寄生菌及其所产生的毒素向肠腔外组织、器官移位。在肠道微生态的平衡中发挥重要作用。

二、肠道微生态失调及其对肝脏疾病的影响

（一）肠-肝轴

"肠-肝轴"的概念在1998年由加拿大外科医生 Marshall 提出，描述了肠道与肝脏之间的解剖和功能上的紧密联系，近年来越来越受到关注。肠道和肝脏主要通过门脉系统、胆管系统相互联系，对于肝脏来说，肝门静脉和肝动脉循环是肠-肝轴的传入部分，门静脉提供肝脏约75%的血液供应，来自肠道的营养物质、细菌抗原以及代谢产物经过门静脉收集首先汇入肝脏，为肝脏提供营养等物质，胆道系统是肠-肝轴的传出部分，胆汁及IgA的分泌能够调节GM的组成。

（二）肠道微生态失调

肠道微生态平衡是指宿主与GM及其生活的环境通过能量流动、物质循环及信息传递，达到互相之间协调统一，结构及功能处于相对稳定的状态。肠道微生态失调可表现为肠道微生物数量、组成、定植部位分布的改变、代谢活性的改变，主要包括：①菌群移位。肠道微生物

或其产物（如内毒素等）由原位转移至肠道其他部位或穿过肠道屏障，到达肠系膜淋巴结或其他器官的过程，可分为横向移位和纵向移位两类。横向移位是指肠道正常菌群由原位转移至周围部位，如大肠部位的菌群向小肠转移；纵向移位是指肠道菌群由原位向肠黏膜深处以及其他器官转移。②菌群数量及比例改变。GM的总细菌数目改变，以及各种细菌的比例发生变化，当优势菌群占比减少，非优势菌群甚至致病菌比例增多，提示肠道微生态失衡。③菌群性质改变。菌群的种类改变，如外来微生物入侵机体等。

（三） 肠道微生态失调与肝脏疾病的影响

肠道微生态失衡，导致细菌或细菌产物通过门静脉收集到达肝脏，外周血内毒素、促炎性细胞因子水平升高，刺激肝脏免疫激活，从而导致肝脏疾病进展，而肝脏疾病进展可进一步加重肠道微生态失衡，恶性循环从而加速肝脏疾病的发生发展。

越来越多的研究表明，肠-肝轴在多种类型肝病的发生发展中发挥重要作用。肠道微生态失调可从以下几个方面影响肝脏功能：①肠道免疫失调，刺激GALT，通过与肝脏驻留的免疫细胞相互作用，引起肝脏炎症及损伤。②肠道屏障受损，引起肠道通透性增加，进入血液的细菌抗原及代谢物增加，刺激肝脏发生免疫应答，导致肝脏损伤及代谢改变。③肠道微生物菌群失调，引起肠通透性增加，参与机体代谢的细菌减少，从而引起胆汁酸、甘油三酯、葡萄糖及能量代谢的异常。④胆汁酸失调，可诱发小肠细菌过度生长，产生过量的内毒素吸收入血，发生内毒素血症。

慢性肝病引起先天免疫及肠道细菌失调、胆汁酸失调、肠道细胞之间的紧密连接破坏及肠道炎症，从而导致肠道通透性增加，细菌移位到肠系膜淋巴结组织以及肝脏将触发肝脏TLR-4介导的肝脏炎症，进一步加重慢性肝病，产生门静脉高压，诱导SBP。肠道细菌移位到血液引起系统炎症，可导致肝性脑病、肝肾综合征等。肠–肝轴对许多慢性肝病的发病机制有影响，例如CHB、CHC、ALD、NAFLD、非酒精性肝病、NASH、肝硬化和HCC等，能促进慢性肝病的发生发展。

第三节　肠道微生态失衡的调节

目前对于肠道微生态平衡的重建主要从以下方面干预：①合理应用抗生素进行肠道去污染；②补充微生态制剂，如益生菌（probiotics）、益生元（prebiotics）、合生元（synbiotics）、后生素（postbiotics）；③粪菌移植；④肠黏膜屏障保护剂。

一、抗生素肠道去污染

当肠道微生态失衡，致病菌增多而益生菌减少时，使用抗生素杀灭肠道的致病菌如大肠埃希菌等，可以在一定程度上保护肠道的原籍菌群，减少致病菌增殖及内毒素的产生及入血。利福昔明是一种不被肠道吸收的广谱抗生素，对需氧菌和厌氧菌都有很好的杀菌作用，研究表明利福昔明还能增加结肠益生菌的数量，且其耐药发生率低，可长期使用，是一种有治疗前景的"肠道靶向性抗生素"。喹诺酮类抗生素对于肠道菌群失衡有一定的调节作用，但需要注意长期使用抗生素可能诱发的细菌耐药以及二重感染相关风险。

二、补充微生态制剂

微生态制剂是由有益微生物及能促进其生长的物质制备而成的制剂，能够帮助肠道微生态恢复平衡，减轻慢性肝病造成的损伤。微生态制剂主要包括：益生菌、益生元、合生元及后生素。

（一）益生菌

益生菌是对宿主健康有益的活菌，主要包括：①生理性优势菌群，多为产乳酸性细菌，如乳酸杆菌；②非常驻的共生菌，具有一定免疫原性的兼性厌氧菌或需氧菌，如芽孢菌属、梭菌属等；③生理性真菌，如酵母菌。

在我国批准应用于人体的益生菌主要有：①乳杆菌属，如保加利亚乳杆菌、鼠李糖乳杆菌等；②双歧杆菌属，如长双歧杆菌等；③肠球菌属，如粪肠球菌及屎肠球菌；④链球菌属，如乳酸链球菌等；⑤芽孢杆菌属，如枯草芽孢杆菌等；⑥梭菌属，如丁酸梭菌；⑦酵母菌属，如布拉酵母菌。一般来说，活菌的微生态制剂应贮存在2～8℃环境下。

VSL#3是应用较广泛的益生菌混合制剂，包括4种乳酸杆菌、3种双歧杆菌及1种链球菌。国内常用的其他益生菌有：①丽珠肠乐，每次1～2粒，1日2次，餐后口服。②凝结芽孢杆菌活菌片，每次3片，1日3次，温水送服。③金双歧，每次1g，1日3次，饭后口服。④培菲康，每次420 mg，1日3次，饭后口服。

（二）益生元

益生元是一类人体不易消化或不能消化的大分子物质，但可以被益生菌分解，能促进双歧杆菌和乳酸杆菌的生长，抑制肠杆菌或腐败菌生长，对恢复肠道微生态平衡有重要作用。益生元主要包括乳果糖、低聚果糖、异麦芽低聚糖和菊粉等。益生元易于储存及运输，对胆汁酸及胃酸有一定抗性，不易被分解失活。

（三）合生元

合生元是益生菌和益生元的混合制剂，还可以加入维生素、微量元素等。在发挥益生菌的生理活性的同时能够为该益生菌提供更好的生存环境，使益生菌发挥更有效的作用。

（四）后生素

后生素是益生菌的功能性代谢产物，具有免疫调节和肠道屏障保护作用，可帮助调节肠道微生态平衡。后生素根据其形成过程可分为三大类：①由菌群从饮食成分中产生的代谢物，如短链脂肪酸、吲哚及其衍生物等；②由宿主产生后经过肠道菌群修饰的代谢物，如牛磺酸和次级胆酸等；③由菌群重新合成的代谢物，如胞外多糖、细菌素等。

三、粪菌移植

粪菌移植是指将预先筛选的健康供体提供的大量肠道微生物输送到患者的肠道，从而协助患者重建肠道微生态的过程。粪菌移植的方式主要有鼻胃管、胃镜、鼻肠管、结肠镜、灌肠。通过将健康人的肠道菌群移植到患者肠道中，能够增加患者肠道细菌的多样性，使其GM组成向似供体微生物群转变，从而治疗特定的肠道及肠道外疾病。目前，粪菌移植在肝性脑病、PSC表现出良好的治疗前景，2013年美国医学指南推荐粪菌移植可用于治疗复发性难辨梭状杆菌感染。

四、保护肠黏膜屏障

肠黏膜屏障保护剂可以保护肠道黏膜，阻止肠道内的细菌及其有害代谢物向肠道外移位。FXR激动剂通过介导胆汁酸在肠道屏障内外的循环作用、抑制胆汁酸合成、抑制肝脏炎症，从而抑制肠道炎症，改善肠黏膜的通透性，抑制细菌易位，从而调节肠道微生态平衡。常见的FXR激动剂包括：UDCA、脱氧胆酸、OCA等。

第四节　　常见肝脏疾病的肠道微生态异常及调节

一、非酒精性脂肪性肝病的肠道微生态

（一）肠道微生态失调

非酒精性脂肪性肝病（NAFLD）是指除外酒精和其他明确的肝损害因素所致，以肝细胞内脂肪过度沉积为主要特征的临床病理综合征，是一种与IR和遗传易感性密切相关的获得性代谢应激性肝损伤，包括NAFL、NASH以及由其演变的脂肪性肝硬化、终末期肝病甚至HCC等。NAFLD是目前世界范围内最常见的慢性肝病之一，全球患病率约为25%，而大约20% NAFLD患者会发展为NASH。

NASH的发病机制被描述为"双重打击"现象。主要事件是脂质积累以及与肥胖、IR和脂肪因子异常相关的脂质稳态改变。"二次打击"是氧化应激、脂质过氧化、线粒体功能障碍、胆汁酸毒性、细胞因子介导的募集和炎症细胞滞留的组合。肠道菌群被认为是导致NAFLD/NASH的关键驱动因素之一。NAFLD/NASH患者的肠道生态失调会促进IR，并增加肠道通透性，从而促进慢性病原相关分子模式暴露和内源性乙醇增加引起的氧化应激。

1.肠道细菌丰度改变

肠道菌群改变可能是引起肥胖、MS的一个重要环境因素。有研究显示，NASH患者肠道菌群中的厚壁菌数量明显减少，而类杆菌、变形菌、肠杆菌尤其是产乙醇菌增加，产生过量的内源性乙醇，从而对肝脏造成损伤。瘤胃球菌科、毛螺菌科和经黏液真杆菌属（具有 7α–脱羟基活性）可以通过氧化/差向异构化、去共轭、酯化、7–脱羟基和脱硫酸化降解胆汁酸毒性。与健康人相比，NAFLD患者肠道中的肠杆菌科

细菌（可能具有潜在致病性）的含量较高，而瘤胃球菌科、毛螺菌科和经黏液真杆菌属丰度较低，初级胆汁酸向次级胆汁酸的转化减少，从而加重胆汁酸毒性。此外，NAFLD患者肠道内产生能抑制肝脏脂肪合成的短链脂肪酸的细菌丰度下降，如穗状丁酸弧菌、普拉梭菌等，其他特异的益生菌如双歧杆菌、嗜黏蛋白-艾克曼菌（抗癌细菌）也明显减少。

2.肠-肝轴在发病中的作用

肠道微生物导致NAFLD是一个多因素相互作用的结果。饮食是驱动肠道微生物组成和代谢改变的主要因子，进食过多的脂肪和果糖引起肠道细菌及其代谢改变，导致肠道屏障功能受损，引起内毒素血症，肠道细菌产物或毒素入血后激活肝细胞Toll样受体，产生过多的炎症前细胞因子，诱导细胞因子和低度炎症产生，从而引起肝细胞脂肪变，导致肝损伤，引起低度系统炎症，最终导致NAFLD的发生。

3.小肠细菌过度生长

研究发现，NAFLD患者存在小肠细菌过度生长现象，并可能通过以下机制参与NAFLD的发生和发展：①细菌可以合成内源性乙醇，小肠细菌过度生长可能增加内源性乙醇的生成，引起小肠细胞功能和形态改变，从而导致肠黏膜通透性增加。②小肠细菌过度生长释放更多内毒素，经过门静脉到达肝脏的内毒素浓度升高，刺激炎症因子释放，诱导肝脏细胞TLR4的表达，从而导致NAFLD患者发生肝脏炎症反应，甚至进展为肝纤维化。③小肠细菌过度生长，肠道菌群发生改变，影响机体能量代谢，促进机体发生IR，从而促进NASH的发生。

（二）肠道微生态调节

NAFLD目前没有标准治疗方法，但已有报道一些药物对NAFLD有改善作用。

1.抗生素治疗

NAFLD可以推荐抗菌治疗。利福昔明是一种非氨基糖苷类抗生素，口服给药时只作用于肠道而不被吸收，对各种革兰阳性、革兰阴性需氧菌有高度的抗菌活性，能够抑制NAFLD发生的小肠细菌过度生长，从而减少内源性乙醇生成、内毒素入血以及肝脏炎症损伤。利福昔明不易产生耐药，是一种可以长期使用的肠道靶向抗生素。此外，也可使用甲硝唑或替硝唑治疗，但需要注意抗生素诱发的耐药问题及二重感染。

2.益生菌治疗

益生菌疗法可以降低NAFLD/NASH患者的肝转氨酶、总胆固醇、TNF-α，减轻肝脏炎症反应，并改善IR。鼠李糖乳酸杆菌可以与肠道细胞竞争摄取脂肪酸，发酵产生抑菌物质，抑制致病菌的生长繁殖，同时发挥抗氧化及免疫调节等作用，从而降低肝脏脂肪沉积，促进肝脏组织自我修复。研究显示，保加利亚乳杆菌联合嗜热链球菌、双歧杆菌三联活菌胶囊可降低NAFLD患者ALT及GGT水平。NASH患者口服含双歧杆菌、嗜酸乳酸杆菌和粪肠球菌的三联活菌胶囊3个月后肝功能指标、内毒素水平均有明显下降，肝脏脂肪含量明显减少。目前益生菌用于辅助治疗NAFLD尚处于探索阶段。

3.益生元治疗

益生元也有望用于NAFLD管理。在动物模型中，益生元可通过胰高血糖素样肽-2对肠道屏障的依赖性作用来减少肥胖小鼠的肝脏炎症。

4.促胃肠动力药

NAFLD患者小肠细菌过度生长，促胃肠动力药可加强胃肠运动，防止食物在肠内滞留，减少肠道内细菌过度生长，从而减少内毒素入血，减轻肝脏炎症反应。可选用的促胃肠动力药有莫沙必利、伊托必利以及芦卡必利等。

二、酒精性肝病的肠道微生态

（一）肠道微生态失调

酒精性肝病（ALD）是由于大量饮酒所致的肝脏疾病，包括酒精性肝炎、酒精性脂肪肝、酒精性肝纤维化和肝硬化，以及终末期肝病。过量饮酒会破坏肠道屏障，诱导细菌移位，破坏肠道微生态平衡，导致细菌数量改变及比例失调。

1.肠道通透性增高形成"漏肠"

完整的肠黏膜由肠上皮管腔内的防御素保护层、肠细胞间的紧密连接蛋白（闭塞蛋白和紧密连接蛋白）及位于黏膜下层的肠免疫细胞和肠内微生物释放的保护因子（如短链脂肪酸丁酸盐）组成。当人体长期反复摄入大量乙醇时，代谢产生的乙醛通过诱导氧化应激、miRNA升高、营养不良等损害肠道上皮细胞之间的紧密连接蛋白，导致紧密连接蛋白表达减少，肠道屏障功能受损，大分子物质不受控制地通过肠道屏障进入体内，称为"漏肠"。此外，乙醇还会损害肠道干细胞，减少肠道细胞的增殖分化，肠道干细胞功能障碍，难以及时修复受损的肠道屏障，这可能是乙醇对机体造成长期损害的主要因素之一。

2.肠道细菌生态失衡

研究显示，摄入大量乙醇将减少胃肠道中作为益生菌营养来源的短链脂肪酸及支链氨基酸，益生菌的生长繁殖受限，对致病菌或其他菌群的抑制作用减弱，肠道细菌的组成和比例失调。乙醛分解紧密连接蛋白破坏肠道屏障，而细菌失调及小肠细菌过度生长产生更多的内源性乙醇及乙醛，进一步破坏肠道的紧密连接蛋白。在机体患病条件下，乙醇可诱导细菌扩张繁殖，增加细菌及其有害代谢产物移位。有报道提出，乙醇可以增加肠道内肠球菌，导致其移位，加重肝脏炎症及肝细胞死亡。此外，文献研究显示，长期饮酒会增加小鼠肠道真菌的数量，在肠道屏障通透性增加的情况下，真菌产生过量的真菌β-葡聚糖移位能够进一步加重肝脏炎症。

3.肠源性内毒素增加

ALD患者肠道屏障功能受损，肠道细菌生态失衡，小肠细菌过度生长，产生大量的内毒素通过门静脉进入肝脏，激活肝巨噬细胞，诱导肝脏炎症及损伤。

4.肠源性细菌产物增多

小肠细菌过度生长，大量细菌通过病原相关分子模式激活肝脏固有免疫细胞，诱导肝脏炎症及损伤。

（二）肠道微生态调节

1.抗生素

使用抗生素治疗以减少肠道革兰阴性菌是一种可选择的治疗方案。利福昔明是治疗ALD的一种替代药物，能对肠道净化从而减少肠道细菌增多引起的内毒素血症，改善患者预后的同时能够改善患者PLT减少的相关问题。有报道提出，服用诺氟沙星和新霉素后，患者CTP评分有所提高，但需考虑抗生素耐药问题及其对肝肾功能的影响，仍需进一步研究。

2.微生态调节剂

服用微生态调节制剂以恢复肠道生物群的共生关系，可降低机体内毒素水平、减少长期过量使用乙醇导致的氧化应激损伤、改善对肠道病原体的免疫反应，从而改善肝功能，是ALD的潜在治疗方式之一。

在酒精性肝炎患者中，摄入乳杆菌、枯草链球菌7天可以减少内毒素水平。服用益生菌VLS#3治疗3个月可显著减少氧化应激及细胞因子的产生，改善患者的肝功能。研究显示，乳酸菌可以改善酒精性肝炎小鼠肠道紧密连接蛋白的表达，防止肠道泄漏。补充鼠李糖乳杆菌不仅可以抑制酒精性肝炎小鼠小肠细菌过度生长，同时能抑制变形菌和放线菌门的扩张。此外，有研究报道，采用益生元，将植物乳酸菌协同甘草肽可以减轻ALD患者内毒素血症及肝损伤。

3.粪菌移植

目前关于粪菌移植治疗ALD的报道较少。有研究报道，连续每天对重型酒精性肝炎患者进行粪菌移植，持续一周，与匹配的对照相比，粪菌移植组在1年的生存率明显更好（87.5%比33.3%）。另一项回顾性研究纳入了51名难治性重型酒精性肝炎患者，比较了类固醇、营养疗法和粪菌移植的疗效。结果提示，粪菌移植组在3个月时其生存率显著较高（粪菌移植75%、皮质类固醇38%、营养疗法29%）。与所有其他组相比，粪菌移植组的患者还显示出肝性脑病发生率显著降低。粪菌移植可能是难治性ALD的一种潜在治疗方法。

4.营养疗法

长期大量饮酒常常会导致机体营养不良，补充营养可以改善肝脏本身的功能，同时能够调节肠道屏障影响肠-肝轴。过量摄入酒精会引起锌缺乏，补充锌可以修复漏肠，预防肠道通透性的增加，降低酒精引起的肝脏损害作用。此外，长期酗酒会导致人体缺乏烟酸（维生素B_3），进一步恶化酒精代谢引起的氧化还原失衡，补充烟酸可以显著降低肠道内毒素水平以及乙醛水平。也有研究提示，补充不同类型的长链脂肪酸可以减轻酒精引起的肠道屏障功能障碍。

三、病毒性肝炎的肠道微生态

（一）慢性乙肝患者的肠道微生态

1.慢性乙肝患者的肠道微生态失调

慢性乙肝（CHB）是由HBV持续感染引起的肝脏慢性炎症性疾病。

HBV最常见的传播方式是在出生和分娩期间由母亲传给孩子，以及通过与受感染的伴侣发生性行为时接触血液或其他体液、不安全注射或接触尖锐器具传播。2019年，乙肝导致约82万人死亡，肝硬化和HCC是导致其死亡主要原因。核苷（酸）类似物及干扰素在治疗CHB方面取得了很好的效果，有一部分患者甚至达到了临床治愈，很大程度上延缓了患者肝病的进展，但达到完全治愈还有一定难度。随着"肠-肝轴"的提出，许多研究发现肠道菌群的组成对乙肝慢性化及进展起了一定作用。

1）GM参与HBV清除

急性HBV感染仅在5%的成年患者中导致CHB，而在儿童中的比例则大不相同，90%以上的暴露新生儿和30%～50%的1～5岁儿童未能清除HBV。研究显示，年龄特异性血清清除率不仅取决于免疫系统的成熟度，还取决于GM稳定性。在动物模型中证实了GM参与HBV清除。具有成熟GM的成年小鼠在感染六周后设法清除了HBV，这与没有GM的年轻小鼠相反，它们保持HBV表面抗原阳性。成年小鼠在抗生素肠道消毒后（6～12周后）未能清除HBV，这一事实强调了GM在抗HBV免疫中的重要性。这也意味着对HBV感染患者的新治疗策略。

2）CHB患者肠道微生物改变

已在CHB患者中检测到GM的组成和结构变化。这些患者的双歧杆菌科/肠杆菌科比例降低，双歧杆菌和乳酸杆菌含量低，肠球菌和肠杆菌科含量高。此外，当细菌易位和门静脉中内毒素升高时，肠道通透性增加，产生促炎因子，激活肝星状细胞相关信号通路，诱导肝脏病变、纤维化进展和肝硬化的发生。研究证明，与健康组相比，HBV相关肝硬化患者的GM含有较低水平的拟杆菌（4%比53%）和较高水平的变形菌（43%比4%），而CTP评分与拟杆菌呈负相关，与肠杆菌科呈正相关，表明肝功能可能与肠道微生物的改变有一定关系。

乙肝肝硬化患者GM功能的多样性也显著改变，与芳香族氨基酸、胆汁酸的代谢以及新陈代谢相关的代谢减少，而在谷胱甘肽、糖异生、支链氨基酸、氮和脂质的代谢方面增加。GM可能作为调节人体新陈代谢平衡的独立系统，并影响CHB及乙肝肝硬化患者的预后。

2.CHB患者的肠道微生态调节

关于肠道微生态制剂在病毒性肝炎的研究较少，除标准抗病毒药物外，近年来粪菌移植已被证明可协助清除 HBeAg，但仍处于研究阶段。我国学者纳入了经长期核苷（酸）类似物治疗后HBeAg仍未发生血清学转换的18例CHB患者，进行开放标签的前瞻性病例对照研究，其中13例患者作为对照，5例患者接受经胃镜的粪菌移植治疗，每4周1次，直到HBeAg消失。最终4例患者接受了17次粪菌移植，1例患者在进行第5次时退出试验，2例患者在接受第1次粪菌移植后实现HBeAg清除，1例患者在接受2次后实现HBeAg清除，粪菌移植组的患者HBeAg滴度在每次接受治疗后逐步下降，至随访结束时，较基线水平已有显著下降。而对照组均未实现HBeAg清除。这提示粪菌移植可以帮助机体清除HBeAg，达到更好的治疗效果。但目前仍需更进一步的试验来证实粪菌移植的效果。

（二） 慢性丙肝患者的肠道微生态

1.慢性丙肝患者的肠道微生态失调

慢性丙肝（CHC）是一个全球性的健康问题，也是欧美及日本等国家终末期肝病的主要原因之一，20%～30% 未经治疗的患者在20年后会导致进行性肝纤维化和肝硬化发展。据估计，这些患者中每年有1%到4%发生HCC。近年来DAAs很大程度上可治愈丙肝，但清除HCV后肝硬化患者的慢性炎症等仍可能继续，需要继续监测。GM的改变可能与HCV诱发慢性肝病的机制有关。

1）CHC患者肠道微生物组成

CHC患者具有独特的GM，主要包括肠杆菌科、毛螺菌科、疣微菌科，同时具有较低的微生物多样性。与健康人相比，在埃及CHC患者中发现的GM含有更多的普雷沃氏菌和粪杆菌，而不动杆菌、韦永氏菌和芽孢杆菌则更少。高水平的普雷沃氏菌属可能会导致患者物质吸收异常，肠道呈高碳水化合物状态，进一步导致可发酵的细菌过度生长，增加内毒素的产生及释放入血。

2）清除HCV后的肠道菌群改变

研究显示，无肝硬化的CHC患者采用DAAs抗病毒治疗后获得SVR可改善患者肠道菌群失调。而已有肝硬化的丙肝患者即使获得SVR，仍需要继续随访，这类患者即使清除了HCV，但肠道菌群改变触发的慢性炎症仍然存在。原因可能是丙肝肝硬化后的患者肠壁通透性增加，内毒素及细菌抗原更容易释放入血，产生促炎因子促进免疫反应，仍可能进一步促进肝纤维化甚至HCC的发生。但在HBV相关的肝硬化患者中，肠道菌群的改变对肝纤维化以及HCC的影响均小于CHC。

2.慢性丙肝患者的肠道微生态调节

DAAs治疗丙肝有较好的疗效，使用一定比例的益生菌及益生元调节肠道菌群及其代谢产物可能获得更好的治疗效果。研究显示，使用热灭活的粪肠球菌治疗CHC可显著降低其转氨酶水平。而嗜酸乳杆菌可显著降低炎症状态和转氨酶水平。对于HCV相关肝硬化患者，在HCV清除前后应用益生菌可能是一种非常有前景的治疗方案。

四、自身免疫性肝病的肠道微生态

自身免疫性肝病（AILD）是因免疫功能紊乱引起的一组特殊类型的慢性肝病，以不同程度的血清转氨酶升高、丙种球蛋白血症、血清特异性自身抗体阳性、肝脏组织学特征性改变及对免疫抑制治疗应答为特征，包括AIH、PBC、PSC以及相互重叠的重叠综合征。

（一）肠道微生态失调

1.肠道紧密连接受损

相对于健康人，AILD患者的十二指肠绒毛较小，排列不规则，紧密连接中断，构成紧密连接的相关蛋白表达水平明显降低。

2.肠道微生物变化

AILD患者肠道厌氧菌数量减少，以双歧杆菌及乳酸菌减少为主，而需氧菌的数量相对于健康人无明显变化，表明AILD患者体内的双歧杆菌及乳酸菌等益生菌相对下降，肠道微生态失衡。这可能是患者肠道紧密连接受损的原因之一。

3.血浆内毒素水平升高

由于患者肠道紧密连接的完整性受损，导致肠漏，细菌及其代谢产物更容易穿过肠道屏障进入血液。同时，益生菌减少，产生内毒素的革兰阴性菌增多，导致内毒素浓度增加，进入机体的内毒素增加，引起内毒素血症，增加肝脏暴露于肠源性细菌产物的机会，触发肝脏慢性炎症。

4.胆汁酸合成失调

胆汁酸负责脂质的吸收和代谢，也是细菌的代谢产物之一，在调节炎症信号和免疫方面有关键作用。AILD患者胆汁酸合成失调，胆汁酸受体FXR水平降低，丁酸可以逆转由高脂饮食或FXR失活引起的胆汁酸失调产生的肝脏炎症，增加紧密连接蛋白的表达，防止引起肠漏。而在AILD患者中产生丁酸的赤霉菌可减少，丁酸的保护作用下降。

5. IL-17受体介导的肠道微生物与自身免疫炎症

在哺乳动物中，产生IL-17的Th17细胞能够驱动机体肠道微生物菌群的建立，Th17免疫应答与人体许多自身免疫病有关，而肠道菌群中的分节丝状细菌是驱动Th17细胞发育的关键细菌，研究显示，AILD患者肠道菌群中的分节丝状菌丰度下降。目前Th17免疫应答在肠道免疫应答中的作用及其对GM的影响未得到充分证实，但人们推测IL-17受体依赖的肠道免疫可能在调节AILD有关键作用。

（二）肠道微生态调节

1. 饮食调节

食物中的多酚及其衍生物抑制了产气荚膜梭菌、艰难梭菌等致病菌的生长，多酚的发酵可以增加双歧杆菌的增殖，并可以通过其生物转化产物间接改变肠道细菌的平衡。膳食纤维是影响肠道菌群的另一因素，与无纤维的肠内营养配方相比，含有纤维的营养配方双歧杆菌减少得更少。因此，可以适当食用含有多酚及膳食纤维的食物以改善肠道菌群状态。

另一些过量的饮食因素可能是有害的。红肉及强化谷物中含有较多的铁，而增加铁的有效性可能会增加肠道细菌的毒性，增加肠道屏障的通透性，帮助某些病原菌定植，因此，应当适量食用红肉等富含铁的食物。

2. 抗生素

对于AILD的肠道菌群治疗目前尚无成熟的共识，首先推荐的抗生素是利福昔明，但其在AILD治疗中的有效性仍需进一步验证。

3. 微生态调节制剂

近年来提出AILD患者使用益生菌调节肠道微生态失衡，有研究报道口服肠道益生菌可改善AILD患者的肝功能，减轻炎症反应，但其效果仍需进一步临床研究探索及验证。

五、肝硬化的肠道微生态

肝硬化是各种慢性肝病进展，以肝脏慢性炎症、弥漫性纤维化、假小叶、再生结节和肝内外血管增殖为特征的病理阶段。代偿期无明显症状，失代偿期可出现肝性脑病、食管胃底静脉曲张破裂出血、SBP等多种严重并发症。

（一）肠道微生态失调

1.肠道微生物组成改变

肝硬化患者的肠道微生物组成及代谢产物与健康人存在明显差异，且其肠道微生态改变与肝脏疾病的严重程度相关。肝硬化患者肠道微生物中来自口咽部的细菌（链球菌及韦荣球菌）增多，可能与肝硬化患者胃酸及胆汁酸分泌减少、抗菌作用减弱有关。此外，肝硬化患者肠道蠕动能力下降，肠道清除功能减退，肠杆菌、肠球菌等原本定植于结肠的菌群侵袭小肠，导致小肠细菌过度生长。不同病因引起的肝硬化患者肠道的微生物菌群组成相似，提示肝硬化本身对肠道微生物的组成有重要影响。晚期肝硬化患者肠道微生态失衡加剧，革兰阴性菌大量增加。

使用药物及住院治疗也可能改变肝硬化患者的肠道微生态结构。肝硬化患者常常就诊于医疗保健机构，失代偿期肝硬化患者甚至常常需要住院治疗，在治疗期间使用抗生素可能是导致肝硬化患者肠道菌群失调的主要因素之一。研究显示，使用β-内酰胺治疗的初期阶段，肠道中的微生物菌群尚可保持正常比例；治疗4天之后，肠道微生物菌群开始有明显变化；治疗一周之后，肠道微生物主要是链球菌、梭菌科以及拟杆菌科等非原籍菌，提示肝硬化患者长期使用抗生素可能会改变肠道菌群组成，引起肠道微生态失衡。

总的来说，肝硬化患者肠道内肠杆菌、梭杆菌、变形杆菌、肠球菌以及链球菌等机会性致病菌数量增加，而双歧杆菌和乳杆菌等益生菌数量减少，循环血中细菌内毒素增多，过量的内毒素促进肝脏炎症，同时与肝星状细胞表面TLR-4结合，促进细胞外基质合成，加速肝纤维化的发展。

2. 小肠细菌过度生长

健康人体肠道内的菌群主要定植于结肠，厌氧菌等细菌为优势菌，而空肠、回肠至十二指肠中的肠道菌群数量依次递减。肝硬化患者常常伴有自主神经功能障碍，肠道蠕动减慢，食物在肠道中的停留时间延长。此外，肝硬化患者胃酸及胆汁酸分泌减少，肠黏膜对细菌定植的抵抗性减弱，偏碱性的环境有利于致病菌的生长。在多种因素的作用下，肠道需氧菌增多，结肠内的细菌移位至空肠及十二指肠，引起小肠细菌过度生长，吸收入血的内毒素增多，肠源性感染的概率增加。

3. 肠道细菌移位

肠道细菌移位可能是失代偿期肝硬化患者出现自发性腹膜炎、脓毒血症的重要原因。健康人可以有少量的肠道细菌移位，但在通过肠道上皮细胞屏障时被杀死，即使突破肠黏膜屏障，也能在肠系膜淋巴结内被杀死。肝硬化时，小肠细菌过度生长以及肠黏膜屏障损伤、免疫功能受损，过量的肠道机会性致病菌及其产物移位到肠系膜淋巴结而无法被及时清除，导致自发的细菌感染，细菌产物促进炎症因子释放，诱发炎症反应，引起内毒素血症甚至脓毒血症。

（二）肠道微生态调节

1. 抗生素肠道去污染

利福昔明能够有效杀灭肝硬化患者肠道过度生长的致病菌，帮助重建肠道微生物稳态。失代偿期肝硬化患者由于小肠细菌过度生长及肠道屏障功能下降等，容易发生SBP，采用抗生素进行肠道去污染是目前预防该并发症的有效方式。而窄谱抗生素可以杀灭肠道的致病菌，尽可能保护肠道原籍菌有利于缓解肠道细菌移位及内毒素血症。利福昔明对大肠杆菌、志贺菌属和沙门菌属等肠道病原体表现出良好的抗菌活性，并且不易诱导耐药的发生，能够有效改善肝硬化患者的肝脏炎症。研究显示，失代偿期酒精性肝硬化长期应用利福昔明可以显著降低食管静脉曲张破裂出血的发病率。

2. 肠道微生态制剂

补充益生菌可以增加不产尿素的乳酸杆菌数量，竞争性抑制病原微生物的生长繁殖，益生菌代谢产生的有益物质能够改善肠道屏障功能，减少肠道菌群和内毒素的移位以及炎症因子的产生，从而重建肝硬化患者的肠道微生物菌群的平衡，缓解肝脏炎症反应。目前已有研究治疗肝硬化的益生菌应用：①鼠李糖乳杆菌，连续口服8周可以减少粪便中的肠杆菌，明显降低血浆内毒素及促炎因子水平。②益生菌复合制剂VSL#3，能够调控巨噬细胞炎性蛋白-3、一氧化氮、血栓素-2等多种炎症信号分子，减轻肝脏炎症，降低住院率。③双歧杆菌四联活菌，口服之后肠道内双歧杆菌、乳酸杆菌等益生菌明显增加，肠杆菌属明显减少，内毒素血症及肝功能损伤等状况均可改善。《中国微生态调节剂临床应用专家共识》（2020版）推荐：①肝硬化肠源性内毒素血症，建议使用含双歧杆菌、乳酸杆菌（包括鼠李糖乳酸杆菌GG）及肠球菌等制剂作为辅助治疗；②对肝硬化自发性腹膜炎的预防及治疗，建议使用枯草芽孢杆菌、双歧杆菌、乳酸杆菌、酪酸梭菌等作为辅助治疗；③肝硬化肝性脑病，建议使用酪酸梭菌、双歧杆菌、乳酸杆菌等作为辅助治疗。

益生元在一定程度上也能帮助肝硬化患者缓解内毒素血症。研究显示，乳果糖能够改善肝硬化患者的肠道通透性，改善肠道的营养环境，降低炎症因子，从而改善肝硬化患者的肝功能。

合生元能够协同益生菌和益生元的功能，使益生菌能更好地发挥疗效。

3. 粪菌移植

研究显示，在常规治疗的基础上，对肝硬化合并自发性腹膜炎的患者进行粪菌移植可以增加患者肠道双歧杆菌、乳酸菌等益生菌数量，改善腹膜炎症及肝功能，但粪菌移植在肝硬化患者中应用的安全性及有效性需要进一步探索及验证。

4. 调节胆汁酸代谢

胆汁酸可以抑制病原菌生长，阻止致病菌黏附于肠道上皮，帮助稳定肠黏膜屏障功能，防止细菌移位。UDCA是一种胆汁酸受体激动剂，可以调节胆汁酸代谢。研究显示，肝硬化患者口服UDCA能改善内毒素血症，可以作为肝硬化的潜在治疗方案。

六、肝性脑病的肠道微生态

肝性脑病是指由急、慢性肝功能严重障碍和（或）各种门静脉-体循环分流异常所致的、以代谢紊乱为基础、轻重程度不同的神经精神异常综合征。肝性脑病根据其基础肝病的类型可以分为A、B、C三型。A型是ALF导致的肝性脑病，脑水肿及颅内高压是其特征之一。B型肝性脑病是门体分流所致，没有明显的肝功能不全，肝组织活检无明显异常。C型则是指发生于肝硬化等慢性肝损伤基础上发生的肝性脑病。本节内容主要探讨C型肝性脑病的肠道微生态调节。

（一）肠道微生态失调

肝性脑病的发病机制至今尚未完全阐明，比较核心的观点是氨中毒学说。除了上述慢性肝损伤时肠黏膜屏障的渗透性增加、细菌防御功能受损以及小肠细菌过度生长等因素，肝性脑病患者肠道内的肠球菌、韦荣氏球菌属、巨型球菌及伯克霍尔德球菌属等致病菌丰度增加，且其增加程度与炎症反应及认知不佳相关。与正常人相比，肝性脑病患者肠道中产生氨的细菌增多，而产生酸类物质的细菌减少，从而引起高氨血症，激活全身炎症反应，促进肝性脑病的发生和发展。

（二）肠道微生态调节

目前主流的学说认为结肠细菌产生的氨由于肝清除率降低而在全身循环中积聚。因此，当前针对肝性脑病患者肠道微生物菌群的治疗包括乳果糖和利福昔明。

1. 微生态制剂

最常用的益生菌是乳酸菌，包括乳杆菌、肠球菌和双歧杆菌，能够产生酸性物质，降低肠道内的pH以减少氨的吸收入血，同时抑制细菌的脲酶活性，减少病原菌的数量。补充肠道微生态制剂还可能减轻内毒素血症，减少毒素的吸收，改善全身炎症反应综合征。许多研究报道了益生菌对肝性脑病的积极影响，但在其治疗作用尚无定论。

乳果糖是一种低聚糖类的益生元，作为肝性脑病的标准疗法之一，用于改善肠道菌群以减少氨的产生和吸收。使用乳果糖治疗肝性脑病，可以促进肠道优势菌群（如乳酸菌）的生长，间接降低产氨细菌的生长优势，从而减少氨的产生和吸收入血。

2. 抗生素

目前的研究表明，利福昔明可以改善肝性脑病患者的认知水平，其机制可能与其改变微生物群的代谢功能有关。利福昔明可以安全地调节GM，减轻内毒素血症，增加血清中的长链脂肪酸。对于轻微型肝性脑病，利福昔明对于隐性和显性肝性脑病均有效，可以改善其脑白质的完整性，从而增强患者的工作记忆能力及认知水平。

3. 粪菌移植

迄今为止，很少有研究分析粪菌移植治疗肝性脑病患者的功效。有研究报道，对肝性脑病患者进行粪菌移植并维持7周后，患者的肠道菌群组成逐步相似于粪便供者的菌群组成，认知功能及血氨水平得到改善，肠道菌群的多样性及益生菌数量增加。选择合理供体进行粪菌移植可能可以减少肝性脑病患者的住院治疗，改善其认知水平及肠道菌群失调。

七、肝细胞癌的肠道微生态

肝细胞癌（HCC）是成人慢性肝病和肝硬化最常见的原发性恶性肿瘤。在没有肝病的情况下，HCC自发发生的概率很小。大量研究发现，肠道微生态失调对于HCC的发生发展有显著影响。

（一）肠道微生态失调

在肝硬化等慢性肝病中出现的肠漏、内毒素血症、小肠细菌过度生长和免疫调节都会促进HCC的发展。胃肠道通过保持肠道屏障的完整性防止细菌及内毒素移位，在肠道通透性增加的情况下，细菌易位和内毒素积累会导致肠道细菌过度生长和GM成分的变化，过量的脂多糖激活TLR-4信号通路，增加细胞增殖和抑制细胞凋亡来促进HCC的发展。在慢性肝病及肝硬化的患者中，内毒素和其他细菌产物的降解和清除受到损害。研究显示，HCC患者的GM中含有高水平的大肠埃希菌和其他革兰阴性菌，这与内毒素血清水平升高有关。另一方面，HCC患者肠道中的双歧杆菌属、乳酸杆菌属及肠球菌属均有下降，微生物代谢、铁的转运及能量产生在HCC患者体内均有不同程度的改变。

（二）肠道微生态调节

1.肠道微生态制剂

益生菌被证明可以从多个方面预防HCC的发生：①改善肠道微生态。补充益生菌，竞争性抑制致病菌的生长繁殖，有助于保护肠黏膜屏障，抑制小肠细菌过度生长，减少细菌代谢产物刺激产生促炎因子，从而预防HCC的发生。②降低致癌物质的毒性，预防HCC的发生。临床和动物模型研究的结果表明，益生菌有助于抑制黄曲霉毒素B诱导的HCC发生，恢复肠道菌群失调，降低 LPS 水平，并减小肿瘤大小。一项关于从中国传统发酵食品中分离出的植物乳杆菌降低黄曲霉毒素 B1 毒性潜力的动物研究表明，在小鼠模型中，植物乳杆菌 C88 处理增加了粪便黄曲霉毒素 B1 的排泄并调节了防御系统抗氧化剂的缺乏。③提高肝脏和肠道的固有免疫力。益生菌中的乳酸杆菌可以激活巨噬细胞，通过内吞及分泌效应因子促进肿瘤细胞凋亡发挥抗肿瘤效应。此外，乳酸杆菌还可以增强自然杀伤细胞的细胞毒活性，抑制小鼠肿瘤的形成。

2.抗生素

使用利福昔明、氧氟沙星等抗生素能够抑制具有高度易位能力的细菌，减少内毒素的产生，降低TLR-4的激活程度，延缓肝纤维化、侧支循环形成及门静脉高压的发生，对HCC的发生及发展可能有预防作用。长期口服氧氟沙星可以显著减少患者粪便微生物中的革兰阴性菌，降低肝肾综合征及SBP的1年发生率，提高患者3个月的总生存率。利福昔明最初用于治疗旅行者腹泻，研究发现，肝硬化患者使用利福昔明能够改善门静脉高压，减少静脉曲张破裂出血，降低SBP的发生率，且利福昔明不易诱导细菌耐药的发生，是一种适合长期使用的抗生素。

3. 粪菌移植

粪菌移植可以通过促进PD-1/PD-L1及细胞毒性淋巴细胞抗原4协助化疗药物发挥对黑色素瘤的抗肿瘤作用，研究发现，肠道微生物可以提高免疫治疗对上皮性肿瘤的疗效。但目前尚无针对HCC相关的粪菌移植报道。

随着对于肠-肝轴的认识加深，已证实肠道菌群与肝脏疾病密切相关，在慢性肝病的发病机制中发挥重要作用，以肠道菌群为核心的治疗手段也逐渐受到重视。尽管临床和实验研究证实了益生菌在慢性肝病中的治疗潜力，但有关肠道微生态对肝脏疾病影响的研究尚存在一定的局限性，仍需要大规模、高质量、多中心的研究评估肠道微生态调节在肝脏疾病方面的安全性和有效性。

（李卫秀　杜凌遥）

参考文献

［1］Albillos A, De Gottardi A, Rescigno M. The gut-liver axis in liver disease: patho-physiological basis for therapy[J]. Journal of Hepatology, 2020, 72(3): 558-577.

［2］Dubinkina VB, Tyakht AV, Odintsova VY, et al. Links of gut microbiota composition with alcohol dependence syndrome and alcoholic liver disease[J]. Microbiome, 2017, 5(1): 141.

［3］Carbajo-Pescador S, Porras D, García-Mediavilla M V, et al. Beneficial effects of exercise on gut microbiota functionality and barrier integrity, and gut-liver crosstalk in an in vivo model of early obesity and non-alcoholic fatty liver disease[J]. Disease Models & Mechanisms, 2019, 12(5): dmm039206.

［4］Ji Y, Yin Y, Sun L, et al. The molecular and mechanistic insights based on gut-liver axis: nutritional target for non-alcoholic fatty liver disease(nafld) improvement[J]. International Journal of Molecular Sciences, 2020, 21(9): E3066.

［5］Meroni M, Longo M, Dongiovanni P. Alcohol or gut microbiota: who is the guilty?[J].

International Journal of Molecular Sciences, 2019, 20(18): E4568.

[6] Wang W, Xu AL, Li ZC, et al. Combination of probiotics and salvia miltiorrhiza polysaccharide alleviates hepatic steatosis via gut microbiota modulation and insulin resistance improvement in high fat-induced nafld mice[J]. Diabetes & Metabolism Journal, 2020, 44(2): 336-348.

[7] Lee NY, Suk KT. The role of the gut microbiome in liver cirrhosis treatment[J]. International Journal of Molecular Sciences, 2020, 22(1): E199.

[8] Suk KT, Kim DJ. Gut microbiota: novel therapeutic target for nonalcoholic fatty liver disease[J]. Expert Review of Gastroenterology & Hepatology, 2019, 13(3): 193-204.

[9] Meng X, Li S, Li Y, et al. Gut microbiot' s relationship with liver disease and role in hepatoprotection by dietary natural products and probiotics[J]. Nutrients, 2018, 10(10): E1457.

[10] Ponziani FR, Gerardi V, Pecere S, et al. Effect of rifaximin on gut microbiota composition in advanced liver disease and its complications[J]. World Journal of Gastroenterology, 2015, 21(43): 12322-12333.

[11] Han R, Ma J, Li H. Mechanistic and therapeutic advances in non-alcoholic fatty liver disease by targeting the gut microbiota[J]. Frontiers of Medicine, 2018, 12(6): 645-657.

[12] Brenner DA, Paik YH, Schnabl B. Role of gut microbiota in liver disease[J]. Journal of Clinical Gastroenterology, 2015, 49(Suppl 1): S25–S27.

[13] Compare D, Coccoli P, Rocco A, et al. Gut-liver axis: the impact of gut microbiota on non alcoholic fatty liver disease[J]. Nutrition, Metabolism, and Cardiovascular Diseases: NMCD, 2012, 22(6): 471-476.

[14] Beyaz Coşkun A, Sağdiçoğlu Celep A G. Therapeutic modulation methods of gut microbiota and gut-liver axis[J]. Critical Reviews in Food Science and Nutrition, 2022, 62(23): 6505-6515.

[15] Woodhouse CA, Patel VC, Singanayagam A, et al. Review article: the gut microbiome as a therapeutic target in the pathogenesis and treatment of chronic liver disease[J]. Alimentary Pharmacology & Therapeutics, 2018, 47(2): 192–202.

[16] Jayakumar S, Loomba R. Review article: emerging role of the gut microbiome in the progression of nonalcoholic fatty liver disease and potential therapeutic implications[J]. Alimentary Pharmacology & Therapeutics, 2019, 50(2): 144–158.

[17] Patel D, Sharma D, Mandal P. Gut microbiota: target for modulation of gut-liver-

adipose tissue axis in ethanol-induced liver disease[J]. Mediators of Inflammation, 2022, 2022: 4230599.

[18] Poeta M, Pierri L, Vajro P. Gut-liver axis derangement in non-alcoholic fatty liver disease[J]. Children(Basel, Switzerland), 2017, 4(8): E66.

[19] Philips C A, Augustine P, Yerol P K, et al. Modulating the intestinal microbiota: therapeutic opportunities in liver disease[J]. Journal of Clinical and Translational Hepatology, 2020, 8(1): 87-99.

[20] Shen L. Letter: gut microbiota modulation contributes to coffee's benefits for non-alcoholic fatty liver disease[J]. Alimentary Pharmacology & Therapeutics, 2014, 39(12): 1441-1442.

[21] Lechner S, Yee M, Limketkai B N, et al. Fecal microbiota transplantation for chronic liver diseases: current understanding and future direction[J]. Digestive Diseases and Sciences, 2020, 65(3): 897-905.

[22] Marshall JC. The gut as a potential trigger of exercise-induced inflammatory responses[J]. 1998, 76: 6.

[23] Bluemel S, Williams B, Knight R, et al. Precision medicine in alcoholic and nonalcoholic fatty liver disease via modulating the gut microbiota[J]. American Journal of Physiology-Gastrointestinal and Liver Physiology, 2016, 311(6): G1018-G1036.

[24] Schaberg KB, Kambham N, Sibley RK, et al. Adenovirus hepatitis: clinicopathologic analysis of 12 consecutive cases from a single institution[J]. American Journal of Surgical Pathology, 2017, 41(6): 810-819.

[25] Milani C, Duranti S, Bottacini F, et al. The first microbial colonizers of the human gut: composition, activities, and health implications of the infant gut microbiota[J]. Microbiology and Molecular Biology Reviews: MMBR, 2017, 81(4): e00036-17.

[26] Schoeler M, Caesar R. Dietary lipids, gut microbiota and lipid metabolism[J]. Reviews in Endocrine & Metabolic Disorders, 2019, 20(4): 461-472.

[27] Adak A, Khan MR. An insight into gut microbiota and its functionalities[J]. Cellular and Molecular Life Sciences: CMLS, 2019, 76(3): 473-493.

[28] Mangiola F, Ianiro G, Franceschi F, et al. Gut microbiota in autism and mood disorders[J]. World Journal of Gastroenterology, 2016, 22(1): 361-368.

[29] Bajaj J S.Alcohol, liver disease and the gut microbiota[J]. Nature Reviews. Gastroenterology & Hepatology, 2019, 16(4): 235-246.

[30] Tripathi A, Debelius J, Brenner DA, et al. The gut–liver axis and the intersection with the microbiome[J]. Nature Reviews. Gastroenterology & Hepatology, 2018, 15(7): 397–411.

[31] Acharya C, Sahingur SE, Bajaj JS. Microbiota, cirrhosis, and the emerging oral-gut–liver axis[J]. JCI Insight, 2017, 2(19): 94416.

[32] Wang R, Tang R, Li B, et al. Gut microbiome, liver immunology, and liver diseases[J]. Cellular & Molecular Immunology, 2021, 18(1): 4–17

[33] Milosevic I, Vujovic A, Barac A, et al. Gut–liver axis, gut microbiota, and its modulation in the management of liver diseases: a review of the literature[J]. International Journal of Molecular Sciences, 2019, 20(2): E395.

[34] Wang SC, Chen YC, Chen SJ, et al. Alcohol addiction, gut microbiota, and alcoholism treatment: a review[J]. International Journal of Molecular Sciences, 2020, 21(17): E6413.

[35] Usami M, Miyoshi M, Yamashita H. Gut microbiota and host metabolism in liver cirrhosis[J]. World Journal of Gastroenterology, 2015, 21(41): 11597–11608.

[36] Yang Q, Liang Q, Balakrishnan B, et al. Role of dietary nutrients in the modulation of gut microbiota: a narrative review[J]. Nutrients, 2020, 12(2): E381.

[37] Liu X, Cao S, Zhang X. Modulation of gut microbiota–brain axis by probiotics, prebiotics, and diet[J]. Journal of Agricultural and Food Chemistry, 2015, 63(36): 7885–7895.

[38] Aron–Wisnewsky J, Warmbrunn MV, Nieuwdorp M, et al. Nonalcoholic fatty liver disease: modulating gut microbiota to improve severity?[J]. Gastroenterology, 2020, 158(7): 1881–1898.

[39] Ji Y, Yin Y, Li Z, et al. Gut microbiota–derived components and metabolites in the progression of non–alcoholic fatty liver disease(nafld)[J]. Nutrients, 2019, 11(8): E1712.

[40] Safari Z, Gérard P. The links between the gut microbiome and non–alcoholic fatty liver disease(nafld)[J]. Cellular and Molecular Life Sciences: CMLS, 2019, 76(8): 1541–1558.

[41] Zhang X, Coker OO, Chu ES, et al. Dietary cholesterol drives fatty liver–associated liver cancer by modulating gut microbiota and metabolites[J]. Gut, 2021, 70(4): 761–774.

[42] Behary J, Amorim N, Jiang XT, et al. Gut microbiota impact on the peripheral

immune response in non-alcoholic fatty liver disease related hepatocellular carcinoma[J]. Nature Communications, 2021, 12(1): 187.

[43] Porras D, Nistal E, Martínez-Flórez S, et al. Protective effect of quercetin on high-fat diet-induced non-alcoholic fatty liver disease in mice is mediated by modulating intestinal microbiota imbalance and related gut-liver axis activation[J]. Free Radical Biology & Medicine, 2017, 102: 188-202.

[44] Wang X, Chen L, Wang H, et al. Modulation of bile acid profile by gut microbiota in chronic hepatitis b[J]. Journal of Cellular and Molecular Medicine, 2020, 24(4): 2573-2581.

[45] Yang R, Xu Y, Dai Z, et al. The immunologic role of gut microbiota in patients with chronic hbv infection[J]. Journal of Immunology Research, 2018, 2018: 2361963.

[46] Kang Y, Cai Y. Gut microbiota and hepatitis-b-virus-induced chronic liver disease: implications for faecal microbiota transplantation therapy[J]. The Journal of Hospital Infection, 2017, 96(4): 342-348.

[47] Ashour Z, Shahin R, Ali-Eldin Z, et al. Potential impact of gut lactobacillus acidophilus and bifidobacterium bifidum on hepatic histopathological changes in non-cirrhotic hepatitis c virus patients with different viral load[J]. Gut Pathogens, 2022, 14(1): 25.

[48] Wei Y, Li Y, Yan L, et al. Alterations of gut microbiome in autoimmune hepatitis[J]. Gut, 2020, 69(3): 569-577.

[49] Ma L, Zhang LW, Song JG, et al. Fecal microbiota transplantation controls progression of experimental autoimmune hepatitis in mice by modulating the tfr/tfh immune imbalance and intestinal microbiota composition[J]. Frontiers in Immunology, 2021, 12: 728723.

[50] Arab JP, Martin-Mateos RM, Shah V H. Gut-liver axis, cirrhosis and portal hypertension: the chicken and the egg[J]. Hepatology International, 2018, 12(Suppl 1): 24-33.

[51] Kakiyama G, Pandak WM, Gillevet PM, et al. Modulation of the fecal bile acid profile by gut microbiota in cirrhosis[J]. Journal of Hepatology, 2013, 58(5): 949-955.

[52] Sharpton SR, Schnabl B, Knight R, et al. Current concepts, opportunities, and challenges of gut microbiome-based personalized medicine in nonalcoholic fatty liver disease[J]. Cell Metabolism, 2021, 33(1): 21-32.

［53］Caraceni P, Vargas V, Solà E, et al. The use of rifaximin in patients with cirrhosis[J]. Hepatology(Baltimore, Md.), 2021, 74(3): 1660–1673.

［54］Schwabe R F, Greten T F. Gut microbiome in hcc–mechanisms, diagnosis and therapy[J]. Journal of Hepatology, 2020, 72(2): 230–238.

［55］Baker SS, Baker RD. Gut microbiota and liver injury (ii): chronic liver injury[J]. Advances in Experimental Medicine and Biology, 2020, 1238: 39–54.

［56］Ianiro G, Tilg H, Gasbarrini A. Antibiotics as deep modulators of gut microbiota: between good and evil[J]. Gut, 2016, 65(11): 1906–1915.

［57］Alimirah M, Sadiq O, Gordon SC. Novel therapies in hepatic encephalopathy[J]. Clinics in Liver Disease, 2020, 24(2): 303–315.

［58］Bajaj JS. Review article: potential mechanisms of action of rifaximin in the management of hepatic encephalopathy and other complications of cirrhosis[J]. Alimentary Pharmacology & Therapeutics, 2016, 43 Suppl 1: 11–26.

［59］Acharya C, Bajaj JS. Altered microbiome in patients with cirrhosis and complications[J]. Clinical Gastroenterology and Hepatology: The Official Clinical Practice Journal of the American Gastroenterological Association, 2019, 17(2): 307–321.

［60］Sun L, Cai J, Gonzalez FJ. The role of farnesoid x receptor in metabolic diseases, and gastrointestinal and liver cancer[J]. Nature Reviews. Gastroenterology & Hepatology, 2021, 18(5): 335–347.

［61］Li J, Sung CYJ, Lee N, et al. Probiotics modulated gut microbiota suppresses hepatocellular carcinoma growth in mice[J]. Proceedings of the National Academy of Sciences of the United States of America, 2016, 113(9): E1306–1315.

［62］Mao J, Wang D, Long J, et al. Gut microbiome is associated with the clinical response to anti–pd–1 based immunotherapy in hepatobiliary cancers[J]. Journal for Immunotherapy of Cancer, 2021, 9(12): e003334.

［63］Funabashi M, Grove TL, Wang M, et al. A metabolic pathway for bile acid dehydroxylation by the gut microbiome[J]. Nature, 2020, 582(7813): 566–570.

［64］Lee PC, Wu CJ, Hung YW, et al. Gut microbiota and metabolites associate with outcomes of immune checkpoint inhibitor–treated unresectable hepatocellular carcinoma[J]. Journal for Immunotherapy of Cancer, 2022, 10(6): e004779.

［65］Huang H, Ren Z, Gao X, et al. Integrated analysis of microbiome and host transcriptome reveals correlations between gut microbiota and clinical outcomes in hbv-related hepatocellular carcinoma[J]. Genome Medicine, 2020, 12(1): 102.

［66］Ponziani FR, Bhoori S, Castelli C, et al. Hepatocellular carcinoma is associated with gut microbiota profile and inflammation in nonalcoholic fatty liver disease[J]. Hepatology (Baltimore, Md.), 2019, 69(1): 107-120.

［67］Jia W, Xie G, Jia W. Bile acid-microbiota crosstalk in gastrointestinal inflammation and carcinogenesis[J]. Nature Reviews. Gastroenterology & Hepatology, 2018, 15(2): 111-128.

［68］Wang P, Chen K. Gut microbiota and hepatocellular carcinoma[J]. Hepatobiliary Surgery and Nutrition, 2020, 9(3): 345-347.

［69］Jia W, Rajani C, Xu H, et al. Gut microbiota alterations are distinct for primary colorectal cancer and hepatocellular carcinoma[J]. Protein & Cell, 2021, 12(5): 374-393.

［70］Marengo A, Rosso C, Bugianesi E. Liver cancer: connections with obesity, fatty liver, and cirrhosis[J]. Annual Review of Medicine, 2016, 67: 103-117.

［71］Dapito DH, Mencin A, Gwak GY, et al. Promotion of hepatocellular carcinoma by the intestinal microbiota and tlr4[J]. Cancer Cell, 2012, 21(4): 504-516.

［72］Brunt EM, Wong VW, Nobili V, et al. Nonalcoholic fatty liver disease[J]. Nature Reviews. Disease Primers, 2015, 1: 15080.

［73］Kolodziejczyk AA, Zheng D, Shibolet O, et al. The role of the microbiome in nafld and nash[J]. EMBO Molecular Medicine, 2019, 11(2): e9302.

［74］Ren Z, Li A, Jiang J, et al. Gut microbiome analysis as a tool towards targeted non-invasive biomarkers for early hepatocellular carcinoma[J]. Gut, 2019, 68(6): 1014-1023.

［75］Luo W, Guo S, Zhou Y, et al. Hepatocellular carcinoma: how the gut microbiota contributes to pathogenesis, diagnosis, and therapy[J]. Frontiers in Microbiology, 2022, 13: 873160.

［76］Temraz S, Nassar F, Kreidieh F, et al. Hepatocellular carcinoma immunotherapy and the potential influence of gut microbiome[J]. International Journal of Molecular Sciences, 2021, 22(15): 7800.

［77］Zheng Y, Wang T, Tu X, et al. Gut microbiome affects the response to anti-pd-1 immunotherapy in patients with hepatocellular carcinoma[J]. Journal for Immunotherapy of Cancer, 2019, 7(1): 193.

［78］Yu LX, Schwabe RF. The gut microbiome and liver cancer: mechanisms and clinical translation[J]. Nature Reviews. Gastroenterology & Hepatology, 2017, 14(9): 527–539.

[79] Borrelli A, Bonelli P, Tuccillo FM, et al. Role of gut microbiota and oxidative stress in the progression of non–alcoholic fatty liver disease to hepatocarcinoma: current and innovative therapeutic approaches[J]. Redox Biology, 2018, 15: 467–479.

[80] Stefan N, Häring HU, Cusi K. Non–alcoholic fatty liver disease: causes, diagnosis, cardiometabolic consequences, and treatment strategies[J]. The Lancet. Diabetes & Endocrinology, 2019, 7(4): 313–324.

[81] Tilg H, Cani PD, Mayer EA. Gut microbiome and liver diseases[J]. Gut, 2016, 65(12): 2035–2044.

[82] Won SM, Oh KK, Gupta H, et al. The link between gut microbiota and hepatic encephalopathy[J]. International Journal of Molecular Sciences, 2022, 23(16): 8999.

[83] Liu J, Xu Y, Jiang B. Novel insights into pathogenesis and therapeutic strategies of hepatic encephalopathy, from the gut microbiota perspective[J]. Frontiers in Cellular and Infection Microbiology, 2021, 11: 586427.

[84] Garcovich M, Zocco MA, Roccarina D, et al. Prevention and treatment of hepatic encephalopathy: focusing on gut microbiota[J]. World Journal of Gastroenterology, 2012, 18(46): 6693–6700.

[85] Dhiman RK. Gut microbiota and hepatic encephalopathy[J]. Metabolic Brain Disease, 2013, 28(2): 321–326.

[86] Trebicka J, Bork P, Krag A, et al. Utilizing the gut microbiome in decompensated cirrhosis and acute–on–chronic liver failure[J]. Nature Reviews. Gastroenterology & Hepatology, 2021, 18(3): 167–180.

[87] Aron–Wisnewsky J, Vigliotti C, Witjes J, et al. Gut microbiota and human nafld: disentangling microbial signatures from metabolic disorders[J]. Nature Reviews. Gastroenterology & Hepatology, 2020, 17(5): 279–297.

[88] Qin N, Yang F, Li A, et al. Alterations of the human gut microbiome in liver cirrhosis[J]. Nature, 2014, 513(7516): 59–64.

[89] Solé C, Guilly S, Da Silva K, et al. Alterations in gut microbiome in cirrhosis as assessed by quantitative metagenomics: relationship with acute–on–chronic liver failure and prognosis[J]. Gastroenterology, 2021, 160(1): 206–218.

[90] Tranah TH, Edwards LA, Schnabl B, et al. Targeting the gut–liver–immune axis to

treat cirrhosis[J]. Gut, 2021, 70(5): 982–994.

[91] Bajaj JS, Khoruts A. Microbiota changes and intestinal microbiota transplantation in liver diseases and cirrhosis[J]. Journal of Hepatology, 2020, 72(5): 1003–1027.

[92] Trebicka J, Macnaughtan J, Schnabl B, et al. The microbiota in cirrhosis and its role in hepatic decompensation[J]. Journal of Hepatology, 2021, 75(Suppl 1): S67–S81.

[93] Pohl K, Moodley P, Dhanda AD. Alcohol's impact on the gut and liver[J]. Nutrients, 2021, 13(9): 3170.

[94] Marchesi JR, Adams DH, Fava F, et al. The gut microbiota and host health: a new clinical frontier[J]. Gut, 2016, 65(2): 330–339.

[95] Plaza-Díaz J, Solís-Urra P, Rodríguez-Rodríguez F, et al. The gut barrier, intestinal microbiota, and liver disease: molecular mechanisms and strategies to manage[J]. International Journal of Molecular Sciences, 2020, 21(21): E8351.

[96] Thaiss C A, Zmora N, Levy M, et al. The microbiome and innate immunity[J]. Nature, 2016, 535(7610): 65–74.

[97] Li Y, Tang R, Leung PSC, et al. Bile acids and intestinal microbiota in autoimmune cholestatic liver diseases[J]. Autoimmunity Reviews, 2017, 16(9): 885–896.

[98] Wu X, Tian Z. Gut-liver axis: gut microbiota in shaping hepatic innate immunity[J]. Science China. Life Sciences, 2017, 60(11): 1191–1196.

[99] Ma HD, Wang YH, Chang C, et al. The intestinal microbiota and microenvironment in liver[J]. Autoimmunity Reviews, 2015, 14(3): 183–191.

[100] Ma HD, Zhao ZB, Ma WT, et al. Gut microbiota translocation promotes autoimmune cholangitis[J]. Journal of Autoimmunity, 2018, 95: 47–57.

[101] Preveden T, Scarpellini E, Milić N, et al. Gut microbiota changes and chronic hepatitis c virus infection[J]. Expert Review of Gastroenterology & Hepatology, 2017, 11(9): 813–819.

[102] Honda T, Ishigami M, Yamamoto K, et al. Changes in the gut microbiota after hepatitis c virus eradication[J]. Scientific Reports, 2021, 11(1): 23568.

[103] Heidrich B, Vital M, Plumeier I, et al. Intestinal microbiota in patients with chronic hepatitis c with and without cirrhosis compared with healthy controls[J]. Liver International: Official Journal of the International Association for the Study of the Liver, 2018, 38(1): 50–58.

[104] Inoue T, Nakayama J, Moriya K, et al. Gut dysbiosis associated with hepatitis c

virus infection[J]. Clinical Infectious Diseases: An Official Publication of the Infectious Diseases Society of America, 2018, 67(6): 869–877.

[105] Pérez-Matute P, Íñiguez M, Villanueva-Millán M J, et al. Short-term effects of direct-acting antiviral agents on inflammation and gut microbiota in hepatitis c-infected patients[J]. European Journal of Internal Medicine, 2019, 67: 47–58.

[106] Schinzari V, Barnaba V, Piconese S. Chronic hepatitis b virus and hepatitis c virus infections and cancer: synergy between viral and host factors[J]. Clinical Microbiology and Infection: The Official Publication of the European Society of Clinical Microbiology and Infectious Diseases, 2015, 21(11): 969–974.

[107] Ponziani FR, Putignani L, Paroni Sterbini F, et al. Influence of hepatitis c virus eradication with direct-acting antivirals on the gut microbiota in patients with cirrhosis[J]. Alimentary Pharmacology & Therapeutics, 2018, 48(11–12): 1301–1311.

[108] Inoue T, Funatsu Y, Ohnishi M, et al. Bile acid dysmetabolism in the gut-microbiota-liver axis under hepatitis c virus infection[J]. Liver International: Official Journal of the International Association for the Study of the Liver, 2022, 42(1): 124–134.

[109] Tariq R, Wahab A, Singal AK. Editorial: direct anti-viral agents, hepatitis c virus eradication, and gut-liver axis-another mechanistic piece to the puzzle[J]. Alimentary Pharmacology & Therapeutics, 2018, 48(11–12): 1321–1322.

[110] Tsai KN, Kuo CF, Ou JH J. Mechanisms of hepatitis b virus persistence[J]. Trends in Microbiology, 2018, 26(1): 33–42.

[111] Wang K, Zhang Z, Mo ZS, et al. Gut microbiota as prognosis markers for patients with hbv-related acute-on-chronic liver failure[J]. Gut Microbes, 2021, 13(1): 1–15.

[112] Chen B, Huang H, Pan CQ. The role of gut microbiota in hepatitis b disease progression and treatment[J]. Journal of Viral Hepatitis, 2022, 29(2): 94–106.

[113] Sun X, Pan CQ, Xing H. Effect of microbiota metabolites on the progression of chronic hepatitis b virus infection[J]. Hepatology International, 2021, 15(5): 1053–1067.

[114] Chen Z, Xie Y, Zhou F, et al. Featured gut microbiomes associated with the progression of chronic hepatitis b disease[J]. Frontiers in Microbiology, 2020, 11: 383.

[115] Wu LL, Huang TS, Shyu YC, et al. Gut microbiota in the innate immunity against hepatitis b virus – implication in age–dependent hbv clearance[J]. Current Opinion in Virology, 2021, 49: 194–202.

[116] Li X, Wu S, Du Y, et al. Entecavir therapy reverses gut microbiota dysbiosis induced by hepatitis b virus infection in a mouse model[J]. International Journal of Antimicrobial Agents, 2020, 56(1): 106000.

[117] Lou JM, Ren ZG, Li A, et al. Fecal microbiota transplantation has therapeutic effects on chronic hepatits b patients via altering composition of gut microbiota[J]. Hepatobiliary & Pancreatic Diseases International: HBPD INT, 2020, 19(5): 486–487.

[118] Ling Z, Liu X, Cheng Y, et al. Decreased diversity of the oral microbiota of patients with hepatitis b virus–induced chronic liver disease: a pilot project[J]. Scientific Reports, 2015, 5: 17098.

[119] Chou HH, Chien WH, Wu LL, et al. Age–related immune clearance of hepatitis b virus infection requires the establishment of gut microbiota[J]. Proceedings of the National Academy of Sciences of the United States of America, 2015, 112(7): 2175–2180.

[120] Ren YD, Ye ZS, Yang LZ, et al. Fecal microbiota transplantation induces hepatitis b virus e–antigen (hbeag) clearance in patients with positive hbeag after long–term antiviral therapy[J]. Hepatology(Baltimore, Md.), 2017, 65(5): 1765–1768.

[121] Buzzetti E, Pinzani M, Tsochatzis EA. The multiple–hit pathogenesis of non–alcoholic fatty liver disease (nafld)[J]. Metabolism: Clinical and Experimental, 2016, 65(8): 1038–1048.

[122] Yang YJ, Ni YH. Gut microbiota and pediatric obesity/non–alcoholic fatty liver disease[J]. Journal of the Formosan Medical Association, 2019, 118(Suppl 1): S55–S61.

[123] Abenavoli L, Procopio AC, Scarpellini E, et al. Gut microbiota and non–alcoholic fatty liver disease[J]. Minerva Gastroenterology, 2021, 67(4): 339–347.

[124] Anania C, Perla FM, Olivero F, et al. Mediterranean diet and nonalcoholic fatty liver disease[J]. World Journal of Gastroenterology, 2018, 24(19): 2083–2094.

[125] Mayneris–Perxachs J, Cardellini M, Hoyles L, et al. Iron status influences non–alcoholic fatty liver disease in obesity through the gut microbiome[J]. Microbiome,

2021, 9(1): 104.

[126] Lang S, Schnabl B. Microbiota and fatty liver disease–the known, the unknown, and the future[J]. Cell Host & Microbe, 2020, 28(2): 233–244.

[127] Ma J, Zhou Q, Li H. Gut microbiota and nonalcoholic fatty liver disease: insights on mechanisms and therapy[J]. Nutrients, 2017, 9(10): E1124.

[128] Ferro D, Baratta F, Pastori D, et al. New insights into the pathogenesis of non–alcoholic fatty liver disease: gut–derived lipopolysaccharides and oxidative stress[J]. Nutrients, 2020, 12(9): E2762.

[129] Barchetta I, Cimini FA, Cavallo MG. Vitamin d and metabolic dysfunction–associated fatty liver disease (mafld): an update[J]. Nutrients, 2020, 12(11): E3302.

[130] Mouries J, Brescia P, Silvestri A, et al. Microbiota–driven gut vascular barrier disruption is a prerequisite for non–alcoholic steatohepatitis development[J]. Journal of Hepatology, 2019, 71(6): 1216–1228.

[131] Xie C, Halegoua–DeMarzio D. Role of probiotics in non–alcoholic fatty liver disease: does gut microbiota matter?[J]. Nutrients, 2019, 11(11): E2837.

[132] Vallianou N, Christodoulatos GS, Karampela I, et al. Understanding the role of the gut microbiome and microbial metabolites in non–alcoholic fatty liver disease: current evidence and perspectives[J]. Biomolecules, 2021, 12(1): 56.

[133] 李兰娟. 中国微生态调节剂临床应用专家共识 (2020 版)[J]. 中华临床感染病杂志, 2020, 13(4): 241–256.

[134] 徐小元，丁惠国，李文刚，等. 肝硬化肝性脑病诊疗指南 (2018 年 , 北京)[J]. 中华胃肠内镜电子杂志 , 2018, 5(3): 97–113.

[135] 李小科，王姗，李志国，等. 2018 年《肝硬化肝性脑病诊疗指南》更新要点解读 [J]. 临床肝胆病杂志 , 2019, 35(7): 1485–1488.

[136] 陈东风，孙文静. 肝性脑病的新认识——从指南到临床 [J]. 实用肝脏病杂志 , 2016, 19(1): 16–19.

[137] 汪欢，侯晓华. 肠黏膜屏障、肠道菌群与肠道稳态 [J]. 临床消化病杂志 , 2014, 26(3): 135.

[138] 陈慧婷，周永健. 肠道微生态影响肝脏疾病的若干进展与思考 [J]. 实用肝脏病杂志 , 2020, 23(6): 765–768.

[139] 杨轶仑，路晓光. 肠道菌群与肠黏膜机械屏障关系研究进展 [J]. 内蒙古医学杂志 , 2019, 51(10): 1195–1197.

［140］付豪爽, 赵爽, 谢青. 肠道菌群促进肝癌发生的机制及其临床应用 [J]. 肝脏, 2021, 26(6): 696–700.

第十五章
肝纤维化的无创诊断技术

　　肝纤维化是肝脏对各种损伤进行修复的共同病理过程，可以预测未来肝脏相关发病率的风险。肝纤维化程度是慢性肝病过程中一项十分重要的参考指标。肝纤维化的早期诊断和及时干预对于改善肝功能，防止肝硬化及相关并发症尤为重要。目前，临床诊断肝纤维化的金标准仍为肝脏穿刺活检，但其具有局限性，作为有创性操作的肝脏穿刺活体组织检查易导致各种相关并发症，且具有取样活动性、重复性差，不适合对肝纤维化进行动态观察。因此，对肝纤维化的无创诊断便成为临床研究的重点。目前，肝纤维化的无创诊断主要分为血清学指标和影像学检查两大类。目前常用的实验室血清学指标具有廉价、可操作性强等特点，但诊断敏感性及特异性不突出。临床上常用的超声、CT和MRI等这些检查具有可重复性强、无创，可对肝脏功能、形态、体积和血流变化等相关信息进行全面评估的特点，但是大量研究表明不同的检查方法对诊断肝纤维化的效果存在一定差异，尤其对早期肝纤维化的诊断存在一定困难，因此精准地、无创地识别早期肝纤维化并准确分期成为许多学者的研究目标。

一、评估肝纤维化的金标准——肝组织活检

目前临床仍以肝活检作为肝纤维化诊断的金标准。但肝活检是一种侵入性操作，可能导致严重并发症，如：疼痛、腹腔内出血、肝内和/或囊下出血、胆道出血、胆道腹膜炎、脓肿、菌血症、脓毒症、气胸、血胸、胸膜炎、动静脉瘘、皮下肺气肿、麻醉副作用、其他器官损伤（肺、胆囊、肾、结肠），甚至死亡。肝活检的禁忌证分为绝对禁忌证和相对禁忌证。绝对禁忌证如下：严重的凝血功能障碍或血小板减少症；在最近10天内使用非甾体抗炎药物；患者无法提供输血支持或减少输血；患者无法配合手术；肝外胆道梗阻；血管肿瘤；疑似血管瘤；无法通过超声找到足够的活检部位。肝活检的相对禁忌证为血友病、腹水、病态肥胖、淀粉样变、右胸膜腔内感染或右半膈膜下感染。此外，由于肝活检只评估肝脏的一小部分，而不评估整个肝脏结构，因此可能存在误差。

肝活检的这些局限性导致了一些非侵入性工具的出现和发展，这些工具在肝纤维化评估中非常有用（如血清学检查和影像学检查）。无创试验的目的是通过参考某些组织学评分，如METAVIR score，来识别和分层肝纤维化的水平。这个特殊的评分是专门为HCV感染的患者创造的，它以5分评估纤维化水平（F0代表无纤维化，F1代表门静脉纤维化无间隔，F2代表少间隔，F3代表大量间隔无肝硬化，F4代表肝硬化）。如果 METAVIR score＞F2，则为明显纤维化。

二、评估肝纤维化的血清学指标

肝纤维化目前较为常用的血清学指标可分为直接指标和间接指标。直接指标来源于细胞外基质或由活化的肝星状细胞分泌，直接指标主要有透明质酸（HA）、层粘连蛋白（LN）、Ⅲ型前胶原（PC-Ⅲ）

和Ⅳ型胶原蛋白（Ⅳ-C）。直接试验直接反映了细胞外基质的代谢。间接检测反映了肝功能的变化，但不能直接反映细胞外基质代谢。间接血清学指标包括ALT、凝血因子和PLT等，常用于反映肝脏炎症及损伤程度。

　　肝脏内皮细胞可以对血液系统中的HA进行摄取，再经特异的HA酶水解，最后从肾脏排出。利用HA的这一代谢特性可以反映出肝内皮细胞的功能，分析患者血清HA含量，进而对肝脏纤维化程度作出预测。HA反映肝纤维化具有较高的敏感度，其含量可体现出肝内纤维化的程度、活动性以及肝细胞受损情况，对于各种病因导致的肝纤维化均有一定的诊断意义。LN 聚集在细胞基底膜的透明层，紧贴基质部，作为一种桥梁分子可促使细胞与基底膜相结合，对基底膜的合成组装起关键作用，当肝脏发生纤维化时，LN 会沉积于肝窦内，促使肝窦毛细血管化。其含量可间接反映门静脉压力的高低，对肝纤维化患者是否合并食管胃底静脉曲张有较好的提示作用。PC-Ⅲ可反映肝内Ⅲ型胶原的合成情况，其广泛存在于上皮组织及结缔组织中，在活动性肝纤维化中可有显著的变化，具有良好的早期诊断价值，持续增高预示着病情向肝硬化发展，降低至正常则提示病情有所缓解，但是在肺、肾脏、骨髓、胰腺等其他器官发生纤维化时也会升高，故特异性较差。Ⅳ-C是基底膜的主要胶原成分，主要在肝脏中合成与代谢，能反映肝纤维化程度，也可评估药物疗效以及患者预后，在肝纤维化早期即可增生，对早期诊断有参考价值，并且转化较快，能反映基底膜胶原的更新率。血清Ⅳ-C水平与肝组织学改变一致，随着纤维化范围的扩大，程度加重，血清中Ⅳ-C的含量呈上升趋势。正常肝脏中 ⅣC-含量极少，随着肝脏炎症及纤维化的进展表现为逐渐升高趋势。但是在急性肝炎期，体内Ⅳ-C合成与健康人基本相同。上述4个指标均是肝纤维化诊断的直接血清学指标，能动态反映纤维化的形成过程。

　　近年来，M2BPGi（Mac-2 结合蛋白糖基化异构体）、高尔基体蛋白73（GP73）等与肝纤维化和肝硬化的相关性受到了越来越多的关注。M2BP是一种分泌性糖蛋白，由包括肝细胞在内的多种细胞类型分泌。它已经被证明可以调节许多过程，特别是那些与细胞黏附相关的过程。M2BP还与许多纤维化相关的细胞外蛋白相互作用，如胶原Ⅳ～Ⅵ、纤维连接蛋白和胶原。国内外许多研究已经证明，M2BPGi可以反映胆汁性肝硬化患者、AIH、NAFLD、CHC患者肝纤维化的阶段，并可以预测HCC的发展。此外，国内有研究评估了血清M2BPGi评估中国HBV感染患者的肝纤维化分期的效果。认为M2BPGi是一个与fibroscan测量肝硬度值密切相关的重要因素。HBV感染者的M2BPGi水平随着纤维化分期的进展而升高。该研究发现M2BPGi对肝硬化的诊断准确性高于显著纤维化。同时，M2BPGi在诊断肝硬化方面的表现优于APRI、FIB-4指数、AAR、RPR等其他替代血清标志物，提示M2BPGi是HBV感染患者准确可靠的替代标志物。M2BPGi与肝纤维化分期密切相关，可预测肝纤维化的严重程度。与其他四种血清生物标志物有良好的相关性。ROC曲线显示M2BPGi具有相当高的诊断价值，特别是对肝硬化。因此，该研究认为M2BPGi可以作为一种潜在的生物标志物来评估肝纤维化的阶段，特别是肝硬化的诊断。

GP73又称为高尔基体磷酸化蛋白2（GOLPH 2）和高尔基体膜蛋白1（GOLM1），是一种73 kDa的人类高尔基体蛋白，在成人巨细胞肝炎的相关研究中被首次发现。GP73 在机体内多种组织中都有表达，与肝脏疾病关系尤其密切。近些年来的研究显示，在病毒或非病毒导致的肝病中血清 GP73 水平均见升高，在HCC中GP73显著上调，表现出比AFP更高的敏感度和特异度，这些研究提示 GP73 可能参与宿主细胞抗病毒反应，表达水平上调也可能是肝细胞对各种炎症反应作用的结果。在一项针对儿童的肝病研究中发现，3岁以下的患者中，血清GP73不仅可以区分显著纤维化与无/轻度纤维化，还可以区分显著炎症与无/轻度炎症，且血清GP73与AST与PLT比值指数

（APRI）的 AUROC 面积近似，两者诊断价值相当。需要注意的是，研究发现GP73与肝脏炎症的相关性强于肝纤维化。不过，血清GP73依旧能够预测ALT正常或轻微升高的慢性HBV感染患者的显著肝脏炎症和纤维化。当临界值设定为 85.7 ng/mL 时，血清GP73水平对预测肝脏炎症表现出较高的特异性（97.18%），误诊率仅为 2.82%。对于预测肝纤维化，当临界值设定为 84.49 ng/mL 时，血清 GP73 水平显示出高特异性（96.23%）。

在临床实践过程中，单一的血清学指标诊断肝纤维化的敏感性及特异性较低，为了评估肝纤维化的水平，已经确定了各种血清学组合参数和肝纤维化数字模型，血清学组合参数如APRI、FIB-4指数通常只能对单一病因导致的肝纤维化的程度进行评估，所以为了更进一步精准评估肝纤维化的程度，将反映肝纤维化的直接及间接指标融合，提出了肝纤维化数字模型，如 Fibro Index，Fibro meter，Fibro Test等综合诊断模型。但是上述评分系统及模型仍仅适用于特定疾病的患者，目前对所有患者均适合的统一评分系统有待进一步研究。

目前使用最多的血清测试学组合如下：APRI、FIB-4指数、FibroTest、Hepascore和FibroSpect。这些血清学测试可以区分有或没有明显纤维化的患者。主要的缺点是它们不能准确地区分特定程度的纤维化。

APRI评分是最早提出的一个由常规实验室数据组成的模型，是针对CHC患者设计的血清学诊断模型，从此开启了肝纤维化简单计算模型的新时代，计算公式为APRI=AST（/ULN）/PLT（10^9/L）× 100，其中ULN为AST的正常参考值上限。该评分用于预测显著肝纤维化METAVIR score≥F2和肝硬化的受试者工作特征曲线下面积（AUC）分别为0.80和0.89，诊断的准确度分别为51%和81%。近期的一项研究表明，APRI评分诊断轻度肝纤维化的AUC为0.327，无实际临床意义；诊断显著肝纤维化的AUC为0.673，在截断值取1.06时的敏感度和特异度分别为

75.0%和61.5%。所以APRI评分更适合作为重度肝纤维化、肝硬化诊断的参考依据，但由于其区分肝纤维化的准确性差，而对于轻度肝纤维化的诊断无实际价值，所以仍然无法避免肝穿。有研究表明，在HCV患者中，FIB-4与瞬时弹性成像（TE）、APRI诊断性能具有强烈一致性，而APRI相对较差，且不能区分F2和F3。因此，APRI是以中等程度的准确度鉴定丙肝相关纤维化。虽然APRI在确定HCV相关的显著纤维化和肝硬化时诊断准确率低于fibrotest和fibroscan，但是APRI是一种简单的、有限成本和广泛可用性的工具，可以在诊所或床边进行，无须计算器的帮助，尤其在医疗资源有限的地区用于鉴定丙肝相关性纤维化仍然是一项有吸引力的工具。

FIB-4指数是最初是针对HIV/HCV合并感染的患者设计的一种无创诊断模型，计算公式为 The FIB-4 index= [age（years）×AST（IU/L）]/[PLT（10^9/L）×ALT（IU/L）]1/2。该指数预测HCV合并HIV感染者肝纤维化的AUC为0.765，可使71%的患者避免肝穿刺活组织检查。有研究对比了171例CHB患者肝活组织检查的研究得出，FIB-4诊断肝纤维化的AUC为0.77，当截断值为1.4 时，阳性预测值和阴性预测值分别为78.6%和70.1%，灵敏度、特异度分别为71.7%、77.2%，准确度达到74.3%。最近的一项研究对比了FIB-4和APRI的诊断效能，得出了FIB-4对于CHB患者肝纤维化的评估有更高的临床应用价值。FIB-4指数计算简单、经济、重复性好，可作为肝纤维化诊断和随访的良好指标。在我国的《慢性乙型肝炎防治指南》（2015年更新版）中，FIB-4指数和APRI评分已经被列为评估肝纤维化、肝硬化的非侵入性诊断指标，适合门诊随访以及在基础设施条件不足的基层医院开展。最新的研究也验证了FIB-4的AUROC明显高于APRI。总体来说，FIB-4的总体诊断价值对于乙型肝炎患者的肝纤维化不是很高，诊断价值可能受截断值的影响。但是FIB-4仍然应用广泛，其应用价值可能体现在以下几个方面。首先，它很容易使用，计算简单、快速、不需要标准化。第二，在患者访问期间可以立即获得结果。三是廉价，没有必要投资昂贵的设备，并且没有额外的费用，因为组成FIB-4的参数（年龄、AST、ALT、PLT）在任何肝脏疾病中都可以获得。

既往有研究比较了多种血清标志物的诊断性能，结果显示fibrotest、fibrometer和hepascore在明显的纤维化和肝硬化的诊断性能方面最好，且结果相似。另外，以上3种血清标志物均适用于CHC和CHB模型，而既往FIB-4和APRI评分系统大多数均是在HCV模型中得到验证，不适合用于根据ISHAK分期评估CHB肝纤维化，特别是在评估治疗后肝纤维化的改善，因此在HBV模型中APRI和FIB-4预测工具需进一步完善与验证。综上所述，在验证模型方面，fibrotest、fibrometer和hepascore均适用于HBV、HCV模型，应用范围较广。在诊断性能方面，FIB-4的诊断性能比APRI高，fibrotest、fibrometer和hepascore的诊断性能相当，且较FIB-4和APRI高，但均在区分早期纤维化阶段表现较差。fibrotest需要患者的年龄和性别，但也需要诸如α2-巨球蛋白、α2-球蛋白、γ球蛋白、载脂蛋白A1、GGT和TBil等值。ActiTest是fibrotest的一种变体，它进一步利用ALT反映肝纤维化和坏死炎症活性。fibrotest检测肝纤维化的敏感性为60%～75%，而其特异性为80%～90%。对8项研究的荟萃分析显示，纤维试验诊断晚期纤维化的中位AUROC为0.84，并认为fibrotest是可替代肝活检诊断为CHC和CHB、ALD和NAFLD有效的检测方法。

HepaScore利用了胆红素、GGT、HA、α2-巨球蛋白、性别和年龄等值。该评分已经在ALD患者中进行了测试，尽管它并不比纤维化测试更准确。它已被证明在HCV感染的患者中是准确的。HepaScore对显著纤维化的AUROC为0.85，晚期纤维化为0.96，肝硬化为0.94。

Forns指数模型是针对476例CHC患者进行队列研究提出的一种评分系统，综合了年龄、PLT、GGT、胆固醇等指标，并证明了该模型对于CHC患者存在显著肝纤维化的AUC为0.86，截断值＞6.9时评估显著肝纤维化的阳性预测值为 79%；截断值 < 4.2 时排除显著肝纤维化的阴性预测值为96%，可以看出 Forns 指数的突出优势在于阴性预测值高，对于轻度肝纤维化患者有更高的诊断意义。但考虑到该研究中纳入的患者约 75% 为轻度肝纤维化，其结论可能因显著肝纤维化患者比例较少而受到影响。同时，由于 HCV 与 HBV 感染者血清中胆固醇含量存在差异，使得该指数在我国（以 HBV 感染为主）的应用受到限制。

Fibrometer是学者针对 598 例多种病因引起的慢性肝病患者提出的一种诊断评分系统，综合了年龄、PLT、尿素氮、凝血酶原指数、AST、HA、α2-巨球蛋白7项指标，该评分诊断病毒性肝炎、酒精性肝炎显著肝纤维化的AUC分别为0.883和0.962。最近有学者对于760例CHC患者的研究表明，使用 Fibrometer、APRI、Forns诊断显著肝纤维化的AUC分别为0.855、0.815、0.769，其中Fibrometer的最佳截断值为0.61，此时诊断的准确度为80%。同时通过与肝脏活组织检查的结果对比得出，应用APRI或Forns联合 Fibrometer 可明显提高诊断效能，有望成为替代肝穿刺活组织检查的有效手段。从现有的研究资料来看，该系统可作为各种病因如 CHB、CHC、ALD肝纤维化的诊断指标，不足之处在于早期阶段的准确率较低。

三、评估肝纤维化的新型血清模型

基于以上常用血清标志物的多种局限性，目前临床迫切地需要更完善的血清标志物来替代。因此，最新研究中出现了新的参数模型和血清标志物，如新VAP评分系统、自分泌运动因子（autotaxin, ATX）、miRNA、血管生成指数（angioindex）、FIB-5、RPR-HBVDNA算法、血清长非编码RNA（lncRNA）、FV评分模型、Comp评分、CH-NISF评分系统等，或许随着众多参数模型的应用，可以减少临床对于肝活检的需求。

在HCV模型中，新VAP评分系统是一种在HCV模型中基于三个生化标志物新型评分系统，包括AST、vWF-Ag和PLT。与其他评分系统相比，VAP对于F1、≥F2、≥F3和F4的病例有较高的AUC，分别是0.854、0.921、0.849和0.861。与以前的研究不同，新VAP评分系统的优势在于可以预测不同阶段的肝纤维化，特别是对轻度至中度具有较高诊断性能，同时是诊断CHC亚临床型肝硬化的新模型，且易于计算；缺点是该研究是单中心研究，需要进一步的多中心、前瞻性研究证实VAP在临床实践中的有效性。

FIB-5该评分系统是使用五个常规实验室检查（ALT、AST、ALP、白蛋白和PLT）开发的一种简单的非侵入性评分系统，用于检测CHC患者显著纤维化，结果显示 FIB-5≥7.5 和 FIB-4≤1.45在区分非显著纤维化和显著纤维化特异性分别为99.4%、54.9%，新的FIB-5评分在区分非显著性和显著纤维化优于FIB-4指数。

在HBV模型中，目前已经建立起来的算法或应用的血清标志物大部分在HCV模型中得到验证，而用于HBV模型的算法和血清标志物甚少。最新研究采用递归分割和回归树（RPART）方法开发了一种新颖的算法——RPR-HBV DNA算法，结果显示比其他多种生物学标志物均优越，尤其在提高治疗初期慢性HBV感染患者肝纤维化的诊断准确性方面。

四、评估肝纤维化的影像学检查

单一的无创血清学检测不能评估肝纤维化的进展，需综合多项血清学指标并结合影像学检查共同进行诊断。

影像学检查是用于检测和分期肝纤维化的非侵入性调查工具。它们包括常规的超声、CT、MRI，以及较新的成像技术（超声弹性成像和MRE）。肝纤维化的形态学评估可以通过常规的超声、CT和MRI进行。然而，这些研究的特点是不可靠性和低敏感性，因为纤维化的早期阶段并不具有特异性的形态学特征。肝纤维化的影像学征象包括肝脏形态学改变。由于这些是仅在终末期肝纤维化中可见的影像学变化，常规研究表明，它们在肝纤维化的整个严重程度范围内的分期并不准确。传统成像的另一个局限性是由于许多形态学特征是主观的，导致了在研究中发现的观察者之间的意见差异。

弹性成像是一种较新的技术。超声弹性成像有两种类型：剪切波弹性成像（SWE）和应变弹性成像（SE），也称为实时弹性成像（Hi-RTE）。SWE提供了一种利用超声机器诱导的声/机械脉冲对刚度的定量测量。SWE方法包括瞬时弹性成像（TE）、声辐射力脉冲成像（ARFI）和二维（2D）横波弹性成像（SWE）。

Hi-RTE在技术上不同于SWE方法，评估组织的硬度需要人工操作。一项研究评估了45名慢性肝病患者和27名正常受试者，并比较了TE、ARFI和Hi-RTE三种弹性成像方法，结果显示，预测TE、RTE和ARFI显著纤维化（≥F2）的AUROC分别为0.89、0.75和0.81。在此研究中，TE优于RTE，TE与ARFI之间、ARFI与RTE之间差异均无统计学意义。TE、RTE和ARFI预测肝硬化的AUROC值（F4）显示出相似的值（0.92、0.85和0.93）。

TE是近些年发展的新技术，其原理是剪切波对于纤维化程度各异的被测区域会产生不同的机械形变与传递速度，进而得出不同的LSM，从而分析出肝纤维化或肝硬化的程度，是在无创肝纤维化诊断中最广泛的扫描技术。2017年美国胃肠病协会明确将振动控制TE作为评估各种病因引起肝纤维化的有效手段，同时TE也是在美国应用最广泛的无创肝纤维化诊断方法。然而，由于超声探测器不能提供形态学成像引导，TE是一维的。2018年TE技术诊断肝纤维化专家共识对操作要求及诊断界值作出了说明。目前国内已有多种TE技术设备应用于临床，其中以FibroScan及FibroTouch应用较多。其优点在于：①操作快速，费用低廉，可重复性好，适合床边操作；②对人体无侵入性或辐射性损伤；③不仅可用于诊断，还可用于实时监测肝脏疾病的发展以及评估抗肝纤维化的疗效；④有大量的临床研究证实其可靠性。国外有学者对比了多种检测模型与方法，得出了FibroScan是目前最佳的无创检测方法，诊断肝硬化的AUC为0.99，对F3～F4期肝纤维化的诊断准确率达98%。TE评估肝纤维化的准确性优于APRI、Fibrometer等。国内有对211例CHC患者的研究表明，FibroScan和FibroTouch 2种方法检测肝纤维化准确度分别为97%和100%，二者的测定结果具有很好的一致性，可靠性明显高于一般的血清学指标。但是在某些情况下，如患者合并大量腹腔积液、肋间隙狭窄、过于肥胖可能会导致检测失败，饱餐、肝脏炎症、胆汁淤积等会影响LSM值，进而使检查结果产生一定偏差。所以在进行TE检查时应注意排除以上因素，以增加检测结果的准确性。弹性成像技术不同模态、系统及设备检测的肝脏硬度值结果存在差异，因而肝纤维化分期诊断界值可能因模态、系统及设备差异而不同。TE尚有待完善之处，现有 FibroTouch 诊断肝纤维化建议界值可靠性仍待更多临床研究确认。

SWE 是一种横波，它的传播速度与介质的硬度或者说是弹性直接相关，在弹性介质里，其传播速度越快，对应介质硬度越高，反之则越低。它的声辐射力是通过剪切波诱导机械振动产生，这一特性与以往物理成像技术存在差异。在操作过程无须操作者手动施压，SWE 以急速超声波跟踪技术联合杨氏模量公式，根据实时显像的颜色来区分不同组织的硬度，实现肝脏硬度的检测，通过有效避开肝内管道结构对肝脏组织弹性模量检测的干扰，从而提高结果的准确性。SWE 的优势在于取样面积较大，同时具有实时二维超声成像功能。一项荟萃分析表明，SWE 对于 CHC、CHB、NAFLD 患者显著肝纤维化诊断的 AUC 分别为 0.863、0.906、0.855，对于 3 种病因致肝硬化的 AUC 分别为 0.929、0.955、0.917。所以 SWE 对于晚期肝纤维化乃至肝硬化具有很高的临床应用价值。在病因上，SWE 对于 HBV 引起的肝纤维化诊断效能高于其他病因。国外学者通过对比 172 例 CHB 患者和 68 例 CHC 患者的肝活组织检查、TE、SWE 3 项检查结果，得出了 TE 和 SWE 均是评估肝纤维化程度的可靠技术，二者在检测显著肝纤维化和肝硬化的成功率上无明显差异。国内学者对 2010 年 1 月至 2016 年 12 月多个数据库中有关 SWE 评价肝纤维化分级的中、英文文献进行荟萃分析，总病例数为 1 560 例，结果提示，SWE 技术对肝脏纤维化分级的诊断价值较高，可以用于临床的肝纤维化分期。SWE 是一种非侵入性超声标记肝纤维化，是一种可行、易于应用、无创且费用相对低廉的肝纤维化评估方法。相比早期的 TE 技术，2D-SWE 具有适用范围广、检测成功率高、取样范围大、二维可视化取样等优势，并且 SWE 在理论上能更全面反映肝脏情况。但 2D-SWE 的诊断阈值需要考虑患者的 ALT 水平，ALT 水平高者，2D-SWE 测值可能升高，其诊断阈值尚需进一步研究。不同类型的 SWE 方法的比较见表 15-1。

表 15-1　不同类型的 SWE 方法的比较

	瞬时弹性成像（TE）	声辐射力脉冲成像（ARFI）	2D横波弹性成像（2D-SWE）
机制	使用横波成像来估计肝脏硬度值	使用传统肝超声评估肝脏硬度值	实时测量横波的传播
优势	准确诊断肝硬化（纤维化阶段4） 区分晚期纤维化最低或没有纤维化 TE可以被医生使用在床边便宜便携 手术时间短（<5分钟） 立即结果 重复准确	诊断慢性肝病患者的早期肝纤维化 实时成像 选择评估区域可避免大血管或肋骨 可应用于肥胖和/或腹水患者 较高准确性和精度 低失败率	良好的适用性 可调整的位置取决于操作者的选择 失败率明显低于TE

续表

	瞬时弹性成像（TE）	声辐射力脉冲成像（ARFI）	2D横波弹性成像（2D-SWE）
缺点	没有记录确切的测量位置 不能评估肝疾病或肿块的肝实质 对肥胖、肋间隙狭窄和/或腹水的患者结果不可靠 技术失败率高（6%～23%） 要求患者禁食	要求患者禁食 多点探查费用较高 与TE相比，可用性更低 需要更多的专业知识	昂贵 需要操作人员更多的专业知识 可用性受限 诊断能力较差

ARFI成像是一种非侵入性超声弹性成像技术，通过测量肝脏硬度来检测肝纤维化程度，特别是对肝硬化有更好的诊断价值。ARFI 弹性成像在评估慢性HBV相关肝硬化患者的肝储备功能时补充了Child-Pugh分级。实时 SWE对肝纤维化的检测和分期具有高度的准确性。ARFI 对非病毒性肝炎患者的肝纤维化分期的诊断具有令人满意的效果，特别是针对严重肝纤维化（≥F3）和肝硬化（F4）患者。超声弹性成像是评估CHB患者肝纤维化的有效工具，其性能可与超声剪切成像相媲美，且优于生物标志物。超声作为一种影像学检查，广泛应用于肝纤维化的辅助诊断，其在临床上的应用较为普遍，但仍有尚待完善之处，需进一步研究。

MRE是一种无创的肝纤维化分期工具。MRE 通过磁共振技术检测组织或器官在外力作用下产生的质点位移，并通过运动敏感梯度而获得磁共振相位图像，再通过对弹性力学的逆行求解，得出组织或器官内部各点的弹性。由于肝纤维化会使肝刚度增加，它可以通过机械波测量的传播来评估。MRE对于脂肪变性和纤维化的诊断精度很高。MRE通过扫描瞬时弹性成像，它可以扫描整个器官，能够显示出整个肝脏结构的三维弹性图，检测范围大，取样误差有限，观察者间的变异性减少，因此它可以在腹水或肥胖患者中进行。多项研究表明，MRE的诊断性能高于ARFI和TE，其中一个主要特征是MRE能够准确诊断轻度纤维化，对肝纤维化分期更加准确。在一项包括12项研究的meta分析中，MRE被证明对诊断显著性或晚期纤维化和肝硬化具有较高的准确性，且不受肥胖及慢性肝病病因的影响。MRE也存在一些局限性，如受操作人员水平、图像处理技术、机器性能的限制，成本高、使用时间有限、检查时间长、依赖患者配合等，因此目前临床上相对应用较少。随着科技的进一步发展， MRE 或许会是一种安全的、可靠的、无创的，甚至代替肝脏活检的新型技术。

五、总结

在过去的二十年，肝纤维化的无创诊断和评估取得了巨大的进展。多种血清学指标及APRI、FIB-4等血清学组合参数已经应用于人群肝纤维化早期诊断及评估的常规测试，并采用基于血清的纤维化测试或基于弹性成像的影像学检查。一些先进的血清学组合现在正在被积极地临床研究中，期待未来相关研究发现更加精确的生物标志物以准确地诊断肝纤维化，从而减少因肝病所导致继发病甚至死亡。

（尚健民　严丽波）

参考文献

[1] Gina G, Bungău S, Ceobanu G, et al. The non-invasive assessment of hepatic fibrosis[J]. Journal of the Formosan Medical Association, 2021, 120(2): 794–803.

[2] 李涛，李勇忠，谭敦勇，等. 肝纤维化无创诊断的现况分析 [J]. 中国当代医药，2019, 26(32): 28–31.

[3] Bin W, Feng S, Chen EQ, et al. M2BPGi as a potential diagnostic tool of cirrhosis in Chinese patients with Hepatitis B virus infection[J]. Journal of Clinical Laboratory Analysis, 2018, 32(2): e22261.

[4] 赵娣，马茂，高向阳，等. 高尔基体蛋白 73(GP73) 的研究进展 [J]. 现代医学与健康研究电子杂志，2022, 6(6): 25–30.

［5］Liu LL, Wang JW, Feng JY, et al. Serum Golgi protein 73 is a marker comparable to APRI for diagnosing significant fibrosis in children with liver disease[J]. Scientific Reports, 2018, 8(1): 16730.

［6］徐媛 , 李玉凤 , 薛守校 , 等 . 肝纤维化无创诊断的研究进展 [J]. 现代消化及介入诊疗 , 2021, 26(10): 1338–1341.

［7］Yoav L. Non–invasive diagnosis of liver fibrosis and cirrhosis[J]. World Journal of Gastroenterology, 2015, 21(41): 11567.

［8］王晶晶 , 陈国凤 . 无创肝纤维化诊断研究进展 [J]. 肝脏 , 2018, 23(1): 72–76.

［9］郑少秋 , 王启之 . 无创肝纤维化诊断研究现状与前景 [J]. 临床肝胆病杂志 , 2019, 35(1): 197–200.

［10］马嘉蹊 , 赵鸿 , 王艳 , 等 . 肝纤维化无创诊断研究进展 [J]. 传染病信息 , 2022, 35(3): 271–275.

［11］Agbim U, Asrani SK. Non–invasive assessment of liver fibrosis and prognosis: an update on serum and elastography markers[J]. Expert Rev Gastroenterol Hepatol, 2019, 13(4): 361–374.

［12］Rohit L, Adams LA. Advances in non–invasive assessment of hepatic fibrosis[J]. Gut, 2020, 69(7): 1343–1352.

第十六章

原发性肝癌的介入治疗

原发性肝癌是全球范围内最常见的肿瘤之一，发病率和病死率逐年升高，统计数据显示，原发性肝癌病死率位于所有癌症相关死亡的第二位，全球每年近 80 万人死于肝癌。作为肝病大国，我国每年原发性肝癌的发患者数及病死人数均占全球一半以上。手术切除是肝癌最主要的根治性手段，但由于肝癌起病隐匿，早期症状不典型，恶性程度高，易发生肝内及肝外转移，多数患者在临床发现时，已进展至中晚期，仅有20%～30%有机会接受根治性切除或肝移植治疗。因此，有报道提出采用介入治疗进行干预，抑制肿瘤病灶生长，改善患者生存情况。随后，基于大量的随机对照研究，越来越多的学者及临床医生支持并确立了经肝动脉化疗栓塞术（transarterial chemoembolization, TACE）为代表的介入治疗成为非手术治疗肝癌的首选方法，认识到介入治疗在肝癌综合治疗中的重要性和必要性。原发性肝癌的介入治疗手段包括经肝动脉灌注化疗、TACE、经皮无水酒精注射（percutaneous ethanol injection, PEI）、射频消融术（radiofrequency ablation, RFA）以及微波固化（microwave coagulation therapy, MCT）等。上述方法也可通过联合使用的方式，巩固各自优势，弥补缺陷，以获得更为理想的临床治疗效果。

一、 经肝动脉化疗栓塞术

肝脏具有肝动脉及肝门静脉双重供血的独特脉管系统。在正常肝脏组织中，门静脉提供了80%的血液来源，而相反的是，原发性肝癌组织中90%的血液供应来源于肝动脉系统。经肝动脉化疗栓塞术（TACE）的基本理论依据是将化疗药物与超液化碘油混合制备形成乳剂，对向肝脏组织供血的肝动脉血管进行阻塞，阻断肝癌细胞供血机制与通路，引起并加速肝脏癌细胞因缺血而产生坏死。在此过程当中，与化疗药物所混合的碘油具有可长期滞留于肝癌组织中的特点，在阻断对肿瘤供血动脉的同时，实现对高浓度药物的缓慢释放，使得药物浓度在一定时间段内维持在稳定状态，以最大限度杀伤局部肿瘤组织，同时还能够避免患者在接受大剂量化疗药物冲击而产生一系列肝脏及全身的不良反应。在现阶段临床技术条件下，TACE已成为缺乏手术切除适应证的原发性肝癌患者的首选介入治疗方案之一。近年来，临床人员还尝试将此项技术作为对小直径肝癌（直径＜5.0cm）患者的一线治疗选择，通过微导管技术，超选至肝动脉，或者亚肝动脉，通过注入大剂量碘油+化疗药物的方式，达到完全栓塞小动脉的效果。

20世纪 80 年代至21世纪初，学界对于TACE在原发性肝癌中的治疗价值一直存在争议，对于不加选择的肝癌患者行TACE治疗并没有观察到生存获益。直到2002年发表的2项随机对照试验显示了TACE治疗的生存获益。对于肝功能Child-Pugh A级，PS评分0分，有多中心癌灶但无血管侵犯，无肝外转移，无门静脉瘤栓的肝癌患者，Josep M Llovet等随机比较了TACE治疗和对症支持治疗两组原发性肝癌患者，结果显示TACE组明显的生存获益，TACE治疗患者1年和2年生存率分别为82%和63%，对照组仅为63%和27%（P=0.009）。 Chung-Mau Lo

等比较了TACE和对症支持治疗的随机对照试验也显示 TACE 组1年、2年、3年生存率分别为57%、31%、26%，而对照组为32%、11%、3%（*P*=0.002）。随后的一些其他随机对照试验也相继证明了TACE治疗的有效性。2003年由Josep M Llovet报道的TACE 治疗的 meta分析也显示TACE可以提高不可手术患者的2年生存率。

TACE常用手术方式如下：①夹馅疗法。进行肝动脉远段栓塞（含药碘油），将大剂量化疗药物、含药碘油依次灌注，最后以明胶海绵颗粒栓塞，使药物排出时间延缓；但碘油栓塞常导致药物无法大量进入肿瘤，改进方法为先进行化疗药物大量灌注，再行栓塞（含药碘油、明胶海绵颗粒），使静脉回流变缓，延长药物滞留时间。②水门汀疗法。即过量栓塞，由于肝动脉血流需经过与门静脉相通的潜在交通支，碘油乳剂超过限量，压力可溢入门静脉小分支，起到双重栓塞的效果。③双动脉灌注栓塞术。肝癌多存在寄生性供血（下位肋间动脉、肾上腺动脉、膈下动脉、胃左动脉等），栓塞时对这些侧支进行栓堵，可有效提高疗效。研究显示，原发性肝癌患者经 TACE治疗，1年生存率为50%，3年生存率为 20%，5年生存率为6%。

二、经皮无水酒精注射

1983年日本学者首先采用超声引导下经皮肝脏肿瘤穿刺无水酒精注射方法治疗肝癌。将95%浓度酒精注射至肿瘤瘤体内，以乙醇渗透作用加速肿瘤细胞的坏死进程，通过打造纤维组织的方式，发挥小血管栓塞效果，一方面促进肝脏肿瘤细胞的坏死，另一方面对肿瘤病变恶性程度达到有效抑制。相较于其他介入手段而言，经皮无水酒精注射（PEI）的操作简便、并发症少，尤其对于合并存在肝硬化症状且难以手术的小肝癌患者有良好的应用价值。PEI目前主要适应证是<3 cm的小肝癌，但在中等至较大肝癌（3.5～9.0 cm）治疗中也显示了

较好的安全性和临床效果。

　　在临床实践中，PEI也存在一定的局限性，对于面积较大的原发性肝癌，肝癌瘤结节内存在纤维分隔而酒精的渗透力较差，导致酒精在瘤体内弥散不均匀，治疗效果降低，尤其对较大瘤体的灭活仍有一定困难，特别是缺乏针对肝癌边界细胞的良好控制效果；同时由于直径在3.0cm以上原发性肝癌以及中低分化程度原发性肝癌患者存在肿瘤隔膜，因而在穿刺注入无水酒精的过程当中其扩散途径会受到隔膜影响，肝癌细胞中酒精的扩散不均匀，大剂量注射还可能导致肝脏组织受损，导致效果不理想。无水酒精用量一般按球体积计算公式$4/3\pi R^3$（为便于计算简化为$4R^3$）来估算。一次注射的极量目前尚不明确。有报道称可对大肝癌术中或全麻下大剂量一次注射60～120 mL，最多达165mL/次，但有待进一步验证。为克服这一局限，可采用不同角度多点位穿刺注射，以确保无水酒精分布整个肿瘤。还有部分学者提出以高浓度乙酸替代无水酒精。乙酸注射治疗是1994年由Ohnishi等提出，他们的研究发现15%～50%的高浓度乙酸不仅能使蛋白质干燥，还能破坏细胞的膜性结构，加速凝固性坏死的过程。与乙醇通过细胞膜脱水及蛋白质变性，从而破坏肿瘤组织不同，醋酸渗透力更强，能穿过肿瘤的纤维间隔，并均匀弥散到肿瘤组织，对肿瘤组织具有更强的破坏力，因此可减少注射次数与用量，进一步减少并发症，降低肿瘤复发率。但其确切效果还有待更多的临床资料积累。

三、射频消融术

　　近年，射频消融术（RFA）以其安全、微创的特点成为小肝癌的一线治疗方案，也是目前研究最多、应用最广的、疗效最确切的局部消融手段。RFA的主要原理是通过射频针使肝癌组织局部温度迅速升高至

80℃，使肝癌组织产生凝固性坏死，以达到杀灭肿瘤病灶的同时兼顾止血的目的，过程中通过温度监控及阻抗调整控制整个消融过程，保证RFA的有效性和安全性，将并发症降到最低。巴塞罗那肝癌临床诊疗策略推荐，对于早期肝癌（BCLC stage 0 or A），RFA和手术切除均可作为肝癌根治性治疗手段。对单个肝癌病灶直径<3 cm，RFA可达到与R0手术切除类似的效果。但RFA对于邻近大血管、胆囊等空腔脏器等的特殊部位肝癌，因其安全消融范围变小，局部复发率较高，容易出现损伤周围重要组织器官、出血等严重并发症。

肝癌完全消融的适应证：①原发性肝癌，单个病灶，直径≤5 cm；多发（数目≤3）病灶，最大直径≤3 cm。②肝脏转移性肿瘤，原发病灶已得到控制、无肝外其他部位转移或肝外转移灶无进展、肝内肿瘤术前评估能完全消融。姑息消融目的在最大限度减轻患者肝脏肿瘤负荷、减缓肿瘤引起的临床症状以及提高患者生活质量，以期延长患者生存时间，其适应证为：①原发性肝癌，无消融治疗禁忌，但无法达到完全消融效果，可单独应用RFA，必要时也可联合其他方法综合治疗。②肝脏远处转移，存在肝外其他部位转移，可在全身治疗同时行肝内肿瘤消融。肝癌RFA的禁忌证：①肝脏肿瘤弥漫分布；②肿瘤侵犯邻近胃、结肠等邻近空腔脏器；③肝功能 Child-Pugh C 级；④无法纠正的凝血功能障碍；⑤存在活动性感染，尤其是胆道系统感染；⑥顽固性腹水、恶病质；⑦心、脑、肺、肾等重要脏器功能衰竭；⑧ECOG分级＞2级；⑨严重意识障碍或不能配合治疗。

腹腔镜下 RFA 的是目前主流的肝癌 RFA 方式，其优势在于可为外科医生呈现精确的肝脏解剖结构和深部超声声像，使其能够更加准确地评估肝癌的位置、大小和数目，提供更为安全的进针路径。对于难以手术切除或邻近周围脏器及肝内大脉管的肝癌，可以降低开腹的风险，同时治疗肝癌效果较为理想。尤为重要的是腹腔镜下 RFA 可作为肝移植的衔接治疗，其损伤小的优点可以为后续序贯治疗提供更多的选择。经腹腔镜途径可利用腹腔镜超声对病灶精准定位，能够准确进针，避免肝动脉、门静脉及胆道等重要脉管造成损伤，减少出血、胆瘘等严重并发症。对于肿瘤直径为 3～5 cm 的病灶，可反复多次进针、多维度穿刺，最大限度使消融范围达到根治性治疗肝癌的效果。腹腔镜超声途径可有效减少肝癌组织和超声传导器距离的影响，更靠近肝脏表面，多角度扫描，图像清晰度及分辨率较经皮超声明显更高。腹腔镜下超声检查可避免腹壁的影响，同时减少胃肠道气体的影响，使肝癌病灶图像的分辨率明显更高。近年，随着医疗器械的发展，腹腔镜超声的扫描范围更大，探头具有四向弯曲功能，联合多普勒血流成像、弹性成像和造影等功能，更有助于检查出隐匿肝癌病灶并指导射频消融操作。

腹腔镜下RFA的肝癌的消融率为89.7%，完全消融率在 84%～100%，比经皮或开腹肝癌RFA的完全消融率更高。目前，经皮RFA的复发率高达 20%，而腹腔镜下肝癌RFA后复发率平均仅为10%。影响腹腔镜下RFA肝癌复发的因素主要包括：①肿瘤直径超过 3cm；②肿瘤多发，且位置分布于多个肝段，并可能存在隐匿性的肝癌病灶；③肝癌破裂出血；④肝癌侵及脉管系统，形成癌栓；⑤消融周边安全距离不够等。关于肝癌患者腹腔镜下RFA的治疗效果，不同研究报道患者的生存期的差异较大，大体认为患者 3 年生存率为40%～60%。这种差异与患者肝储备功能、肝癌异质性、病灶数量及部位、消融范围、效果评价等有关。

四、微波固化

微波固化（MCT）治疗原发性肝癌的基本思路是对肝脏肿瘤病灶局部进行加热，达到一定温度后维持，在不对正常组织产生损伤的前提下实现对肿瘤组织的可选择性杀灭。基于高温效应对肿瘤进行治疗是以肿瘤病灶组织内血管结构的异常为出发点，受结构异常影响导致其散热能力差，高温作用下肿瘤病灶内温度与肿瘤邻近组织温度差可有5～10℃，暂停加热后，肿瘤病灶内高热持续时间长，对热损伤的敏感性较强，从而可以达到选择性杀灭肿瘤组织的目的。

五、综合介入治疗

（一）经肝动脉化疗栓塞术联合或序贯消融治疗

经肝动脉化疗栓塞术（TACE）联合或序贯消融治疗是目前应用最多的综合介入治疗方法，按照联合方式，可分为TACE联合化学消融和TACE联合物理消融。化学消融包括：无水酒精注射和无水乙酸注射。物理消融包括RFA、MCT、冷冻消融、高强度聚焦超声消融等。TACE联合消融治疗可以弥补单纯TACE治疗肿瘤完全坏死率低的缺点，同时TACE可以发现隐匿病灶，增强消融疗效，减少并发症，使联合治疗效果更优。众多的研究文献已提出 TACE联合或序贯消融治疗疗效优于单一治疗，并且适用于BCLC分期 A～C期的患者。虽然目前仍然没有随机对照试验来系统验证各种组合方法哪种效果更优，但从设备普及、技术应用及临床疗效等实际问题的角度，学者们更倾向于TACE联合RFA的治疗方案。当肿瘤直径为3～5 cm时，相比于单纯TACE或RFA治疗，更推荐采用TACE联合RFA的治疗方案。

（二）经肝动脉化疗栓塞术联合或序贯粒子植入治疗

对于弥漫或不规则病变可以采用TACE联合^{125}I放射性粒子植入治疗。研究表明TACE+^{125}I相比于单纯TACE治疗，可有效提高肝癌患者疾病控制率和中位生存期（84.4%比60.5%，22.9个月比19.5个月）。可以根据肿瘤体积的大小和位置应用跟踪导频信号计划系统确定植入粒子的数量、位置和植入路径，在CT或超声定位下将粒子准确植入肿瘤内或受肿瘤浸润侵犯的组织中，利用放射性粒子在衰变过程中释放出射线直接杀伤周围肿瘤细胞，抑制肿瘤细胞增殖，持续对肿瘤细胞起到杀灭作用。

（三）经肝动脉化疗栓塞术联合或序贯体外放疗

肝脏组织放射耐受性差，在既往的肝癌治疗中很少使用放射治疗。近年来，随着立体定向放疗技术的发展，肝癌放射治疗应用逐渐增多。TACE联合局部放射治疗原发性肝癌具有以下优点：①TACE术后肿瘤缩小，使放疗靶区缩小，可进一步减轻肿瘤周围正常组织及危及器官的损伤；②TACE术后可引起肿瘤细胞凋亡，使残存的非增殖期细胞进入增殖期，乏氧细胞发生再充氧，有助于减轻放射治疗的负荷并提高对高能射线的敏感性。研究表明，TACE联合放射治疗相比于单纯TACE治疗，1年生存期和完全缓解率均有提高，但胃肠道溃疡及肝功能受损情况更常见。

（四）经肝动脉化疗栓塞术序贯外科治疗

手术切除仍为治疗早期肝癌患者的首选手段，一项长期随访研究显示，单一术前TACE或术后TACE对行部分肝切除术的肝癌患者远期生存无明显影响，而术前联合术后TACE可提高患者累计生存率。术后行TACE可尽早发现、处理残留微小病灶，利于控制肿瘤。对于超出BCLC A期或米兰标准的肝癌患者，可以通过TACE或TACE联合RFA等综合介入治疗降期后再行外科（切除或肝移植）治疗，或将综合介入治疗作为肝移植桥接治疗的方法，使得患者有机会接受根治性治疗。回顾性研究表明，降期治疗后接受肝移植的疗效与初治肝移植患者相似。通常，当肝移植治疗需要等待时间较长时，建议采用综合介入或内科治疗，以保证病灶能被有效控制。研究表明，对于桥接治疗，经皮治疗比外科治疗效果更佳，并且肝移植术前TACE疗效不佳是肝移植术后复发的危险因素。

（五）经肝动脉化疗栓塞术联合全身治疗

原发性肝癌作为恶性肿瘤，也是全身性疾病，"局部+全身"的治疗理念逐渐成为肝癌治疗的发展方向。TACE联合全身系统治疗包括联合分子靶向药物、三氧化二砷、放射免疫靶向药物、基因治疗、免疫治疗及全身化疗等，同时TACE联合抗病毒治疗等基础治疗也成为大家关注的重点。

1. 经肝动脉化疗栓塞术联合分子靶向药物

TACE治疗具有一定的局限性，主要表现为：①由于栓塞不彻底和肿瘤侧支血管建立等原因，TACE 难以使肿瘤达到病理层面上的完全坏死；②TACE治疗后由于肿瘤组织的缺血、缺氧，可以刺激缺氧诱导因子升高，从而使残存肿瘤血管内皮生长因子高表达，导致肿瘤的复发或转移。索拉非尼是目前全世界唯一被批准应用于中晚期肝癌的分子靶向药物，作为一种多激酶抑制剂，具有抑制肿瘤细胞增殖和抗血管生成的双重作用，理论上能够与 TACE 联合从而获得更大的疗效。众多Ⅱ期临床试验表明传统的TACE和载药微球TACE联合索拉非尼治疗不能行切除手术的HCC患者安全有效，并且使用索拉非尼后，根据按需治疗原则，TACE次数减少，间期延长。一项回顾性研究显示TACE联合索拉非尼治疗中晚期肝癌的中位生存时间为27个月，而单独TACE治疗为17个月。

2.经肝动脉化疗栓塞术联合免疫治疗

肝癌的免疫治疗主要有主动特异性免疫治疗、被动特异性免疫治疗、被动非特异性免疫治疗、辅助免疫治疗等。TACE联合免疫治疗理论上可直接杀伤或抑制肿瘤细胞增长，减轻肿瘤负荷，增强某些化疗药物的抗癌效应，在肿瘤局部刺激特异性抗肿瘤免疫应答，提高患者免疫功能，克服TACE术后免疫力下降的不良反应，从而可以提高疗效，延长患者的生存期。目前国内联合治疗多采用TACE+DC-CIK 生物免疫治疗，其疗效还需进一步验证。

3.经肝动脉化疗栓塞术联合抗病毒治疗

肝炎病毒复制和肝硬化、肝癌发生发展均有密切的联系。我国是肝炎大国，其中70%左右肝癌患者合并乙型肝炎。目前亚太、美国及我国《慢性乙型肝炎防治指南》均推荐：由于其他疾病而接受化疗、免疫抑制剂治疗的 HBsAg 阳性者，即使 HBV DNA 阴性和 ALT 正常，也应在治疗前即开始应用抗病毒药物。因此，TACE 术前应常规检查 HBV DNA 和 HCV DNA。对于 HBV 携带或HBV复制的患者，常规给予预防性的抗病毒治疗。抗病毒治疗可改善肝功能，降低和推迟肝炎相关性肝癌的复发，提高 TACE、射频等介入治疗后患者的生存期。

六、总结

综上所述，随着技术的进步，介入治疗原发性肝癌取得显著的成绩，但由于肝癌生物学特性复杂、血供特点特殊，目前对其认识仍存在局限性，介入治疗后肝癌转移率、复发率仍较高，对患者生存率造成严重影响。在单一治疗手段无法对肝癌完全根治的当下，综合介入治疗成为肝癌治疗发展方向及最佳选择。对肝癌血供特点、介入治疗后生物学行为加强基础研究，为治疗方案的优化提供依据，对减少复发、延长生存期至关重要。

（王铭）

参考文献

［1］Forner A, Llovet JM, Bruix J, et al. Hepatocellular carcinoma[J]. Lancet, 2012, 379(9822): 1245-1255.

［2］EL-Serag HB. Hepatocellular carcinoma[J]. N Engl J Med, 2011, 365(12): 1118-1127.

［3］Boulin M, Delhom E, Pierredon-Foulongne MA, et al. Transarterial chemoemboli-zation for hepatocellular carcinoma: an old method, now flavor of the day[J]. Diagn Interv Imaging, 2015, 96(6): 607-615.

［4］Wang YX, Baere TD, Idee JM, et al. Transcatheter embolization therapy in liver cancer: an update of clinical evidences[J]. Chin J Cancer Res, 2015, 27(2): 96-121.

［5］Zhao Y, Cai G, Liu L, et al. Transarterial chemoembolization in hepatocellular carcinoma with vascular invasion or extrahepatic metastasis: a systematic review[J]. Asia Pac J Clin Oncol, 2013, 9(4): 357-364.

［6］Lin G, Gu J, Han XY, et al. Selective angiography for the diagnosis of primary liver cancer[J]. Chin J Radiol, 1979, 13: 129-132.

［7］Irie T, Takahashi N. Improved accumulation of lipiodol under balloon-occluded transarterial chemoembolization(B-TACE)for hepatocellular carcinoma: measure-ment of blood pressure at the embolized artery before and after balloon inflation[J]. IVR, 2009, 26: 49-54.

［8］Irie T, Kuramochi M, Takahashi N. Dense accumulation of lipiodol emulsion in hepatocellular carcinoma nodule during selective balloon-occluded transarterial chemoembolization: measurement of balloon-occluded arterial stump pressure[J]. Cardiovasc Intervent Radiol, 2013, 36(3): 706-713.

［9］Shiina S, Imamura M, Obi S, et al. Percutaneous ethanol injection therapy for small hepatocellular carcinoma[J]. Gan To Kagaku-Ryoho, 1996, 23(7): 835-839.

［10］潘东香, 潘定宇, 胡军. 超声引导下肝脏穿刺瘤体内注射无水酒精治疗肝癌 [J]. 武汉大学学报: 医学版, 2008, 28(2): 243-245.

［11］马宽生. 肝癌的局部消融治疗及进展 [J]. 肝胆外科杂志, 2005, 13(4): 250-252.

［12］覃美瑛. 超声引导下肝癌瘤内局部治疗的进展 [J]. 微创医学, 2006, 1(2): 112-115.

［13］Ohnishi K, Nomura F, Ito S, et al. Prognosis of small hepatocellular carcinoma (less than 3cm) after percutanstudy of 91 cases[J]. Hepatology, 1996, 23(5): 994-1002.

［14］俞同福, 王德杭, 庄振武, 等. CT 导向下经皮穿刺冰醋酸治疗肝脏转移性肿瘤 [J]. 中华放射学杂志, 2002, 36(3): 267-269.

［15］Ho C S, Kachura J R, Gallinger S, et al. Percutaneous ethanol injection of unresectable medium-to-large-sized hepatomas using a multipronged needle: efficacy and safety[J]. Cardiovasc Intervent Radiol, 2007, 30(2): 241-247.

[16] 陈敏山. 肝癌射频消融治疗及综合治疗 [J]. 中华医学杂志, 2015, 95(27): 2174–2177.

[17] 李巧凤, 蒋天安. 声脉冲辐射力成像技术在肝癌射频消融中的初步应用 [J]. 中华超声影像学杂志, 2015(7): 584–588.

[18] 张奥华, 徐净. 融合成像导航计划系统辅助肝癌射频消融的临床初步研究 [J]. 实用医学杂志, 2015, 31(4): 641–644.

[19] 陈洁鑫, 徐晓红, 李明意, 等. 声脉冲辐射力弹性成像技术在肝癌射频消融疗效评价中的作用 [J]. 广东医学, 2015(7): 1095–1097.

[20] Lafaro K, Grandhi MS, Herman JM, et al. The importance of surgical margins in primary malignancies of the liver[J]. J Surg Oncol, 2016, 113(3): 296–303.

[21] Laimer G SP, Jaschke N, Eberle, et al. Minimal ablative margin (MAM) assessment with image fusion: an independent predictor for local tumor progression in hepatocellular carcinoma after stereotactic radiofrequency ablation[J]. Eur Radiol, 2020, 30(5): 2463–2472.

[22] Hocquelet A, Trillaud H, Frulio N, et al. Three–Dimensional Measurement of Hepatocellular Carcinoma Ablation Zones and Margins for Predicting Local Tumor Progression[J]. J Vasc Interv Radiol, 2016, 27(7): 1038–1045.

[23] World Health Organization. Global battle against cancer won't be won with treatment alone–effective prevention measures urgently needed to prevent cancer crisis[J]. Cent Eur J Public Health, 2014, 22(1): 23, 28.

[24] Llovet JM, Burroughs A, Bruix J. Hepatocellular carcinoma[J]. Lancet, 2003, 362(9399): 1907–1917.

[25] Cabrera R, Nelson DR. Review article: the management of hepatocellular carcinoma[J]. Aliment Pharmacol Ther, 2010, 31(4): 461–476.

[26] Schlachterman A, Craft WW Jr, Hilgenfeldt E, et al. Current and future treatments for hepatocellular carcinoma[J]. World J Gastroenterol, 2015, 21(28): 8478–8491.

[27] Llovet JM, Real MI, Montana X, et al. Arterial embolisation or chemoembolisation versus symptomatic treatment in patients with unresectable hepatocellular carcinoma: a randomised controlled trial[J]. Lancet, 2002, 359: 1734–1739.

[28] Lo CM, Ngan H, Tso WK. Randomized controlled trial of transarterial lipiodol chemoembolization for unresectable hepatocellular carcinoma[J]. Hepatology, 2002, 35(5): 1164–1117.

[29] Llovet JM, Bruix J. Systematic review of randomized trials for unresectable

hepatocellular carcinoma: Chemoembolization improves survival[J]. Hepatology, 2003, 36: 429–442.

[30] Luo J, Peng ZW, Guo RP, et al. Hepatic resection versus transarterial lipiodol chemoembolization as the initial treatment for large, multiple, and resectable hepatocellular carcinomas: A prospective nonrandomized analysis[J]. Radiology, 2011, 259(1): 286–295.